银质针导热治疗颈腰背痛

YINZHIZHEN DAORE ZHILIAO JINGYAOBEI TONG

主 编 王福根

河南科学技术出版社

·郑州·

内容提要

本书由我国著名康复医学专家、我军中医骨伤名家、银质针导热疗法创立者王福根教授主编。全书分七章，包括银质针导热疗法的由来、沿革、操作技术和布针规范，软组织疼痛理论、临床分类和诊断程式，颈腰背痛病症的银质针导热治疗经验和典型病案，以及银质针导热疗法的临床和实验研究成果等。本书图文并茂、内容实用，基础与临床、理论与实践紧密结合，可供骨科、康复科、疼痛科、针灸科、中医骨伤科医师阅读参考，也可作为推广此项临床技术的培训教材。

图书在版编目（CIP）数据

银质针导热治疗颈腰背痛／王福根主编. —— 郑州：河南科学技术出版社，2020.1

ISBN 978-7-5349-9766-2

Ⅰ．①银…　Ⅱ．①王…　Ⅲ．①颈肩痛－温针疗法②腰腿痛－温针疗法③背痛－温针疗法　Ⅳ．① R245.31

中国版本图书馆 CIP 数据核字（2019）第 235444 号

出版发行：河南科学技术出版社
北京名医世纪文化传媒有限公司
地址：北京市丰台区万丰路 316 号万开基地 B 座 114 室　　邮编：100161
电话：010-63863168　63863186
策划编辑：杨磊石
文字编辑：陈　鹏
责任审读：杨磊石
责任校对：龚利霞
封面设计：吴朝洪
版式设计：吴朝洪
责任印制：陈震财
印　　刷：北京盛通印刷股份有限公司
经　　销：全国新华书店、医学书店、网店
开　　本：787mm×1092mm　1/16　印张：18　字数：384 千字
版　　次：2020 年 1 月第 1 版　　2020 年 1 月第 1 次印刷
定　　价：158.00 元

如发现印、装质量问题，影响阅读，请与出版社联系并调换

主编简介

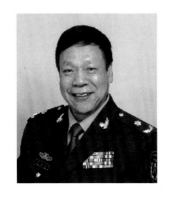

王福根　解放军总医院康复医学科主任、主任医师、教授、研究生导师，专业技术二级。1991年首批享受国务院特殊津贴。

1966年7月毕业于第四军医大学医疗系。1980年10月晋升为空军大连医院外科副主任医师，1981年6月创建军内首个软组织损伤外科，1986年首任"空军软伤外科治疗中心"主任。1987年9月晋升为主任医师。曾任中华医学会疼痛学分会第四届委员会主任委员、北京医学会疼痛学分会首任主任委员。现任中国中医药研究促进会软组织疼痛分会主任委员，中国康复医学会疼痛康复专业委员会顾问。《颈腰痛杂志》副主任编委，《中国疼痛医学杂志》顾问，《人民军医》杂志编委。主编出版专著4部，发表国家级杂志论文60余篇。

在人体临床疼痛研究领域，对软组织疼痛治痛机制做了深入探索。治疗脊柱源性痛、关节痛、软组织痛等慢性疼痛性疾病疗效卓著，被誉为军内骨伤名家。自主创新了脊柱关节整复疗法、银质针导热疗法和选择性血管药物灌注介入疗法，研究成果在国内推广应用。

副主编简介

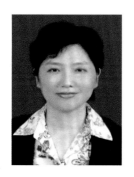

王 林 贵州医科大学附属医院疼痛科主任、主任医师、硕士生导师。中国中医药研究促进会软组织疼痛分会副主任委员，贵州省医学会疼痛学分会主任委员，中国女医师协会疼痛专业委员会副主任委员，中国老年保健医学研究会老年疼痛疾病研究分会副主任委员、《中国疼痛医学杂志》编委。

擅长带状疱疹后神经痛、三叉神经痛、癌痛、慢性软组织疼痛等疑难痛症治疗。

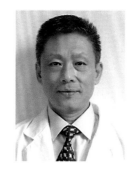

叶 刚 上海同济大学附属同济医院康复科/疼痛科主任、主任医师。上海市中医药学会疼痛分会副主任委员，中国中医药研究促进会软组织疼痛分会副主任委员，前上海市医学会疼痛学专科分会副主任委员，上海物理医学与康复专科分会委员，上海康复医学质控专家组成员。

擅长慢性颈肩腰腿痛，关节痛性疾病和慢性疑难软组织疼痛的诊治与康复治疗。

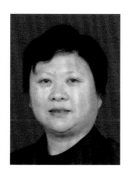

章云海 连云港市第一人民医院疼痛科主任、主任医师、硕士生导师。中国中医药促进会软组织疼痛分会副主委，江苏省中西医结合学会疼痛专业委员会常务理事，江苏省麻醉质控委员会专家委员会委员。三次获市科技进步奖，省卫生系统高级职称评委库成员。

擅长三叉神经痛、慢性软组织疼痛、骨与关节疼痛临床诊治，银质针导热临床与实验研究。

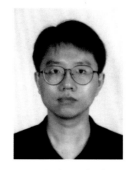

尤浩军 西安交大疼痛生物医学研究中心主任、教授、博士，"腾飞人才计划"特聘教授、博士生导师，中国中医药研究促进会软组织疼痛分会副主委，中国神经科学学会感觉和运动分会委员兼秘书，中国生理学会青年工作委员会委员，中华医学会疼痛学分会第五届委员会基础组委员，ISRN Neuroscience 编委。

研究方向：痛觉内源性调控机制研究。肌肉内热刺激对疼痛内源性下行调控的影响。

编写人员名单

主　编　王福根
副主编　王　林　叶　刚　章云海　尤浩军
编　者　(以姓氏笔画为序)

王　林	贵州医科大学附属医院疼痛科	主任医师
王新华	西安市光仁医院骨科	主治医师
王福根	解放军总医院康复医学科	主任医师
尤浩军	西安交通大学疼痛生物研究中心	教授
叶　刚	上海同济大学附属同济医院康复科	主任医师
卢　宇	哈尔滨解放军第982医院康复科	主任医师
付国信	辽宁锦州市颈椎腰椎病医院	主任医师
冯传有	北京市朝阳区卫生局	副主任医师
刘红力	北京卫戍区第三服务保障中心	主治医师
刘　建	四川泸州市圣康骨科医院	副主任医师
江亿平	解放军总医院康复医学科	副主任医师
毕　胜	解放军总医院康复医学科	主任医师
李浩炜	兰州市中医医院风湿疼痛科	副主任医师
李福林	陕西榆林脊柱微创外科医院	副主任医师
汪和进	河南平顶山市颈肩腰腿痛医院	副主任医师
陈　华	解放军总医院骨科	副主任医师
单云平	杭州市富阳中医骨伤医院疼痛科	副主任医师
侯京山	解放军总医院康复医学科	副主任技师
秦续江	黑龙江省海员总医院疼痛科	主任医师
章云海	江苏连云港市人民医院疼痛科	主任医师
富秋涛	空军司令部门诊部外科	副主任医师
裘卫东	浙江医科大学附属二院疼痛科	副主任医师
路　刚	银川市中医医院骨伤科	主任医师
翟淮伟	解放军原第三〇四医院麻醉科	副主任医师

前　言

　　针灸疗法是中华民族传统医药文化的瑰宝，在治疗疑难痛症和痼疾方面占有特殊的地位，已为东西方医学界所认可。我国疼痛医学创始人、著名神经生理学家韩济生院士是以现代实验研究揭晓针刺镇痛原理的开拓者，1997 年 11 月在美国国立卫生研究院听证会所作的关于针刺镇痛原理的报告，引起了欧美各国学者的高度关注和重视，首次肯定了针刺镇痛的科学研究成果和临床应用前景。

　　吾从事临床疼痛工作五十余载，路程漫长而曲折。1966 年第四军医大学毕业后，分配到基层从事外科医疗工作，常被腰背痛病所困扰。1968 年一次偶然机遇，慕名向一位民间正骨医师敬际隆老先生学习整骨技术，开阔了视野，颇有收获，自此初步掌握此门医术治疗腰背痛病。临床医学体系历来存在着"改变结构"与"改善功能"两种观念之争。我有幸经过中医整骨、脊柱外科、软组织疼痛临床、康复医学各个专业实践，总感到临床症状复杂多种、变化莫测、难以揣摩，使我逐渐思考神经功能受损及改变，尤其是自主神经的调节障碍是重要的破解；因而追索"改善功能"就是最终达到人体组织修复和多种功能恢复的理念。在疼痛医学领域，神经性疼痛范畴就有神经损毁与神经调控两种观念；在骨关节与肌肉疼痛范畴，半个多世纪以来，属于"改变结构"观念的经典手术建立起了一个称为"椎间盘王朝"的主流意识。而今，在认识上确立了无菌性炎症学说和脊柱稳定为主导的软组织疼痛理论，属于"改善功能"的观念已逐步成为引导软组织—肌筋膜疼痛临床诊疗的重要路径。当今临床医学进入微创技术时代，两种观念渗透交融，更为有利于人体组织修复和功能重建。而银质针导热疗法正是两种观念的结合，起到了所谓"以针代刀"的治疗作用。

　　从清代顺治年间始历经 360 余年历史，由近代陆银华先辈传承的陆氏银质针疗法，20 世纪 60 年代陆云响先生又以中医传统理论"循经取穴""以痛为腧"结合"功能运动中痛点"之实践，对疑难痛症取得了独特的临床治疗效果。国内知名骨科专家宣蛰人教授与同院的中医伤科主任陆云响先生合作，基于其首创的软组织外科松解手术，形成了压痛点区域密集型银质针针刺疗法，成为软组织外科重要治疗手段之一。1977 年前，吾有缘结识并请教陆云响老先生，翌年委派同事实地学习 3 个月，深得真传。作为陆氏银质针疗法的传承者，我亲历实践 40 载。采用循经布针和区域布针相结合临证实践，接着又对银质针作用机制进行系列临床与实验研究，不断思索与创新。2000 年始，与邵明观工程师竭诚合作，几经周折，反复试验，终于成功研制出银质针导热温控巡检仪。该仪器用套筒式探头与特制的医用银质针匹配使用，较好地解决了用艾绒燃烧加热的银质针针刺疗法之缺憾与不足，提高了治疗效率与安全度，发挥了深部组织的神经调控和热传输扩散作用。如此针刺与热能传输的相宜结合，从而产生奇特的治痛与组织修复的作用。银质针温控导热全面提升了远期临床疗效、简化了操作程序,达到精准诊断和精确治疗之目的。陆氏银质针疗法第八代传人陆念祖先生已将上述两种颇有创意的针法列入陆氏银质针疗法的两个流派。银质针疗法虽是临床治痛技术中一朵奇葩,然而一项优秀的临床技术,依然要不断深入探索研究,才有可能突破而成为经典疗法。

我和同事们对银质针导热治疗慢性疼痛性疾病的作用机制方面进行了一系列临床与实验研究,发现并确认了银质针导热使深部软组织受到针刺与热能传输双重作用,能引发较强烈的自主神经和神经中枢的调控反应。显现分时段针刺神经调控和热能传输扩散的一系列复杂的生物学效应,而其他金属针具即使加热也较难达到如此反应过程。银质针导热温控巡检仪研发成功及初步研究成果,为进一步研究其神经生理学机制提供了一定的基础与思路,也为开始步入科学殿堂的学子打开一扇光亮的窗户。科学发展史既没有起点也没有终点,但永远向前推进着。我们相信,韩济生院士创立的关于"针刺镇痛原理"倘若进一步指导"针和热的生理作用机制研究",定会深入探索发现疼痛的奥秘,会更加光彩夺目。使古老的针灸医术得到进一步升华,成为临床疑难痛症的克星。"往者已矣,来者可追",本书中已有数位专家开始进行这方面的基础和临床研究。希冀在现代科学技术和生命科学飞速发展的崭新时代,疼痛医学研究领域执着追求、努力攀登的同道学者定会不断揭示疼痛的内在规律,创新出疼痛临床新理念与新技术,提升人民健康水平,走出一条可行的解除人类疼痛之路。

如今,银质针导热疗法无论对于脊柱源性疼痛、人体软组织疼痛,还是对于疼痛性关节疾病,尤其对于股骨头坏死、膝关节骨性关节炎、肩关节周围炎、强直性脊柱炎、纤维肌痛综合征等疑难痛症皆有良好的临床疗效。银质针导热已成为临床疼痛科医师应该熟练掌握的一项关键治痛技术。本书将能指导这门独到的诊疗医术很好地运用和开展。

在本书编写过程中,制表制图、实验操作、资料校对等工作,得到了杨力东、马俊良、和静彬、史文斌等同事的热情帮助,在此一并表示衷心的感谢。

本书疏漏与不足之处恳请读者不吝指正。

王福根

2019 年 6 月

目　录

第七章 银质针导热病案集 ·············213

第一章　概　论

第一节　银质针导热疗法的由来与沿革

中医学记载银质针治疗伤病由来已久，相传是从古代"九针"的锃针与长针演变而来。中华民族祖先创立的中医药学体系中，针灸学占有独特的地位。最早记载针灸疗法的，见之于周代医书《足臂十一脉灸经》《阴阳十一脉灸经》，用灸法治疗各种疼痛、痉挛等症。成书于战国时代的《黄帝内经》记述了各种痛症和脏腑疾病的针灸疗法。秦汉之际《黄帝明堂经》，三国时期《针灸甲乙经》对各种疾病的针刺取穴与每一腧穴的主治范围做了归纳整理。到了晋代和隋唐时期，针灸著作的内容更加丰富精辟，并使用了彩绘针灸挂图，指点临床治疗。宋代医学家编纂的《铜人腧穴针灸图经》，还铸造出了刻有经脉腧穴的针灸铜人，铜人体内脏腑齐全，用来作为教学模型，此乃医学史上一个创举。河北满城汉墓出土文物发现西汉时期的金针，说明东汉时期中原地域金（银）针治伤疗病已经相当普遍。迄今为止，针刺镇痛和治疗伤病已广泛应用于临床，传至国外。但是，金（银）针是否与灸法一体应用，缺乏考证，不得而知；而今银质针导热疗法在临床治疗疼痛性疾病方面具有独特的远期疗效，逐步推广各地，已非鲜为人知。

《陆氏伤科银质针疗法》是伤科的传统优秀疗法之一，又为我们治疗慢性疼痛性疾病打开了一扇光明之窗，通向一条孜孜以求的治痛之路。陆氏伤科起缘于浙江宁波，自陆士逵先辈（清顺治年间约 1658 年）起九代相传 360 余年，沿袭不衰。银质针疗法最早用以治疗外伤引起的关节功能障碍、鹤膝风、漏肩风等症，源自陆氏伤科第 6 代传人陆银华老先生。他乃"享誉浙东伤科一代名家"，对祖传银质针的应用有独到见解，治疗骨伤科疑难杂症，屡获奇效，但尚未应用到脊柱躯干疾病。第七代传人陆云响、陆清帆老先生相继世医，于 20 世纪 40 年代已成骨伤名家，翘首沪上，形成较完整的陆氏伤科银质针疗法，针药手法兼融，见解独到。陆云响夫妇继承了祖传独特的正骨复位疗伤之术，治疗伤科疑难病症自成一家，时称上海伤科八大家之一，并将陆氏银质针技术（原称长银针）应用于脊柱源性疾病。陆清帆先生 1953 年应聘进入上海长征医院（同济医院），与骨科元老屠开元教授和武术伤科名家王子平前辈共事。陆云响先生于1959 年应邀到上海市静安区中心医院任中医伤科主任，她总结前人经验，将银质针用于躯干伤病的治疗，扩大至 14 种骨伤科常见软组织疼痛性疾病治疗范围。此后各地医疗单位派人来求教取经。尤其是陆先生用银质针诊治腰椎间盘突出症的神奇疗效，引起本院骨科宣蛰人教授的青睐并重视，两位医家开展了 10 余年的临床合作，彼此学习，共同探讨。陆氏自此形成了"循经取穴""以痛为腧""功能运动中痛点"相结合的陆氏伤科银质针疗法。而宣氏则基于本人创立的软组织外科松解手术经验与思路，按照压痛点区域布针，形成了密集型银质针针刺疗法，成为宣蛰人软组织外科学三项核心技术之一，推向学界。第八代嫡系传人陆念祖师秉承家学，并积数十年临症经验，编就《陆氏伤科银质针疗法》一书，宣示了陆氏伤科经验与银质针疗法的精髓。

作者于 1977 年结识并请教陆云响前辈，于次年开展此项疗法，逐渐积累经验。1991 年将此独门医术引进至解放军总医院，有了良好的工作平台，便对银质针治疗慢性疼痛性疾病的作用机制进行了一系列临床与实验研究，取得了显著临床疗效和学术成果。此后被认为陆氏伤科银质针疗法的一个流派（陆念祖主编. 陆氏伤科银质针疗法. 上海科学技术出版社，2011 版，第 2 页）。因传统银质针疗法使用艾绒燃烧加热，易皮肤灼伤，有害烟雾污染，区域布针较多，耗时冗长等缺陷，亟待改进。通过实验对比发现，治疗作用实乃针体导热所致，而非针体外空气辐射之热。于是从 2000 年始与邵明观工程师通力合作，研制银质针导热温控巡检仪，针柄直接由仪器温控及探头加热的思路与方法，匹配特制的医用银质针，经反复实验和临床使用终于获得成功，上述缺憾由此得到圆满解决。如今，新一代巡检仪研制推出，具有良好的精准布针、温控加热、空气清净、安全便捷等优点，为此，银质针导热疗法——导热温控疗法（conduction control therapy，CCT）正式命名并受到学界认同。2008 年《银质针导热治疗软组织疼痛》专著正式出版，使银质针疗法有了三方面进展：一是改变了以往艾灸套置针柄加热之方法，节省治疗时间、提高临床功效、避免污染环境；二是针对神经、肌肉、骨关节病变，从点线至面体，即"条条块块"相结合，痛症与病症一并解决；三是巡检仪替代艾灸，温控加热，性能稳定，有利于观察研究其作用机制。从某种意义上讲，既遵循"宁失其穴，必循其经"的原则，产生神经经络调控气血的作用，又着眼病变区域部位，取得温经散寒、舒筋活血之效应，已成为现代针刺疗法中的一个独特的分支。银质针疗法 2006 年被收录于中华医学会编著的《临床诊疗指南·疼痛学分册》和《临床技术操作规范·疼痛学分册》中，正式推出为疼痛治疗领域的重要技术。这样，在慢性疼痛性疾患的治疗家族中多添了一名新成员，有望成为人类疑难痛症的克星之一。

针灸乃是传统医学文化的瑰宝，几千年传承至今，绵延不断，是人类的共同财富。然而，现代临床上针与灸常常分开应用。关于艾灸的治疗，临床上仍未引起足够重视。通常将艾绒放置在体表特定部位（穴位）上加热，利用艾火温和热力及药物作用，通过经络传导，发挥温经散寒、活血通络、补助元阳、消瘀散结等功效，达到治病目的。中医认为，"万病皆损于元阳"，寒邪入体，阳气不足。《黄帝内经》有云："针所不为，艾之所宜"。以艾灸的方式，将药力输送到针药所不达之处，《扁鹊心书》也述："救得性命，劫得病回"。艾灸治疗中有一句要则："不求捆穴，但求方寸"。针刺是点，而艾灸是片，对准不舒服部位施灸，便可达到效果。但艾灸是体验式治疗，须长期坚持，并非一劳永逸。如今，作者经 40 年的银质针临床实践发现，钢制毫针上艾灸只能产生皮肤体表的温热效应，经络神经效应较弱。而在一定直径（1.0mm）的银质针针柄加热，能产生肌肉深层组织乃至区域性骨膜的导热效应，从而导致一系列较为复杂的经络生理效应和治疗功效，可有效解除慢性软组织损害引起的疼痛、缺血、肌挛缩与组织修复等难题。从某种意义上讲，银质针导热技术是比较完美的、疗效更高的现代针与灸相结合的疗法，是一项中西医理念融合的成果，有着广泛的应用前景。

银质针导热技术是一项治疗慢性临床疼痛的新疗法，在人体软组织疼痛理论指导下，全身肌肉筋膜、关节韧带、外周神经布针各异，补中益气、温经助阳、活血散寒，具有神经调控抑制痛觉（镇痛）、解除肌筋膜挛缩（松解）、增加局部组织血供（活血）、消除无菌性炎症（消炎）等功效，从而获得治痛的远期疗效，达到祛除慢性损害性疼痛之目的，在一定的范围内确有"以针代刀"的作用。目前临床上出现的所谓"细银针""内热针"疗法，属于针灸疗法范畴之列。前者因针体直径过细（不足 0.6mm），虽有针柄加热，经实验证明然无深部肌筋膜－骨膜导热效应；后者因针体非银质材，钢制质材传导系数低（0.1003），深部组织导热效应甚微，虽经加热但深层部位扩散温度仍低于体内组织温度。上述临床实验观察均已获证明，与银质针导热不能比拟，以免曲解误用。

此项技术虽然脱颖而出，获得远期治痛疗效，但尚不完全成熟，实验研究仍然不够深入，对于若干疑难痛症研究更是凤毛麟角。如对于局部供血的改善（血液微流量测定）、肌力肌张力变化（局部肌肉应力、肌纤维含量测定）、外周和中枢神经的痛觉调控（背根神经节、脊髓后角、丘脑下丘脑、大脑皮质及特殊部位神经生理与神经调质的变化）、肌内压力测定（生物力学测试）等少见报道。对于临床疑难痛症，如颈源性眩晕、痉挛性斜颈、冻结肩、腰椎间盘突出症、强直性脊柱炎、骨盆旋移症、股骨头坏死、膝关节骨性关节炎、纤维肌痛综合征、类风湿关节炎等疑难病症，尚需进一步探索。为发展这项医术，应不断临床实践深入研究，使之成为诊疗慢性疼痛性疾病的一把利剑，破解临床疑难痛症，这是继而为之奋斗的夙愿。临床实践证明，对于慢性疼痛性疾病而言，由于疼痛相关学科不断交叉渗透、互相融合，临床疼痛学理论知识与技术手段逐步地得到整合，"镇痛"与"治痛"相结合的认识发挥指导作用，因而能够"对症"与"对因"处置双管齐下，往往会使"疑难痛症"迎刃而解，这就是我国疼痛医学发展之路。可以认为，疼痛病学科必须由临床医生跨界来创建组合，不断走向成熟，倘若仍是各学科自立门户，特立独行，必定难以完成使命。银质针导热技术属于微创的非手术疗法，确有多项治疗作用，甚至起到"以针代刀"的神奇效果，如获至宝。在临床上收到"对症"与"对因"的完美结合，体现中西医理念上的合璧。迄今，前后经过 50 年临床实践与研究，形成了比较完整的理论体系和技术规范，用于慢性疼痛性疾病的临床诊疗，已为众多医者所认可。

第二节　关于临床疼痛问题的思考

人体软组织疼痛俗称颈腰背痛病，是临床疼痛问题的重中之重，是困扰着临床医生的疑难病症，其发病率占人类疾病谱排行第二位。自古至今，随着社会的进步，科学的发展，医学界的治病理念和医疗手段不断演变提升，对于软组织疼痛性疾病已获得了显著的临床疗效。特别是近 20 余年以来，临床医学进入微创外科时代，老年人颈腰背痛问题也有望逐步攻克，前景看好。吾从事疼痛临床实践历经 50 年，接受过骨科学、康复医学、疼痛医学等多学科知识的熏陶，既有成功的经验，又有失败的教训。尤其曾受到宣蛰人、陆一农、史可任等前辈的教诲，勤于思索，大胆尝试，不断探索疼痛的奥秘，逐步领会了临床软组织疼痛的真谛，学术上颇有心得，对于临床疼痛问题形成了拙见或理念，提炼出了行之有效的独门医术。当今，我国疼痛医学发展如火如荼，治疗疼痛的新技术层出不穷。然而，如何把握好正确的治痛理念极其重要，历史有惊人的相似之处，医学史也概莫能外，错误的见解或片面的观点不经意间会悄声回潮，以致造成临床治疗的失误，如对腰椎间盘突出症治疗理念的争议，延续半个多世纪之久。这对于年轻的医师来说可能被误导，是常常易犯的毛病。以下思考与理念，想必会有所裨益。

一、"改善功能"与"改变结构"两种治疗理念

古代对于疼痛问题的认识主流是镇痛与改善功能。《黄帝内经》阐述脊柱源性疾病用"脊椎法"，《经筋病》"十二经别"；《素问·气府论篇》，"督脉生病治督脉，治在骨上"；《素问·骨空论篇》，调整脊椎关节，治疗督脉病变；《素问·缪刺论篇》，"刺之从项始，数脊椎侠脊，疾按之应手如痛"，针刺后加以手法按压脊旁穴位。《针灸甲乙经》（公元4世纪）对脊柱、督脉源性病变皆有详细记载，认识到某些疾病是由督脉及脊柱旁足太阳膀胱经穴位病变引起，主张对这些穴位施行针灸，明确指出内脏病变与脊柱督脉及督脉旁之穴位的关系。应该认为这是现代整脊疗法的理论渊源。

隋唐时期《诸病源候论》《备急千金要方》阐述了脊柱的"导引法"和"老子按摩法"等系列整脊疗法。明清时期，"捏脊疗法"治疗儿科疾病，《理瀹骈文》（1846）载"无论风寒外感及痘疹，皆可用背后两饭匙骨及背脊骨节间，各捏一下，任其啼叫，汗出肌松自愈"。清代《医宗金鉴》载"夫手法者，谓以两手安置所伤之筋骨，使仍复于旧也。但伤有重轻，而手法各有所宜。其痊可之迟速，及遗留残疾与否，皆关乎手法之所施得宜，或失其宜，或未尽其法也。"

"不通则痛"，外邪导致经络壅阻，气血凝泣不通，产生各种痹症（风寒湿热）；"不荣则痛"，外邪导致脏腑功能低下，气血亏损。两种状况皆"以痛为腧"和"通利"治则治法，"诸痛皆因于气""治以燔针劫刺"，几千年来，这两条亘古不变的疼痛理念和治则，即改善功能的治痛理念，始终贯穿于中医临床之中，繁衍出各种治痛的行之有效的疗法。

20世纪国内有代表性的针灸名家鲁之俊、朱琏、陆云响；骨伤名家杜自明、郑怀贤、王子平、石筱山、魏指薪、刘寿山、刘墨林、郭淮湘、林如高等，前辈们各自的临床实践形成独到的治法。从古至今，传统医学治疗慢性疼痛主要采用以外治法（针灸经络调控、脊柱关节整复技术、导引、中药热敷）为主体的疗法，即以改善功能为理念的治则和方法，达到控制疼痛与疾病修复之目的。诚然，由于我国历朝制度的制约，近代医学科学及药物化工制造发展滞后等因素，均限制了"改变结构"为治疗理念的外科学治疗技术的蓬勃发展。

20世纪中期，由国外传入的以改善功能为主导的腰椎间盘突出症标志性治疗方法

有：整脊后绝对卧床（1~2 个月），全麻下脊柱推拿复位术（Crisman，1950）"脊柱过伸位石膏固定下肢悬吊术"（Lewellym，1956）。

在我国"改变结构"的治疗理念始于方先之（1947）成功实施首例腰椎间盘突出摘除手术，晚于 Mixter Bar 1934 年开创的腰椎间盘突出摘除术 13 年；杨克勤（1954）首例采用颈椎前路间盘切除植骨融合手术；宣蛰人（1962）首例股内收肌群软组织松解手术，并于 1974 年创立软组织外科学基本理论。都是在学习吸取欧美医学经验与技术基础上，在国内首先开创的手术技术体系。从此"改善功能"与"改变结构"两种理念开始不断交融，互为补充，逐步形成了慢性软组织疼痛即颈腰背痛病的手术与非手术综合治疗系统。

二、"骨性观点"与"软性观点"两种治疗思路

国外近代对于脊柱源性疼痛问题的认识是由"改变结构"理念演变而来的"骨性观点"治疗思路。Goldthwait（1905）首先提出骶髂关节劳损，移行性腰骶（腰椎骶化，骶椎腰化）；William（1933）揭示椎体间隙变窄增生，腰骶关节移位，椎间孔缩小与下腰痛之间的联系；Crisp（1959）《椎间盘及其损害》一书提出脊柱小关节损害与滑膜嵌顿；认为脊柱骨关节畸形或病变（20 世纪 60-80 年代）可能是引起腰骶部疼痛的原因之一，如隐性脊柱裂并 L_5 棘突变长、腰骶关节畸形、副骶髂关节、椎弓峡部不连、骶髂关节致密性骨炎、增生性脊椎炎、棘突间假关节形成等。Crock（1980）提出侧隐窝与神经根管狭窄理念。凡此种种，表明脊柱骨关节畸形改变或病理性变化，均可能是慢性疼痛的重要发病因素。

"软性观点"标志性的手术。Heyman（1934），髂嵴后 1/3、髂后上棘软组织切痕手术；Freiberg（1934），梨状肌切断术；Ober（1935），横切髂胫束，缓解腰痛和坐骨神经痛；Gratz（1938），应用空气造影术，研究肌筋膜炎和筋膜粘连，推断肌肉之间的筋膜组织犹如骨与骨之间的关节，保持肌肉间相互润滑协调活动；Reis，Copemen（1935-1947）切除脂肪瘤，脂肪叶疝，纤维炎性小结节，治疗腰骶痛；Strong（1957）提出臀上皮神经损害（腰神经后支综合征），采用该神经切断手术取得了良好疗效；宣蛰人（1974）自创人体 29 种定型软组织松解手术，通过松解肌肉筋膜的骨膜附着点，解除肌筋膜挛缩，改善局部血供，基本上解决了颈腰椎管外软组织损害性疼痛问题，在软组织疼痛理论上集大成，获得突破性进展。上述各类手术证实人体软组织是慢性疼痛的发痛点和治疗的切入点。

近 20 多年来，外科手术开启了一个崭新的微创时代。由于外科微创理念的建立并推广，基于骨骼肌肉生物力学创建与发展，脊柱外科各类手术器械与设备研制不断创新，使之与疼痛相关的脊柱与关节手术迅速迈入安全、有效、便捷的微创时代，成为手术与非手术体系之间衔接的另一个新的治疗体系。脊柱微创手术兴起应用：如硬膜外腔镜下脊柱手术，脊柱内镜系统椎间盘摘除术（置入物、椎弓螺钉固定、人工间盘），关节镜下手术技术，脊柱介入技术（射频热凝、激光汽化、臭氧消融、髓核化学溶解术），椎

体成形术，神经损毁技术（脊柱入髓区、脊髓后角、岛叶或扣带回损毁术）同神经调控技术（TANS、HANS、脊髓电刺激、椎间孔射频脉冲刺激）；功能神经外科（脑内微电极刺激、微血管减压）；寰枢关节功能重建手术，胸腰矫形并动力性固定手术，是"改善功能"与"改变结构"两种观点在更高层次的较完美融合，达到临床精准治疗，取得了更好、更安全的疗效。

三、兼顾脊柱椎管内外病变的精准治疗

人体软组织疼痛，即颈腰背痛病的病因和发病机制来自于脊柱椎管内外两大类病变。一是椎管外软组织损害性病变（原发性），向心性发展到椎管内软组织损害性病变（椎间盘、后纵韧带、黄韧带）；二是椎管内软组织损害性病变（原发性），离心性影响发展到椎管外软组织损害性病变肌肉筋膜及韧带。其中小关节囊及韧带均受到椎管内外两种发病因素的作用，也会产生病理性改变，参与慢性疼痛的进程。临床上早期软组织疼痛，可能为单纯的肌筋膜损害性疼痛或椎间盘源性疼痛或小关节源性疼痛，其治疗较为简单且得心应手。正因机体的修复作用而具有自愈性，甚至局部制动或卧床休息一段时间都会获得痊愈。病变严重和病久失治者，则治疗上颇为棘手，往往顾此失彼，内外交困。

关于椎间盘组织究竟属于骨组织抑或是软组织？一直是骨科学界争论未定的问题，各抒己见。吾经五十余载的临床观察与实践认为，椎间盘划归椎管内软组织范畴较为合理。从生理结构上讲，它是一个特殊的椎间关节，起到支撑脊柱、缓冲震荡、引导运动的作用。其核心部分髓核乃是半胶状物质（水分、基质与多型胶原纤维组成），具有黏弹性和流动性。纤维环与终板软骨的开裂由它的退变而起，而且整个椎间盘生化改变和压力变化，又可累及同处共轭之内的小关节囊的纤维变性增厚，而椎体边缘骨赘增生却发生在后。以上特征非能用骨组织病变来解释。迄今，国外 Macnab 权威著作《腰背痛》第 4 版也已提到椎间盘属于软组织范畴。可以认为，将椎管内外软组织病变视为一个完整系统的软组织疼痛概念。

从慢性软组织疼痛性疾病患者的患病率高低和疾病由轻变重的发展进程分析，可以看出椎管外软组织损害性疼痛占据大部分，多数属于原发性疼痛。临症求治病人的大部分病情属于轻中度状况，约占 80%，不必过度处置。越是晚期病例中度至重度的患者比例愈益减少，中重度患者占 12%~15%，重度患者约占 5%，极重度患者占 1%~2%。一个良好的分级阶梯治疗，体现两种理念与思路的完美结合，运用科学、精准、规范治疗原则与方法。值得一提的是，现代三项治疗当今已成为软组织疼痛非手术治疗中的佼佼者，具有神经调控、力学松解、改善血供、功能重建等综合治疗作用，符合人体生理修复机制，也是中西医融合的成功范例。临床上要做到精确治疗，可将软组织疼痛阶梯治疗区分为 5 级：

第 I 级阶梯"中医传统医疗"（针灸、拔罐、按摩、理疗、药敷、贴膏）。作为基础治疗，大多轻度慢性疼痛患者能缓解症状，并授以适宜的肌力与肌张力训练技术。

第 II 级阶梯"现代三项治疗"（银质针导热、关节整复、神经营养）。是当今疼痛临

床非手术体系中的关键技术，解除 85% 以上软组织疼痛病例，对于轻中度椎间盘突出，无需做微创介入或内镜下手术。

第Ⅲ级阶梯"微创介入"（射频、臭氧、等离子、半导体激光）。是采取局部干扰与消融技术而消除颈腰椎间盘突出（中度）对神经压迫性损害的一类技术，安全、简捷、应用广泛，可解除慢性软组织疼痛 10%～15% 病例。原先从保守到手术之间跨度之大，难以掌握适应证和手术指征，如今不存在此类问题。此项技术的疗效影响因素，如年龄、病程、椎间盘高度、突出物大小等，只要掌握好适应证，精准靶区、双极治疗、足够剂量，应能取得优良疗效。

第Ⅳ级阶梯"脊柱内镜手术系统"。可替代重度颈腰椎间盘突出开放手术，有 5%～8% 的病例适合此项技术。对于颈椎间盘突出而言，神经损伤等并发症难以避免，椎体稳定性尚未能很好解决。对于腰椎间盘突出巨大突出物、间盘破裂、游离型（disc sequestration）采取 Anthony Yeung（杨氏）技术为宜；对于神经根管（侧椎管）处较大突出物，则可采取 Tess（蒂氏）进入盘内摘除。目前对于小关节突增生肥大引起的神经通道狭窄，使用磨钻技术取得良好效果；椎体滑移程度 Ⅰ° 以上者可放置置入物，但疗效尚不肯定。

第Ⅴ级阶梯"脊柱减压、矫形或成形手术"。有 1%～2% 的患者适宜此项技术，属于终端治疗。尤其在老年颈腰背痛病人身上，往往是椎间盘病变、椎管狭窄、椎体滑脱、脊柱压缩、脊柱侧弯与骨质疏松合并存在，以上情况"改善功能"和"改变结构"两种理念要兼顾考虑，采取制定合理手术方案治疗路径，才能获得预期效果。作者深感临床治疗颈腰背痛，绝不能过度医疗，应尽可能就简化繁、因人制宜、综合考虑。

第三节　疼痛临床技术体系应用评价

吾从事疼痛临床已有五十余载，历经曲折，吸纳百家，实践技能，可谓贯通。60 年代从事外科工作时，身在基层，体恤黎民深受颈腰背痛病之害，顿生学习之念，然而涉足临床疼痛领域。先行普外，后学骨伤，再研软伤，涉及脊柱，从事康复，探索疼痛。经历临床经验—实验研究—理论思考三个阶段。尽力在理念上中西医相融合，在技术上精确分级治疗。长期以来，思考理论理念与技术疗法之间相互依存的关系，但理念更具有突破性，才能对各种技术或疗法的前景做出合理评价。

一、人体软组织松解手术

人体软组织松解系统手术的历史性贡献是解除了临床重度软组织疼痛（优良率达 94%），分清椎管内外两类软组织损害病变，创立软组织疼痛理论与致痛学说，确立肌筋膜挛缩缺血与慢性疼痛之间的因果关系，修复肌筋膜软组织重建脊柱力学平衡，从而达到康复之目的，这是国际首创治疗技术体系。20 世纪初国外骨科学者也从人体软组织肌肉、筋膜、韧带及皮神经局部松解着手，以求解决临床疼痛问题，但未建立系统的软组织疼痛理论，宣蛰人自创29种人体软组织松解手术，当今，可说是对临床疼痛认识的一个飞跃。然而存在不足——手术创面宽大、引流久长、恢复较慢、需要输血、消耗体能等，患者难以接受。因而使手术适应证与手术指征范围大大缩小，尤其是医学外科学领域进入微创时代，推广应用前景堪忧。现今，只有其中局部创伤范围小的软组织松解手术还应用于临床。故改变治疗思路极其重要，即"以针代刀－改善功能"的理念逐渐替代"改变结构"松解手术的思路，随之银质针导热疗法油然而生。

人体软组织松解手术治疗严重腰腿痛获得显著临床疗效，组织疼痛理论与实践的诞生标志着一个时代的辉煌。其实，该手术体系应属于现代骨科学的一个分支，但至今仍有较大争议。每一种治疗技术都有其时代特征，一种疗法难以替代另一种疗法，都可供临床选择应用。随着科技发展，新技术定会层出不穷，更加适用于临床。若有标志性或颠覆性新技术的诞生及成熟，如脊柱内镜系统技术、干细胞生物技术、银质针导热技术，定会得到广泛应用。

二、微创技术临床应用

医学外科学领域进入微创技术时代，是人类获得利好的时代。其实微创外科更重要的是新的理念。仔细分析也可分为两类技术，一是微创手术；二是介入技术。前者切口虽小，随之手术视野也很小；虽手术器械精巧，毕竟手术切除范围与组织并不少；如椎间盘摘除术中椎管硬膜外出血止血难度高（使用射频热凝）；缺乏引流，感染机会一点也不减少。对脊柱多节段/多部位微创手术，同时实施而言，困惑与耗时也确难以突破，尤其遇到重度椎管狭窄或椎体滑移的病例更是难以应付。北京天坛医院骨科发表研究论文将脊柱内镜下椎间盘摘除手术同腰椎板开窗椎间盘摘除手术进行比较，结论是脊柱内镜手术创伤小、出血少、住院时间短、恢复较快等优点，但两者疗效并无差异，手术时间大致相似，对于伴有多节段病变、椎体滑移或椎管狭窄严重者，后者更显长处，何况尚缺乏远期疗效循证医学的证实。故而认为，不能单凭手术切口大小而评价微创手术技术如何？目前骨科学界认为，不能一概否定开放手术的成功之处，其实微创手术步骤和范围一点也没省略与减少。目前来看，颈腰椎间盘脊柱内镜微创手术技术还处在日臻成熟阶段，如何预防和处置并发症问题尚待解决。

笔者之管见是：①关于脊柱微创手术理念。从简到繁——非手术－微创介入－脊柱内镜，个性化治疗。创伤小，径路短，疗效佳，合理选择工作区域熟悉解剖经椎间孔入路 vs 经椎板间入路，严格手术指征（巨大脱出游离）。②风险规避及预防，重视并发症：出血感染（终板间盘椎体），神经损伤，脑脊液漏，脊髓高压，椎管髓核残，其中较为多见的是终板炎、椎间盘囊肿，前者需用抗生素、卧床休息及避免行走；后者则须再次手术清除。③肯定脊柱内镜技术优点的同时，要严格手术流程，技术细节，设备选择，须开放手术保驾护航。看来，综合因素干扰，修复（和风细雨）优于单一因素切除、损毁（疾风暴雨）。

微创介入技术发展至今已有 30 年历史。适应证选择、操作技术、疗效均获得临床肯定，应用广泛。然而深入剖析，也可分为两种，一是干扰性的，渗透着"改善功能"的理念，镇痛就在其中；二是损害性的，贯穿着"改变结构"的理念。两者经过多年临床实践检验疗效雷同，但安全性前者（射频技术，臭氧注射）高于后者（胶原酶髓核化学溶解术，激光汽化减压术），后者出现严重并发症屡见不鲜。因此，临床上后者的开展应用，愈益减少，偃旗息鼓（美国木瓜酶应用三起三落，国内最多开展医院由千家跌落至数十家）。究其原因即为"改变结构"理念在指导治疗相似于开放手术，且治疗部位用量或剂量难以控制，瞬间组织损害当即不可挽回。医用射频、臭氧技术就是合理接受"改善功能"的理念，激活神经机制，促进组织修复，简捷安全有效，应用前景越益广泛。

三、骨科脊柱手术

现代骨外科脊柱手术已具有 100 余年历史。随着科学技术的突飞猛进，医疗设备和手术器械不断优化改良，手术操作精细度不断超越提升，脊柱疾患的外科矫形治疗体系业已形成发展至今，脊柱外科学已成为骨科学领域的重要组成部分。21 世纪以来，临床外科进入微创技术时代，全脊柱内镜手术治疗系统的发展引人注目。近 10 年，单从颈腰椎内镜治疗椎间盘突出的临床实践来看，取得了很好的疗效。然而，脊柱疾患的发生原因与解剖学因素双重复杂性，始终是困扰临床骨科医师的、令人头痛的难题。一是脊柱开放性手术治疗腰椎间盘突出、椎管狭窄、椎体滑移、脊柱侧弯、陈旧性挤压性骨折等疾病，远期疗效并不令人满意，因为还有大量的椎管外软组织（肌筋膜与关节韧带）损害，要及时治疗，须进行规范的康复训练才能完成组织修复，重建脊柱力学平衡达到临床治愈。二是以上这些脊柱疾患，往往是脊柱退行性病变的一类疾病，腰椎间盘突出仅是腰椎退行性疾病（DDD）之一或发生过程的一个阶段。尤其作为老年患者，以上种种病变可在一人身上综合存在，如再加上骨质疏松和并发严重心脑疾患，就更难以处理。遇此情况，只有考虑脊柱是否有手术的可能性。

可以认为，脊柱减压松解、矫形固定手术仍是颈腰背痛为特征的慢性软组织疼痛性疾病的终端或顶级治疗。这是各种内镜技术和其他微创技术所不能比拟或超越的。20世纪八九十年代，腰椎全椎板切除椎间盘摘除术逐渐由腰椎椎板双孔减压（双侧扩大开窗）间盘摘除术所替代。此手术在当时已具备局麻下切口小、出血少、痛苦小、耗时短等优点，可治疗多个节段间盘病变，同时也能处置好椎管狭窄与椎体滑移病变。现今，全脊柱内镜手术系统也难以取得成功，切不可过高评价某种新的技术，一定要不断的实践和深入研究，与其他治疗技术相互借鉴，绝不可取而代之，孤芳自赏。引进国外全脊柱内镜手术技术，一般要通过 2 年的知识消化与深入研究后才可应用于临床。况且脊柱内镜手术也是一种"改变结构"的微创理念，须以脊柱开放手术为匹配，处置复杂疑难的并发症问题。实际上，脊柱开放手术也在走向"微创技术"，就腰椎间盘疾患手术而言，从全椎板 – 半椎板 – 开窗减压 – 椎板双孔减压，已做到切口较小，间盘摘除，扩大椎管，稳定椎体，就是切口（5cm）略长于脊柱内镜技术（1cm），但可完成双侧多节段松解，是内镜技术所不及的。脊柱胸腰椎侧弯微创矫形术（由法国脊柱微创技术引进）远期疗效不及开放脊柱矫形手术，就是不能完成脊柱小关节关节面切除并植骨，脊柱稳定性欠佳。而后者也因为"改变结构"理念强烈，对脊柱损伤严重、长度与范围大，加之手术材料抗压强度低、寿命短的因素，手术成功率不高，有二次手术、还有矫枉过正而致患者瘫痪的可能，在欧美国家开展早已受到一定限制。从现今来看，脊柱内镜技术治疗颈椎病（间盘突出、狭窄）的远期疗效尚不及先进的颈椎前路开放手术（颈椎间盘自锁式零切迹融合器置入固定术），后者切口略长（4~5cm）外，不足2小时即可完成多个病变节段摘除与固定。手术操作步骤与时间及安全性均很满意，更为令人欣慰的是解决了多节段颈脊髓压迫性病变，往往颈脊髓已出现早期水肿征象，以往钛板螺钉固定，需要扩大手术显露范围，加上固定器械材料寿命欠短与并发症等问题，故已逐渐淡出人们的视野。而今脊柱内镜手术难控，导致颈髓损伤高位截瘫或致死亡事件屡有发生。所以，对于脊柱手术的认识，绝不是以切口大小，是否在镜下人机操作为标准，这是片面之见。应以手术步骤简捷、操作范围精准、安全程度较高、远期疗效优良为目标。一概以所谓"微创技术"来替代"开放手术"的渲染和做法，容易误导患者。众多学科如妇科宫颈癌腹部阴道联合微创手术，不如经腹部子宫全切加盆腔组织清扫来得彻底安全，远期疗效好；开颅手术、骨盆次切或全切手术、心脏搭桥手术、器官移植或置换术等看来是难以用微创切口替代的，但在显微镜下手术，还是有广阔的应用前景。纵观颈椎病（含椎间盘突出）开放手术进展历程来看，从经前路间盘摘除加自体髂骨植骨融合术，到椎间盘摘除加各种金属置入物（含钛网人造骨人工间盘），如今发展为颈椎前路自锁式零切迹椎体间融合术，既不要自体取骨置入，又不必钛板螺钉固定，还能在通道内镜下进行操作，安全简捷精准，颈椎稳定性能好。……以我之管见，这是"微创理念"在临床外科具体实践的成功之例，目前已在国内多家高层次医院推广应用，疗效十分满意（图1-1至图1-3）。

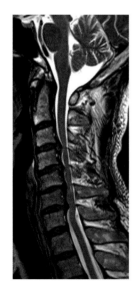

图1-1　MRI C$_{2-7}$间盘突出，椎管狭窄

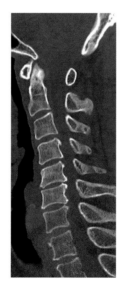

图1-2　DR生理曲线向后成角，C$_{3-6}$间盘高度减少

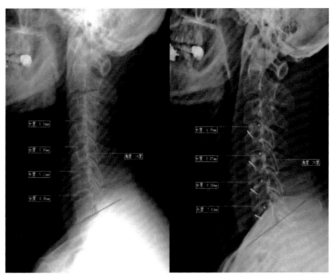

图 1-3 颈前路自锁式零切迹椎体间置入手术后，间盘高度增加，生理曲线恢复正常

晚期颈椎退行性疾病，即遇到严重的颈椎管骨性狭窄（后纵韧带重度骨化、脊髓受压）病例，脊柱内镜常常无济于事，连颈椎前路椎间盘摘除并植骨融合固定也难以解决。须施行颈椎后路椎板切除（单侧或双侧）并椎弓螺钉固定术。既能解除骨性压迫，又可重建脊柱稳定。……故治疗理念与路径必须紧密结合，以不变应万变的技术临床上是行不通的（图 1-4 至图 1-7）。

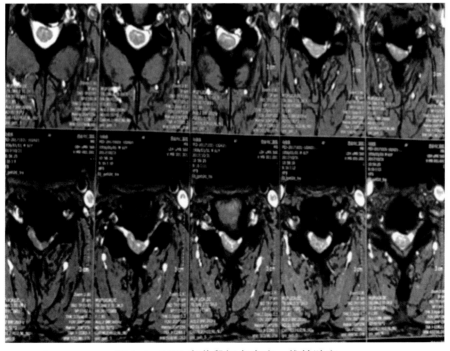

图 1-4 MRI 多节段间盘突出，椎管狭窄

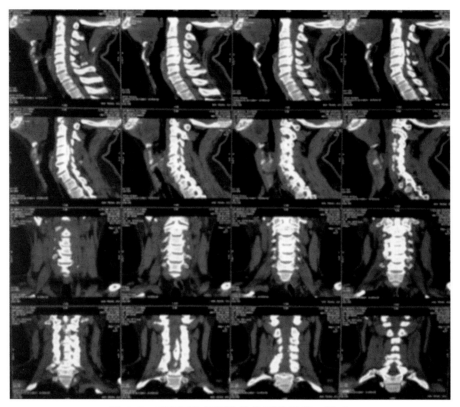

图 1-5　CT 颈椎多节段椎体后缘骨赘，狭窄

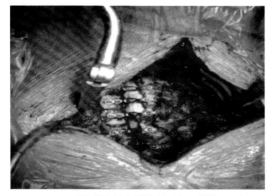

图 1-6　颈后路单侧椎板切除，螺钉固定

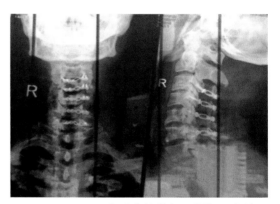

图 1-7　X-ray 生理曲线恢复，螺钉固定佳

四、针刀技术

"小针刀"从盲刀技术到可视化技术，历经 30 余年的演进。作为盲刀技术，严重并发症屡见不鲜，犯有手术之大忌，故临床上尚属争议。自 21 世纪始，曾经在 CT 或 C 形臂引导下施行操作，确有点小题大做，难以推广。近年来，由于肌骨超声的进展，临床上广泛应用超声引导下疼痛治疗技术后，使针刀技术获得重生，逐步走向精确治疗。

还有"针刀镜"的研发到临床应用，也使针刀技术对深部软组织松解发挥了积极作用。这又给"针刀技术"注入了活力，可使此项技术向深部人体组织进发，敢于向关节腔内，甚至椎间孔内进行组织松解。但是，"针刀技术"要向高层次发展，受到两个理念的困扰。一是局部松解的观点，缺乏全身系统力学平衡学说为指导，椎管内外两类软组织疼痛病变交互致痛的理论；二是，很强的"改变结构"理念，单一的铲剥与切割技术作为，无改善血供、促进修复的机制，更无中医学"经络调控"理念，故远期疗效尚难预料。所以"针刀技术"的发展，须有理论上的飞跃，理念上的更新，不仅仅是手段上的变换、技术上的改进。

国家中医药管理局制订的《中医微创技术转化标准》即将出台，其中对"针刀技术"进行了规范。可以预见，今后此门医术会逐步趋于成熟，不断提高，为更多的疼痛患者所接受。作者认为，中医微创技术是安全简便、疗效确实、成本低廉的范例，适合基层社区医疗单位开展应用。

五、胸腰脊柱椎体成形术

首先要明确胸腰脊柱结核、畸形、强脊、粉碎性骨折等须行手术者，脊柱矫形椎体成形术仍然是首选的经典手术。所谓 PVP 和 PKP 椎体成形术，仅是针对急性胸腰椎非粉碎性的挤压性骨折（稳定型）施行的一种闭合性微创手术。对老年人因骨质疏松症引起的慢性挤压性骨折或楔形变，此项技术也有一定疗效，目前仍在探索之中。急性胸腰椎挤压性骨折，椎体骨皮质完整（非粉碎性）者，经椎弓根导针注入黏性较强的骨水泥，充填椎体撑起高度，使椎体恢复原有高度。这样损伤椎体就能很快承受较大压力，伤者术后 1~2 天即可起床站立并行走。无需绝对卧床 3 个月。对老年人而言，这是一项突破性技术。在我所观察的患者群内，感觉和体验真所谓"冰火两重天"。起先 PVP 出现骨水泥渗漏，尤其是渗漏至椎管内导致硬膜囊与神经损害，进而由 PKP 的发展加以克服；又由于新的骨水泥研制，稀薄骨水泥的临床应用，黏性度更强，效能及远期疗效更好。期待着这项技术进一步完善，更广泛地应用于临床。

六、银质针导热疗法应用前景

我国传统医学源远流长，之所以几经曲折，重现精粹，除了探索自然环境因素、人体内在调节因素变化而外，其中重要的理念就是，制止疾病的产生与进展主要靠"改善功能"，不断调节脏腑气血、阴阳平衡，从而驱散病邪恢复元气。中西医融合之观念极其重要，中医传承技术疗法加上现代科技元素一定会碰撞出闪亮的火花，银质针导热技术就是一个典型的实例。此项技术将热敏与针刺巧妙地融合，犹如古代"针"与"灸"的结合，但技术含量不可同日而语。须提及的是，所谓的"内热针"疗法（非银质针），经反复人体深部测温实验，停止加热且起针后未有深部组织的热扩散效应，即未出现滞后的组织热传导作用，这确是银质针的独特人体效应。吾经四十个春秋的学习思考、不断研发，此项技术的理论与实践趋于成熟。令人振奋的是，"银质针导热技术转化标准"即将由国家中医药管理局出台规范。

迄今，银质针导热、脊柱关节整复、神经传导阻滞三项治疗技术得到整合，称为软组织疼痛"现代三项"疗法。针对颈腰椎椎管内外病变，无论是急性无菌性炎症性病变，还是肌筋膜挛缩缺血病变，或是关节错位、脊柱骨盆力学失衡，均可得到适宜的处置，获得良好的疗效。"现代三项"具有消炎镇痛、减压松解、增加血供、组织修复等功效，已得到临床研究的验证。被誉为临床"疑难痛症克星"。对银质针导热技术的展望是，特殊部位深部组织如椎管黄韧带、椎间孔、眶上孔、眶下孔、小关节囊等可以考虑设计在 C 形臂或超声引导下进行操作，做到可视化精确治疗，更上一个层面。这样，临床复杂疑难的颈腰背痛病精确治疗就指日可待了。

第二章　软组织疼痛理论

第一节　软组织疼痛理论进展

在软组织疼痛早期研究中，由于尚未掌握可靠的检查手段与准确的诊断技术，因而对于慢性疼痛性疾病的本质缺乏足够的认识。自 20 世纪 70 年代以来，人们对于临床疼痛的认识开始有了较为理性的认识，完成了一次飞跃。骨科学专家宣蛰人教授于 1974 年首次提出人体软组织外科学理论，在软组织疼痛病因、发病、症候、诊断、治疗学等方面作了系统性叙述。

在病因学上，椎管内外软组织因急性损伤后遗或慢性劳损形成的病变所产生的无菌性炎症化学性刺激，是引发疼痛的主要机制，经由组织病理学证实。从而在临床上可区分"痛"与"麻"的不同症象，正常的神经根（椎管内）或神经干支（椎管外）受压时只能产生麻木或麻痹症状，而只有当神经根鞘膜外或神经干支受到周围脂肪组织无菌性炎症性刺激时，才会产生各类临床疼痛。

在发病机制上，认识到两种情况，一是原发性发病因素即急性损伤后遗（久治不愈）或慢性劳损（自体损伤）；二是由疼痛与缺血所引起的继发性发病因素即肌痉挛（早期）和肌挛缩（晚期）。从而在临床上出现了奇妙的自身调节机制即对应补偿调节与系列补偿调节，发生脊柱侧弯、骨盆旋移、股骨头转位等力学失衡症象。

在临床症象上，表现为一群具有规律性的肌肉筋膜、韧带、关节囊等压痛点与激痛点，称谓"立体致痛区域"。前者（压痛点）在肌肉、筋膜、肌腱与骨膜附着处；后者（激痛点）则在神经肌肉运动点——终板附近处。临床上除了各类软组织疼痛及活动功能受限外，还可并发神经血管症象，如头痛、头晕、眩晕、眼眶或眼球胀痛、视物模糊、耳鸣、耳闷胀、听力减退、牙痛、舌麻增粗、言语不清、吞咽痛、张口受限、声嘶；脏器功能障碍症象，如胸闷、心悸、心前区痛，腹痛、腹胀、腹泻、便秘，尿频尿急、尿便无力、月经不调、痛经、生殖器痛、性功能障碍等与相关学科类似的症候。

在诊断学上，对腰椎间盘突出症和颈椎病的传统诊断标准进行修正，推出新的概念。按照解剖与病因病理可将临床软组织疼痛区分为椎管内、椎管外或脊柱关节（椎管内外混合型）三类诊断。通过"腰脊柱屈伸试验、脊柱侧弯试验、胫神经弹拨试验"与"颈椎管挤压试验、椎间孔挤压试验、举臂耐力试验、端颈引伸试验"即可对上述三种软组织疼痛性病变做出初步确诊。若结合 CT、MRI、椎管造影检查，显著地提高了诊断正确率。

在治疗学上，形成"针、手、刀、药"临床体系。即密集型银质针针刺疗法、强刺激压痛点推拿、椎管内外软组织松解手术（29 种定型手术）、镇痛药物应用。强调软组织损害性疼痛的诊断正确性和治疗彻底性，近远期疗效可达到 92% 以上。疗效评定标准突出治愈显效率，即优良率，症状消失，无压痛点或仅有潜在性压痛点。且确定 5 年以上为远期疗效。

颈腰背痛病的分类也是经历了一个从简单到复杂、由单一组织器官系统到综合多器官系统分类，由骨组织压迫致痛学说到软组织炎症致痛学说，进而到人体软组织力学平衡学说为主轴的分类。如骨科学界对颈腰痛病的分类，50 年代，最初是器质性腰痛、功能性腰痛、症状性腰痛；到六七十年代，是脊柱发育畸形、骨质增生、椎间盘突出等压迫致痛分类；至 80 年代，各种神经"卡压"致痛见解，软组织损害与软组织疼痛理论（压痛点），阐述肌肉与骨关节之间的联系；至 90 年代后，肌筋膜经线学说与肌筋膜疼痛，认识到肌肉与筋膜之间的联系，国际疾病分类（ICD）统称为慢性肌骨疼痛。与痛症有关的中医学分类为寒痹、湿痹、风痹、热痹、筋痹、骨痹证，病机是"不通则痛""不荣则痛"。

一、椎管内外软组织损害

椎管内外软组织损害性病变及相互之间的关系最初是由骨科前辈陆一农先生提出的，即所谓"离心性机制"与"向心性机制"，堪称经典。"离心性机制"如图 2-1 所示。将椎管内外软组织损害描述一目了然，椎间盘退行性变与肌筋膜附着处两者复杂的中间环节，按解剖和力学层次解析，特别是涉及椎间盘是否为椎管内的软组织？引起骨科学界长期的争论。

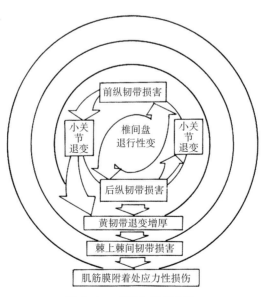

图 2-1 "离心性机制"

作者认为，青少年发育阶段，"向心性机制"肌筋膜与骨膜附着处损害是首要的发病因素。一般 20 岁之前，椎间盘尚未发育成熟，脊柱强力负荷的机会相对也少，而肌肉筋膜的扭闪伤或自体姿势性损伤较为普遍。至中青年阶段，椎管外软组织积累性损伤日渐严重,加之承受负重之结构——椎间盘退变愈益明显,两者之间互相影响,互为因果。犹如"鸡下蛋,蛋变鸡"难分先后,然而临床上则可以区分孰重孰轻,双管齐下,有所侧重。从临床角度,日久失治病情严重者均为混合型病变,绝不可用单项技术治愈。哪怕是高精技术,须分而治之,具有针对性的精确治疗,肌肉筋膜、关节囊韧带应得到区域性或系列性松解治疗。

从大量的疼痛临床实践发现,脊柱椎管内外有三个部位是重要的中间环节,可产生多种复杂的疼痛症象:①椎体后缘与后纵韧带下间隙,包含丰富的窦椎神经、交感纤维、椎体滋养血管;②椎板间孔区域,包含黄韧带(弹力纤维)小关节内侧关节囊、深层筋膜;③椎间孔外区域,包含脂肪结缔组织、小关节外前侧关节囊、神经根的出口根及伴行血管。此三个区域乃是脊柱椎管内外力学稳定的平衡受力之点,故也是其容易发生损害及无菌性炎症之处,即脊柱软组织临床疼痛不容忽视的诊治部位。采用脊柱整复、银质针导热、射频脉冲和神经阻滞药物注射可获得明显效果,验证了肌筋膜软组织损害的"向心性机制"是重要的发病途径。

二、软组织椎管组成

通常所知骨性椎管组成,前壁为椎体及椎间盘后缘,后壁为双侧椎板前侧部,两侧壁为关节突关节、椎弓根内侧壁及椎间孔,而往往忽略软组织椎管的组成及临床意义。实际上在骨性椎管之内壁还有一层软组织附着,前有后纵韧带,后附黄韧带,侧壁有小关节囊及椎弓根内侧壁之间的脂肪结缔组织。应该说还有后纵韧带下的纤维组织、窦椎神经与交感神经。软组织椎管所致压迫、炎症、失稳的损害更多见,后果远大于骨性椎管病变,所造成的临床症候也极其复杂。如图 2-2 椎间盘与椎管解剖,图 2-3 腰椎间盘与椎管 CT 扫描骨窗所示。

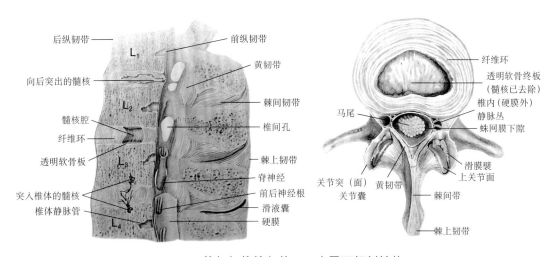

图 2-2 软组织椎管矢状面、水平面解剖结构

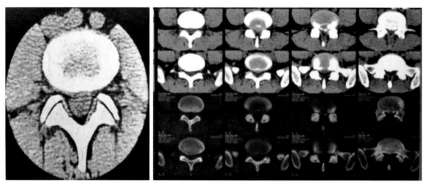

图 2-3　软组织椎管腰椎水平面 CT 扫描与骨窗对比

　　椎管内软组织病变的神经组织受累，按层次为椎间盘内；后纵韧带下隙、窦椎神经、交感神经；间盘突入椎管内，内容物有硬膜囊、神经根鞘袖、脂肪组织；软组织椎管为后纵韧带、黄韧带、关节囊（变性增厚）；椎间孔内外占有背根神经节、神经根（出口根）及脂肪组织。如此看来，椎管内软组织损害性病变和椎间盘退行性变同等重要，且相互影响。经过半个多世纪的研究与争论，迄今基本达成共识，即椎间盘保持相当厚度（高度大于正常 2/3）、存有内压力，半胶状髓核依然保持流体理化特性，形态随压力负荷增减而变化。对椎间盘保护性医疗是正确的，尤其对于间盘膨出、中度突出更是如此，首先考虑非手术治疗，手术摘除是少数重症病例的选择。

三、软组织损害病理与神经敏化

　　1. 神经损害所致病理性疼痛的感觉神经机制　　从异位放电和 HCN 离子通道的例证说起，由于软组织损害发生的组织挛缩缺血，再继而慢性继发性伤害性刺激不断引起脊神经损伤，导致痛觉的传导通路和神经纤维多处改变而痛。神经损伤后的外周感受器敏化来自损伤神经纤维的异常放电，在神经病理痛的早期发生中起到重要作用。

　　万有等实验报道，神经病理痛模型 CCI 或 SNL 早期阶段应用神经阻滞完全可以抑制后续神经病理痛的发展，一旦神经病理痛建立起来，TTX 或布比卡因神经阻滞就不再能有效地预防后续的痛行为。神经损伤后 HCN 在 CCI 模型大鼠坐骨神经的堆积，免疫电镜观察到 HCN_2 分布的堆积（图 2-4）。HCN 通道参与异常放电和神经病理痛的发生。在神经病理痛大鼠的脊髓背角存在 LTP（长时程放点），这种 LTP 介导神经损伤后的"痛记忆"和慢性痛的维持，脊髓背角 WDR 神经元"Wind-up"现象，神经损伤后引起 DRG 异常放电脊髓后角（Ⅰ／Ⅱ层）LTP →"痛记忆"→神经病理性疼痛持续发生（图 2-5）。阻止脊髓 LTP，是否可以减轻神经病理痛行为？实验证明，2Hz 电针刺激或损伤的外周感觉神经异常放电，并有其离子通道改变，可以诱导脊髓背角产生明显的 LTP。这种外周损伤的感觉神经异常放电，敏化脊髓背角产生 LTP；调制这种 LTP 可以缓解神经病理痛。因此，在神经病理性疼痛发生过程中，外周感觉神经至关重要。外周神经损伤异常放电可导致神经中枢的神经可塑性变化、中枢敏化及调节改变。

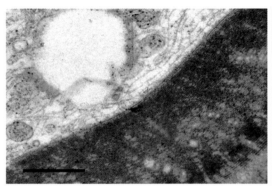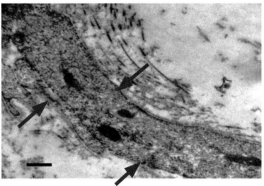

图 2-4　CCI 模型大鼠坐骨神经免疫电镜观察到 HCN_2 分布堆积

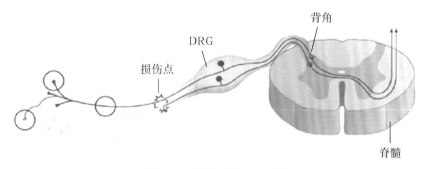

图 2-5　神经损伤疼痛机制

2.神经病理性疼痛的外周与中枢机制　生理性疼痛：阈值高、持续时间短，属于机体的防御反应。病理性疼痛：痛阈低、痛反应增强，为自发性疼痛，所谓好痛（good pain），即生理性疼痛和持续较短的病理性疼痛，一般组织修复后痛觉过敏消失，所谓坏痛（bad pain），虽然伤口愈合，数月乃至数年后疼痛仍然持续，因为组织细胞的损害难以修复。

3.痛觉过敏外周机制　神经损伤引起的异位冲动 DRG 神经元多种离子通道表达变化，$Na^+\uparrow$、$Ca^{2+}\uparrow$、$K^+\downarrow$，导致传入神经兴奋性升高，临床上治疗慢性痛的一线药物多为通道的阻断药。神经损伤引起 DRG 离子通道变化的机制（图 2-6），是痛觉突触传递持续增强，放大痛信号，胶质细胞活化，细胞因子表达异常。究竟是损伤感觉神经，还是运动神经引起外周敏化？从而引起神经病理性疼痛？外周神经损伤引起神经病理性疼痛，但是外周神经包含感觉神经和运动神经，究竟损伤哪类神经可引起神经病理性疼痛？常用的动物模型往往同时损伤感觉和运动神经。疼痛为感觉障碍，人们理所当然地认为感觉神经损伤引起神经病理性疼痛。其实，切断腰$_5$后根（L_5-DRT）并不引起机械痛敏和热痛敏。实验证明，切断 L_5-DRT 不引起机械痛敏和热痛敏。

刘先国等（2009）实验报道，损伤颈$_{7～8}$背根仅引起短期冷痛敏，对机械和热痛敏无影响，损伤腰$_5$腹根，而非腰$_5$背根则引起神经病理性疼痛。认为外周敏化是初级传入神经元离子通道表达异常，中枢敏化乃脊髓背角痛觉传递持续增强。胶质细胞、细胞

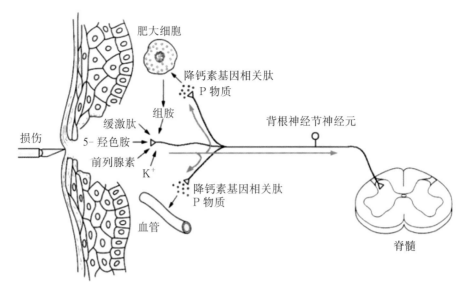

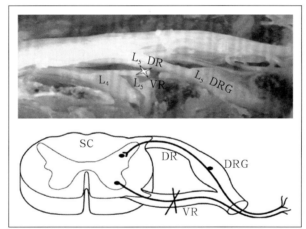

图 2-6　损伤腰与腹侧神经根，引起神经病理性疼痛实验

因子、多种信号分子在敏化中发挥重要作用。运动神经或感觉神经均可引起外周敏化，离子通道表达异常，初级感觉神经元兴奋性异常升高；中枢敏化则损伤支配肌肉的神经，而非支配皮肤的神经引起异位放电。L_5-VRT 导致 L_4 脊神经内 25%C 类传入纤维产生自发放电。究竟是损伤感觉神经，还是运动神经引起脊髓背角 LTP？主要是突触可塑性改变，突触在传递信息过程中，自身传递效率会发生改变，出现或长或短的增强或减弱。电刺激或损伤支配肌肉的神经，而非支配皮肤的神经引起脊髓背角晚期 LTP（同突触LTP，异突触 LTP）损伤支配肌肉的神经可引起皮肤痛敏，而损伤皮神经不会引起肌肉痛敏。结果证实，损伤支配肌肉的神经能否引起脊髓背角 LTP。损伤运动神经上调至DRG 神经元和脊髓背角 TNF_α，其减少长时程与神经损伤程度相关，是支配肌肉的 GS神经损伤，而非腓肠神经上调 DRG 神经元的 BDNF。BDNF 通过激活小胶质细胞直接引起脊髓背角 LTP。

结论：感觉神经损伤不会引起慢性神经病理性疼痛，而运动神经损伤则可引起慢性神经病理性疼痛。

四、脊柱内外力学平衡

软组织、神经、骨关节互相联系与作用，慢性软组织疼痛临床特征——缺血性肌挛缩，周身联络，复杂多变。

1．椎管内椎间盘病变，神经组织受累　椎间盘内、后纵韧带下、窦椎神经、交感神经；间盘突入椎管内，硬膜囊、神经根鞘膜、脂肪组织；软组织椎管，后纵韧带、黄韧带、关节囊（变性增厚）；椎间孔内外：背根神经节、神经根、脂肪组织。病理因素为压迫、炎症、失稳。放射性疼痛与牵涉性疼痛均可发生。

2．椎管外软组织损害　脊神经后支范围内的肌筋膜、关节囊、韧带。病理因素为炎症、挛缩、缺血。除了坐骨神经出口区软组织损害（臀中小肌缺血挛缩）可引发下肢放射痛外，大多为牵涉性疼痛。

（1）维持腰脊柱外部力学平衡：腰背部固有短肌群，棘肌、多裂肌、回旋肌、腰部深层肌；颈腰背部与骨盆、胸廓、头颅、肩胛相连长肌群：斜方肌，头夹肌，上后锯肌，前中后斜角肌，肩胛提肌，菱形肌，背阔肌，最长肌，髂肋肌，腰方肌，下后锯肌。

（2）维持脊柱内部力学平衡：椎间盘前后纵韧带、黄韧带、小关节、棘上韧带、椎管内外共同构成颈腰脊柱力学稳定系统。通过对应力学补偿／系列力学补偿／多维度（肌筋膜经线）力学补偿，重建脊柱平衡。

3．脊柱–骨盆–髋关节之间力学平衡失调（失衡）

（1）脊柱失衡：矢状位前后滑移为主，左右侧弯并扭转、滑移为次。①脊柱生理曲线变直（椎管内损害），曲线加深（椎管外损害）；②椎体前后位移，向前滑移程度越大，肌挛缩越重，同时并有椎管狭窄；③腰段脊柱侧弯，凸向患侧（椎管内损害），凸向健侧（椎管外损害）；④腰脊柱扭转，与侧弯往往并存，腰椎 X 线征提示：侧位双边征（椎体后缘）、双突征（小关节突）。

（2）骶髂关节错位：骨盆旋移症（flared pelvis syndrome）。属于微动关节，关节面凸凹相嵌，稳定性依赖韧带维持（薄弱环节），依据临床症象、理学检查、X 线表现确定。①骶髂关节前错位，仰面摔倒臀部着地或单纯髋关节后伸；②骶髂关节后错位，骶髂韧带损害伴有臀中小肌挛缩；③骶髂关节前旋位，髋关节后伸（同时腰部向后伸展），股四头肌强力收缩（骶棘肌协同），髂后上棘抬高，下肢变长；④骶髂关节后旋位，髋关节屈曲（同时腹部收紧），腘绳肌与内收大肌强力收缩（腹直肌协同），髂后上棘下移，下肢缩短。

（3）髋关节力学改变：股骨头转位，下肢不等长。依据理学检查测定下肢伸直位对比两侧足跟与内踝高低；测量髂前上棘至内踝突起部长度一并对比。①股骨头内旋，患侧下肢缩短，臀中、小肌前部肌腹挛缩（阔筋膜张肌、髂胫束挛缩为次）；②股骨头外旋，患侧下肢变长，髂腰肌挛缩（内收肌挛缩为次）；患侧下肢缩短，臀中、小肌后部肌腹挛缩（臀大肌挛缩为次）。

脊柱－骨盆－髋的力学失衡，可继而引起髋－膝－踝共轭系统反应，加重膝关节退行性改变。如有骨性关节炎，则会导致关节力线改变，进而造成胫骨关节侧向或前后移位甚至变形及滑膜炎，严重影响膝关节屈伸功能。从 X 线分析，膝关节失稳大多表现为因胫侧副韧带损伤、髌下脂肪垫损害及内侧支持带（半月板与侧副韧带之间结构）变性增厚等因素发生关节软骨磨损而关节间隙变窄，内侧变窄要比外侧明显得多。如此，大多发展成为躯体及下肢广泛的压痛点和激痛点。前者乃多数以肌筋膜－骨膜连接形式（脊柱、上肢带、下肢带肌筋膜附着），少数以肌腱－骨膜连接形式（关节周围附着）而产生的压痛点；后者在肌筋膜经线上的肌肉运动终板附近的触发点，且与肌梭功能相关，这样构成一个立体的致痛区域。

一般而言，沿肌纤维采用走向手法牵伸、针刺、药物阻滞或氯乙烷喷雾肌痉挛一旦解除，触发点可即刻消失或缓解。而压痛点的消除比较复杂，因其属于非早期神经病理性疼痛，同时具有外周神经和中枢神经敏化机制，只有肌筋膜软组织挛缩解除、供血改善、炎症消退，神经敏化才能消匿，正常神经通道的调控功能才能重塑。

五、软组织牵涉痛新概念

窦椎神经、脊神经后支分布支配区域（椎间盘内、关节囊、软组织损害），产生相似于脊神经根受累症象，上下肢放散痛、径路模糊、不过膝肘。软组织损害性疼痛所引起的牵涉痛，与外周神经敏化确实紧密相关。压痛点或触发点，处在活动状态才会引发牵涉痛，处于潜伏状态不能引出牵涉痛。神经生理学所认为的"牵涉痛"概念，主要用来解释内脏与体表、内脏与皮质之间的联系。其机制在脊髓灰质内内脏传入神经细胞突出发生易化，而投射至皮质相应区域，体表特定部位会感受到疼痛——"内脏反应性疼痛"，即常见的"心绞痛""胆绞痛""肾绞痛"。外周体表的牵涉痛，则可理解为沿着十二经脉及奇经八脉，也就是经脉及分支（经筋、经别）由近端向远端走行，扩散，所谓"气至病所"。是否同时还有能量传递和物质流向尚有待于进一步证实。

美国托马斯·梅尔斯（Thomas Meys）首先提出肌筋膜经线学说，认为人体除了神经系统、心血管系统而外，筋膜系统也是一个独立的全身组织系统，成为人体三大网络系统。这样，可认为是组成人体经络系统的子系统，经络学说中所描述的十二经筋、十二经别。此说纠正或充实了以往的认识，即筋膜仅仅属于人体软组织的一个组成部分，肌肉的附属组织而已。"肌筋膜组织"不能分离，或认为筋膜组织是相当于肌肉之间的"关节"，起到润滑、支持肌肉活动、保护其免受损伤的作用。实际上，软组织外科松解手术，就是针对肌筋膜挛缩缺血进行充分彻底的分离、剥离、游离，从而达到肌肉软组织松解的作用，"舒筋活血"功能康复之目的，使肌筋膜系统完整的概念间接地获得临床证明。然而，肌筋膜经线学说提出的人体七条经线（前表线、前深线、后表线、体测线、功能线、手臂线、螺旋线）与十二经脉走行只是部分大致符合。有的经线难以吻合。但有一点看来很重要，其与十二经脉的分支——十二经别与筋膜紧密相关，十二经别通过内含自主神经的筋膜走行与脏腑发生联络；十二经脉的另一分支——十二经筋就是筋膜与外周体表肌肉肌腱、关节囊、韧带紧密包饶连接。近10年来，以上理念已为科学研究所证实。如此，内脏与体表相关之说，无论中医学或现代医学，皆可得到较圆满的解释。同时，也丰富了人体软组织疼痛之理论，原先"压痛点"与"触发点"仅仅发生在肌肉内或肌筋膜与骨膜连接点处，是"孤立"的观点。而今形成了"经线"，即点与点（车站）之间必有经线连接（轨道），这样构成了人体筋膜网络体系。有的大致符合经络走行，有的好似经络的支线，将全身又组成了一个网络系统。这样，当今形成了包含神经、心血管（含淋巴）和筋膜等子系统的人体经络系统的组织学实体与物质、信息与能量的传输功能。

第二节 中医经络学说

一、近代经络学说

20世纪50年代，医学名家鲁之俊所著的《新编针灸学》用神经血管系统分布来解释经络，通过腰椎脊髓麻醉，针刺下肢穴位毫无针感传射，也无周身反应观察得到证实。尔后多篇论文报道阐述神经系统与人体经络之间的关系，经络的实质无组织学证据支持，始终以为属于"经络现象"。中医研究机构有的学者提出经络与脑部皮质功能密切相关，针刺体表特定穴位，脑部皮质会有相应的影像学显示变化。至今脑功能成像PET-CT针刺研究作为中医经络的重要研究方向。无疑，大脑皮质是人体经络的中枢部分，故有的学者认为所谓经络即是大脑中感传效应，依然是"经络现象"。

关于"气至病所"，是中医针灸疗法的实践验证，解释经络现象，与现代肌筋膜压痛点即穴位施压时，向远端或近端感传大致吻合，称之为"牵涉痛"，这是脊神经后支或窦椎神经支配区域的软组织损害（肌筋膜组织）就有此特点。与神经根受损后表现的"放射痛"有实质区别。好比清晰的主干传导与模糊的支线扩散，因组织气场和能量大小的不同，感传之距离范围就有差异。无论是牵涉痛或是放射痛，都在经络的范畴之内。

20世纪六七十年代兴起的"针刺麻醉"，由针刺镇痛延伸而来。经上百万例手术患者验证，目前达成的共识是"针刺麻醉"仅仅起到辅助麻醉或是诱导麻醉的作用。当时主要发现针刺躯干上部特定穴位有"麻醉"作用如甲状腺次全切除、乳腺手术、腮腺摘除术；而躯干下部针麻效果欠佳，尤其是腹腔手术如阑尾摘除、胆囊摘除术、胃大部切除术，因腹膜脏层、肠系膜牵拉引起的内脏痛和恶心呕吐仍然十分明显。1969年，由一位蒙医流传之东北地区的"赤医针"，以特殊的合金钢针沿着督脉由棘突刺入皮下棘上、棘间韧带，埋藏3天然后取出，可治疗多种脏腑疾患，风靡辽吉黑。当时未知组织通道之说，只能按经脉取穴，但不知何故？1977年，当时作者亲眼实地所见的针刺督脉麻醉，即胃大部切除手术，用特殊的毫针经皮肤、棘上棘间韧带，针刺到硬膜外腔隙用脉冲电刺激，也未见成效，难以控制胃肠牵拉反应，于事无补。这究竟如何解释？可以认为，体表部分经络分布（神经、血管、淋巴、筋膜）以感觉与运动纤维为主，伴随少量交感神经纤维，如甲状腺、乳腺、腮腺；而腹腔内肠系膜、脏器包膜、大小网膜则是密布交感纤维与副交感纤维，腹腔内手术可产生剧烈的自主神经反应。针刺体表的穴位难以抑制其反应，针刺麻醉不能达到预期目的。可以推想，虽然体表和内脏相关，从网络信息控制的理论来分析，两者应有各自的控制区域，仅仅是有联络及影响而已，不可能替代。

直到 20 世纪 90 年代，美国托马斯·梅尔斯（Thomas Meys）首先提出肌筋膜经线学说，认为人体除了神经系统、心血管（含淋巴）系统而外，筋膜系统也是一个独立的全身组织系统，成为人体三大组织网络系统。这样，可以认为是组成人体经络系统的子系统。纠正或充实了以往筋膜仅仅属于人体软组织的一个组成部分，肌肉的附属组织而已。"肌筋膜组织"不能分离，或认为筋膜组织是相当于肌肉之间的"关节"，起到润滑、支持肌肉活动、保护其免受损伤的作用。实际上，软组织外科手术就是针对肌筋膜挛缩缺血进行分离、剥离、游离，从而达到肌肉软组织松解的作用，"舒筋活血"，功能恢复。肌筋膜系统完整的概念间接地获得临床证明。然而，肌筋膜经线学说提出的人体七条经线（前表线、前深线、后表线、体测线、功能线、手臂线、螺旋线）与十二经脉走行只是部分大致符合。有的经线难以吻合。但是有一点看来很重要，十二经脉的分支——十二经别与筋膜紧密相关，经脉通过内含自主神经的筋膜走行与脏腑发生联络；十二经脉的另一分支——十二经筋就是与外周体表肌肉、肌腱、关节囊、韧带相连接。近 10 年来，以上理念已为科学研究所证实。如此，内脏与体表相关之说，可得到比较圆满的解释。同时，也丰富了人体软组织疼痛之理论，原先"压痛点"与"触发点"仅仅发生在肌筋膜与骨膜连接点处或肌肉内终板附近，这是肌肉"孤立"的观点。而今形成了"经线"，即点与点（车站）之间必有经线连接（轨道），这样构成了人体力学网络体系。有的大致符合经络走行，有的恰似经络的支线，名副其实地将全身又组成了一个网络系统。

全身组织通道可成为一个独立而又完整的系统。十二经筋、十二经别是巨大的信息与支持系统。肌筋膜经线（轨道）-应力点（车站）-调控点（枢纽），完整的网络体系，但物质、热能、机械力如何起到传递和调节作用？"宁失其穴，必循其经"含义深刻，"经"是路径，"穴"是位点，犹如染色体与 DNA 片段一般。

人体微循环学说创始人、著名神经放射学家田牛、罗毅教授夫妇38年间(1970–2008)亲自观察人、小白鼠、大鼠、豚鼠、兔、犬33个器官组织的 3000 余张电子显微镜底片，并用 Photoshop 数字化软件调整，开创《组织通道》研究。对医学理论提出质疑：①毛细血管、毛细淋巴管与实质细胞之间不直接相通，它们之间如何完成物质、能量、信息的传递。②精子、受精卵往返于子宫和输卵管间，既无血液又无淋巴液围绕，如何获得物质、能量、信息。③在动物或人体的胚胎发生过程，在未出现血管之前，细胞是如何获得营养物质、信息、能量？又如何输出细胞的代谢产物？④眼角膜无血管分布，为维持结构和功能的完整，角膜如何获取营养、能量与信息？同时排泄细胞的代谢产物？其实椎间盘内营养与代谢物质如何通过软骨终板输送进出，也是不甚清楚。⑤母体与胎儿之间早期血管神经并无连通，胎儿是如何获得物质、信息、能量，又如何输出细胞的代谢产物？由此，作者临床上观察到，在人体特定的穴位上贴附有止痛药的贴剂，居然可以治疗难以控制的脑卒中后遗的丘脑痛，这与"肛泰"贴敷肚脐（神厥）治疗痔疮同出一辙。合理的解释应是药物直接由经络运行至组织通道，输送到病变组织，而非进入血管系统遍布全身，否则较难发挥药物作用。

田牛教授提出并建立的"组织通道学说的初步体系"，识别组织通道的形态结构、分布分类，其功能是细胞组织的直接微环境，是器官组织间横向的完整传递系统，除血管、神经、淋巴而外的第 4 个系统。

遗忘组织通道，使医学界科学思维徘徊较长一段岁月，进展缓慢。由于历史因素、科技影响、学术滞后、传统思路的束缚，长年来组织通道被人们遗忘。首先没有从种属进化和个体发生发育的理论高度纵向地观察人和动物的基本生命活动；未能严谨地从实质与间质的相互依存、影响的角度，认识探索人和动物的基本生命活动规律，从而不可能获得人和动物整体及器官的系统性认识。由于忽视细胞组织的微观环境，就不可能真正研究和认识细胞分工、组织诱导、器官形成；也就不容易开发生物工程技术、诱导基因分化，形成人工组织器官，更好地防止疾病，改善和增强人类体质与健康。当前间充质干细胞的研发及开始进入临床应用，已初步认识到组织通道概念。物质传递、能量输送、信息传达是在机体 - 系统 - 器官 - 组织 - 细胞五个层次的每个层次内、层次间储存和进行，相互联系、相互协调，完成代谢，故组织通道是重要的中介环节。毛细血管和细胞组织并不直接相通，血液中 O_2、CO_2、葡萄糖、氨基酸、脂肪酸等物质必定要通过组织通道，才能传递给实质细胞；实质细胞与初始淋巴管也不连通，大分子物质、激素、神经介质等也必先进入组织通道，之后才能进入微血管；细胞裂解产物等大分子物质须经过组织通道才能排入初始淋巴管。缺少组织通道这个中间环节，就不能形成完整系统的物质、能量、信息传递体系的理论。对组织水肿、炎症、肿瘤发生、转移的基本病理过程及其预防诊治研究缺少一个重要的学术思路。同时也不能全面地研究认识药物代谢、吸收、与给药途径，将失去寻找新药的创新性思路。当今，组织通道学无疑是医学和生命科学中的一个重要领域。对中医学的经络、气血津液、藏象三大学说的研究发展也提供了总体思路与途径。

继田牛教授提出"人体组织通道学说"之后 10 年，*Nature* 杂志 Science Reports 科学家（2018 年 3 月 28 日）首次明确发布建议，将人体内间质组织归为一个完整的器官。这是以往人体内忽略一个未知的器官，它拥有独立的生理作用和构成部分，并执行完成着特殊任务。新器官是如何被发现的？这项发现是在常规的内镜检查中偶然取得的。微型摄像头伸入人体胃肠道，观察患者消化系统中的微观情况。充满液体的通道可以为我们的器官提供缓冲。Neil Theise（美国纽约大学医学院病理学家）使用相同的纤维内镜设备观察自己的鼻部皮肤时，发现了相似的结果。对其他器官的进一步研究表明，这些模式是由一种液体通过身体各处的"管道"流动而成的。人体含有大量的液体半数以上在细胞内，1/7 在心脏、血管、淋巴管（结）中，其余的被称为间质液。据推测，身体中的每个组织都被这个充满液体的间质网络所包围，这些间质组织事实上形成了一个器官，遍布全身，相当于"流动液体高速公路"。它们所处部位包括皮肤表层下方，沿着消化道、肺部和泌尿系统，围绕动脉、静脉和肌筋膜。这个器官中所含有的液体总量约占人体体液的 1/5，Theise 认为这起到了"减震器"的作用，是传统的人体组织研究方法使"间质组织"逃脱科学家的法眼。值得一提的是癌细胞运输，该间质组织细胞网络除了保护器官的同时，也能协助癌细胞转移，会通过这些管道离开最初的组织，由此带到淋巴系统。研究证实，淋巴液产自间质网络，且对引发炎症的免疫细胞的功能至关重要。一旦它们进入淋巴系统，犹如进入了滑水道一般。这又有了关于肿瘤扩散机制的新观点。"间质组织"的发现意味着新的癌症检测和诊断技术即将出现，其液体中是否出现了癌细胞及其含量，或将成为癌症诊断的重要依据。会推动癌症治疗药物的重大研究进步，也可能涉及水肿、炎症性疾病等问题。为此，目前对于中医经络学说有了深入的思考。中医学关于三焦的论述，从功能上是否等同于"间质组织"。其三焦应包含心包、胸腺、纵隔、颈动脉窦体；胆囊、胰腺、肾上腺、睾丸、卵巢、前列腺等器官之组织通道？"三焦"分上、中、下三部分属于手少阳，与手厥阴心包为表里，淋巴液之源泉，应可理解为庞大的基础免疫系统（体液和细胞）。人们对"三焦"的认识前进了一大步。

人体经络本身就是一个极其复杂的系统，阴的方面（有形的结构）包含营养物质、神经血管通道与肌筋膜支持等子系统；阳的方面（无形的功能）包含信息、能量与"间质组织通道"等子系统。有肉眼可见的部分，也有未可视的部分，这是科技发展进步与现代创新性思维结合的成果。经络气血运行千古之谜即是其未可视的复杂功能，当今被先进的科技手段检测和发现，神秘的面纱被层层剥开，真相终于逐渐显露。这体现了当代中医与西医在理念上的一次融合。先秦时期成书《黄帝内经》二千年来，中医学"四大经典"著作都未能解开经络之谜，按经络走行分布区别阴阳，与脏腑联络，遍布全身，用来指导临症实践。古代和近代，对经络的实质不仅缺乏研究依据，而且研究思路难以切入，多数以为高深莫测，奉若神明。如今，有了一次理性的飞跃，诚然仍有不明和质疑之处。

二、略谈"经络"

逻辑推理只是工具，研究中医一定要了解历史。"知识让人求实，逻辑让人求是"。中医学是不断演变深化发展的古代解剖生理思路和临床病症诊治的理念，其中经络学说也是如此。按照医学科学发展的时间－空间结构及系统的进化理论，中医学比西方医学更为古老，两者分别形成了各自的稳态结构。16 世纪以来，在科学技术成就方面，中西方有极大差距，因西方医学先进于中医，逐渐成为现代医学的主流。然而中医学的"内核"，隐藏着许多难以破解的奥秘。近代百年来，两个医学体系与模式的碰撞、争论、融合，西医并没能"扬弃"中医，中医学的理论与实践却得到了空前的发展。在我国，医学理论体系虽然出现"非均衡"态势，但是两个医学体系并存且不断交融。也就是说，当今西方医学还不能包涵或扬弃中医学，只有出现一个崭新的医学理论体系来包容、涵盖两者，使医学理论体系进化到宏观与微观包容的新的稳态和平衡。人类对未知事物的认知与探索是无限的、永恒的，对于自身的认识也在不断深化但尚很肤浅，事实上两者无时无刻不在融合，只是在理念与理论体系上，对各类疾病的认识、病因病机、诊断分类、辨证施治各个方面尚未达到有机的融合，但随着时代变迁和科技发展，这是必然要发生的过程。

在汉代医圣张仲景《伤寒论》之前，先秦时期，关于"病"的完整概念尚未建立起来，《内经》在对疾病的诊断方面，有的依据症状下结论，有的则根据脉象下结论，很少将两者结合起来考虑。长沙马王堆出土的《五十二病方》、武威旱滩坡汉墓出土的《武威汉代医简》表明，当时对于疾病的治疗都是根据症状或病名用药，一组药物还没有"方名"，也没有"证"的概念，方与证没有联系，脉象与证也并无对应，基本上也没有舌象的描述。《伤寒论》首先把脉与证建立起固定的联系，两者的结合作为一个诊断单元，也作为"病"的诊断依据，提出了"六经病"的完整概念体系，把每一经病作为一篇来论述，分类"某经病脉证并治"，对某一经病高度概括（症状、脉象、病机），表述出该病的特征。证是一组有关联的症状与体征的组合，它反映了一定的病机，并以脉象、舌象作参考与验证，至现代则演变成一组诊断单元。从系统论的观点来看，《伤寒论》的子系统是"六经病"，每个经病的子系统是"证"，这是一种疾病分类方法，是张仲景在继承《内经》六经分证的基础之上结合脏腑、经络等学说，以临床实践为依据，提出的"六经辨病，辨证论治"的诊疗体系。疾病的分类方法在不同的历史时期有不同的原则和标准，具有时代的特点，随着科学的发展，分类法也在不断深化与细化。

在现代中医医院的中西医结合病例记载中，采用西医诊病与中医分证来结合，似乎有点牵强附会，貌合神离，因为两个理论体系不是简单地拼接而成的，中医学原本就有论（三大学说）、病（疾病分类）、证（诊断单元），每证独有相关联的症状和体征。具有病因病机、四诊八纲、理法方药完整的诊疗体系，二千余年一直临床应验，延续至今。

究竟是先发现经穴还是先确定十二经脉？从中医 2500 年的发展史来看，作者经长期思考认为，经验医学既然来自于临床实践，自古以来必是沿袭师承或家传之路积累而成。社会发展亦是如此，从原始部落进化为国家体制。现今，全身十四经脉中已经统一了 361 个经穴和 48 个经外奇穴。长期以来，361 个经穴有部分腧穴位置还存在差异。依据全国高等医药院校统编教材《针灸学》《腧穴学》及北京国际培训中心教材《中国针灸学》三书比较分析，腧穴位置一致者 325 个，其余 36 个有差异，其中 11 个完全不一致。至于 48 个经外穴位出现得相对较晚，甚至是 20 世纪 60 年代出现的新穴。文献记载少，基本无定位上分歧。表明全身几乎布满经穴，由医者不断临床验证，给予命名，至于归经与否已不重要了。数千年以来，先辈们通过无数次实践，将针刺感传方向及到达位置（气至病所）一致的腧穴编程，形成按十二经脉并与藏象学说相吻合，建立了华夏古代中医解剖生理学的理论。

先实践摸索发现诸穴位，后临床积累归纳为经络，在经络上再不断补充腧穴，如此周而复始逐步形成比较完整的人体经络，即"宁失一穴，必循其经"。然后构思出与五脏六腑相连络的经别之概念（按逻辑推理配以心包，构成六脏六腑）。既有解剖学概念，更表示生理学意义。宋代医学家编纂了《铜人腧穴针灸图经》，还铸造出了刻有经脉腧穴的针灸铜人，铜人体内脏腑齐全，用来作为教学模型。经络学说是中医学理论的精髓，古代先哲们留下的珍贵遗产，无价之宝，同时也是流传至今医学界的千古之谜。《黄帝内经》源自《易经》的理念，朴素唯物论与天地人合一的自然观。既非肉眼可见到的实质，又非人体内的实体。究竟经络学说是如何形成的呢？古代有所谓内视特异功能者、经络人，至今为何难以寻找？作者经半个世纪的临床实践与思考，深切感到人体经络的运行离不开神经血管（内含淋巴系统），虽不完全一致，但极其相似，典型的是足太阳膀胱经、足少阳胆经与神经血管分布基本一致，有鲜明的节段性。膀胱经上与枕下、枕大神经分布基本一致，下并与胸腹腔脏器发生功能上的联络。为何在腰背部（下肢后侧亦是如此）要分为两条经脉分支？内侧一条腧穴与脊椎小关节囊、椎间孔外侧背根神经节（DRG）及脊神经后支相对应，自然与交感神经干及神经节发生联系；外侧一条腧穴虽亦存在节段性，则与横突末端及背面的两层胸腰背肌筋膜关联，也可调整疏通气血运行，从而改善脏腑功能。膀胱经走行至下肢后侧即与坐骨神经及胫神经、腓总神经分布相一致，大致与肌筋膜经线后表线相符。足少阳胆经上则与枕小神经、耳大神经分布一致，下与髂腹下神经、髂腹股沟神经、闭孔神经、股外侧皮神经走行吻合，大致与肌筋膜经线体测线相符。现代软组织疼痛理论和肌筋膜经线学说支持上述认识，即古人先辈对经络的认识，虽然缺乏科学技术认证，却能依赖不断临证实践加以归纳总结，逐步系统完整，这就是"知识让人求实，逻辑让人求是"的道理。当今，已对经络学说有了相对较完整和清晰的概念，包含了神经、血管（含淋巴）、肌筋膜三个系统的整合，调控人体物质精微、信息传递、能量输送以及气血运行控制脊柱关节力学平衡。故脏腑功能、营卫气血和经络三者密切相关，达到人体内环境与外环境的相适应。可以认为，包含神经血管淋巴及筋膜系统的经络运行在组织通道内，肌筋膜系统仅是其组成部分，与经脉的十二经筋吻合或接近的肌肉筋膜主司躯干与上下支运动功能，膀胱经和胆经算是例证，但与经脉的十二经别并不相合，膀胱经在腰背部自上至下循行还确与十二经别（交感神经干）相联系。肌筋膜只是在复杂的经络系统内担负支持与联络的功能，不能认为肌筋膜经线系统即是经络系统。

现代关于经络的认识，已有很多研究报道。采用示踪剂逆行跟踪，经皮肤、然后显示腺体、肠壁神经终端，背根神经节 DRG、腹腔神经节，甚至丘脑部位。MRI 功能成像反映针刺与脑部对应区域联系及变化，其实并未经由血液散布。也即证实经络的客观存在，具有物质代谢、信息传递、能量传输的功能，这是一个人体周身组织由表及里，由浅入深（颅腔、胸腹腔、盆腔、脊椎管内）的解剖和功能网络。现今，此网络已包含神经、血脉、筋膜三大系统，起着器官支持、联络、营养、调控的作用。并有神经纤维传送信息几乎同时经"组织通道"－"间质组织网络"传输能量物质，此观点已有学者报道。古代对人体疾病的述说，认识上分为三部分：经络学说、藏象学说、气血津液，缺一不可。汉代医圣张仲景推出的四诊八纲治则，均和经脉、脏腑病机变化紧密相关，机体正常状态下十二正经与六脏六腑是处于阴阳平衡的。然后引出阴阳、表里、寒热、虚实，此乃"辨证施治"的核心所在。

现代筋膜学说是解剖学的一大进展，也丰富了软组织疼痛现代理论。它参与了人体所有器官组织，是一个完整的、器官和组织内的包绕支持系统。然而，作为人体运动系统，肌筋膜应认为是一体化的器官"筋与肉不能离"，就像"骨与肉不能分"一样，完

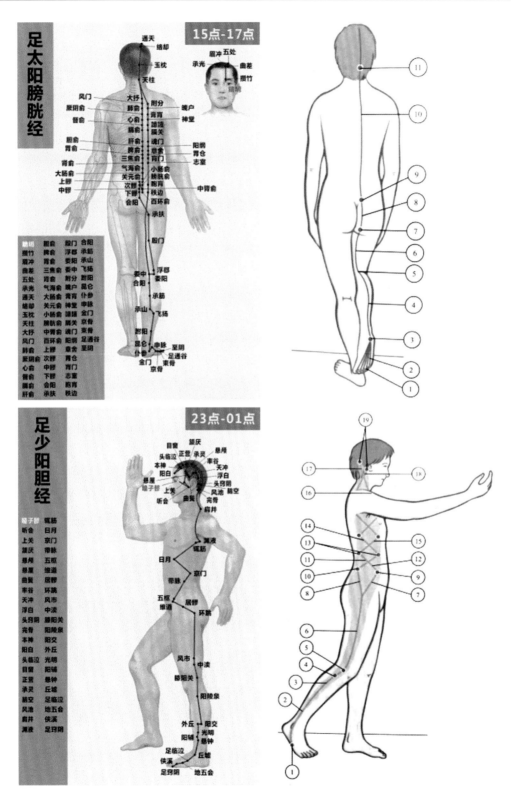

图 2-7　经络与穴位

整地组成子系统——人体运动系统，其原动力取决于肌肉纤维的数量质量和能量传递释放，而非筋膜组织单独所为，筋膜组织虽然遍布全身，乃至多个脏器，但能与疼痛挂上钩的，影响人体躯干或肢体运动的就是肌肉筋膜组织。早在 20 世纪 30 年代之前，国外学者 Gratz，利用肌肉之间筋膜空气造影的方法证实筋膜之间有炎性粘连现象，并提出筋膜起到相当于肌肉之间"关节"的作用，协调配合肌肉的主动运动或被动运动。一旦筋膜被拉伤或积累性损伤而发生病变增厚、变性、粘连，就会影响肌肉正常收缩及完成脊柱或肢体动作。那么缩窄性心包炎、结核性心包炎、心包积液、肿瘤转移性心包炎会严重损害心脏功能，能否是筋膜炎？心包属于筋膜组织吗？中医将其列为六脏之一，究竟筋膜能成为脏腑吗？依据何在，有待进一步研究探索。

"经络"是人体（生物体）周围能量场客观存在的源泉。按照现代组织解剖概念，已知"经络"既有基本物质组成，按现代生理学概念，又有能量信息传递输送的客观功能现象，"阴"与"阳"贯穿其中。《黄帝内经》以及中医学所指的"五"并不是单纯西方解剖学中那个看得见摸得着的人体器官，而是"藏"在另外空间人类肉眼看不到的一种象，也就是《内经素问·六节藏象论》中所述的"藏象"。将中医理论与现代科技探测到的种种现象结合来看，似乎可以得出一个结论：我们人类实际上有两套生理系统，即西医的解剖生理系统和中医的藏象生理系统，两套生理系统本振频率各不相同，存在于不同空间，且会相互作用，现代电子摄影中最有趣的现象之一，就是"幽灵叶"的效果。专家发现，在生物体周围存在着能量场。当他们将一片叶子从中切半时，发现被切掉的半片叶子区域，仍会放射出与原本整片叶子一样的能量场，也就是所拍到的竟是"原样的整片叶子"，惊讶不已。即叶子的某部分不在，一个微妙的能量场还是继续存在于原本的部位，就像原来的叶子依然完整存在。临床上某些截肢病人出现所谓的"幻肢痛"，有可能就是人体病变最初是由藏象系统功能出了问题，经络在脑部还有病理作用。红外热成像测定人体表各部温度变化，在一定程度上反映生物体周围的能量场，脏器的功能与病理可验证肿瘤、神经损害。如此，确实可以认为"经络"是包含物质传送、信息传递、能量输送的神经、血管、筋膜综合网络通道。但是，上述能量物质信息是如何传送到细胞之内，产生效应而发挥作用的？也就是中医学气血营卫学说如何解读？组织通道学说的提出和描述，给医学发展又打开了一扇窗户，气血的运行于全身间质细胞、胶原纤维与基质组成特殊体系，很可能就是营卫气血的构成部分了。如果正是如此，即有待进一步探讨。

经外奇穴来自于阿是穴。软组织压痛点即称谓阿是穴，有的已归属于十二经的腧穴或经外奇穴（国家标准经穴部位选入 48 个经外穴位，获得 WHO 首肯。与经穴同名者加一接头字以示区分如上迎香、内迎香，还由多穴位组合而成如十宣、八邪、八风、夹脊等），有的归属于肌筋膜经线上。虽主治范围单纯，为何多有奇效。经临床实践验证，不同组织神经分布密度不一，与压痛点敏感程度有相关性。软组织的神经分布由密而疏依次排列为骨膜、关节囊（滑膜）、韧带、筋膜、脂肪垫、肌肉、肌腱。虽然组织各个细胞属于全息胚，但终究尚有差别，皮肤表面则有盲点，无感觉神经末梢。大范围定型的软组织松解手术（要点：切开切断切痕、剥离分离游离）是否严重影响人体经络运行？

为何临床疗效显著？手术过程不仅仅松解了肌筋膜挛缩组织，一定程度上破坏肌筋膜组织整体结构，甚至损害了外周神经如臀上皮神经、脊神经后支，但保留了血液供应，为何远期疗效相当好？银质针导热似乎有针灸疗法的雏形（针刺加传热），然而并无针刺手法之目的与要领（以补泻论之），可有基本核心"气至病所"两者的区别在哪里？银质针导热按照十二经脉施治，疗效很高，且还有远期疗效，原因就在于此。

十二经脉、经别、经筋，是古时先哲对人体网络组织与功能的初步认识。演变到现今，随着医学科技发展，发现经络应包含神经、血管、淋巴、筋膜的现代人体网络认知。即经络包含周围神经、血管淋巴管、筋膜三大网络系统，各自相应的核心部位——中枢器官为脑与脊髓、心脏、肌肉（丹田）。经脉的组成部分十二经别乃指与胸腹腔内脏器联络之经脉，十二经筋乃指与肌筋膜、肌腱、骨膜联络至经脉，肌肉以筋膜或腱的形式与骨膜相连接。神经纤维密布依次排列为骨膜、韧带、关节囊、筋膜、肌肉、肌腱，故临床疼痛程度各异。

除十二经脉而外，可能脑部高级中枢调控发挥主导作用。网络的高层次调控在于大脑皮质，其有可塑性，情绪、情感、心态起的调控作用更为复杂多变，一旦形成慢性过程，即可成为"病症"，难以应对；脏器功能障碍引发急性疼痛，乃是"痛症"，相对好治。所谓颈腰背痛病即是软组织疼痛病症的典型例子。肌筋膜经线实质即是躯干与肢体的应力网络连线，有的是与经络有契合点，有的是经络之间的联络支线，或可认为是已知的古代经络的补充，认识的深化。

如何认识银质针导热疗法？为何临床疗效如此之好？机械刺激与温热刺激两种效应，自古至今由分离又重新组合，"针"和"灸"终于合璧，广泛应用于临床。现在我们终于懂得银质针疗法为何同传统针灸、各种理疗有所区别，实验证明，此项疗法在区域内较密集布针及持续加热，其治疗的前半时段主要为适宜的针刺调控效应，后半时段则为独特的热扩散效应。使用一般毫针或细银针（直径小于 0.6mm）刺激，合金钢针内加热或理疗设备体外照射（辐射热），均无明显的深部组织热扩散效应，尤其在停止加热起针后，只有银质针（直径为 1.0mm）延续热扩散效应。在治疗理念上，更是针对临床病症选择特定的经络走行或肌筋膜经线设定布针，即将机械刺激（神经调控、信息传递）与温热作用（物质传送、能量输送）充分经过间质组织通道，传送到达病变部位。故而银质针导热在人体内能产生解除痉挛、增加血供、促进修复的综合治疗作用。多年来，这正是我们孜孜以求的较完美的非手术治疗，成为中西医结合的成功范例。

第三章　软组织疼痛临床分类和诊断

20 世纪 50 年代，我国外科学教科书中对腰背痛的认识还处于简约阶段，按学科分为外科腰痛、内科腰痛、妇科腰痛三大类。至六七十年代有病症的概念，由于影像学 X 线广泛应用，划分为器质性腰痛、功能性腰痛、症状性腰痛。凡是 X 线检查发现有骨与关节增生、发育畸形、椎体移位等异常，即椎间盘退变、移行性腰骶（腰椎骶化骶椎腰化），椎体间隙变窄增生、腰骶关节移位、椎间孔缩小、脊柱骨关节畸形、脊椎增生、隐性脊柱裂并 L_5 棘突变长、腰骶关节畸形、副骶髂关节、椎弓峡部不连、骶髂关节错位、骶髂关节致密性骨炎、棘突间假关节形成等均诊断为器质性腰痛，基本上由骨外科主导诊治。而 X 线未发现异常者则定为功能性腰痛，其实绝大多数腰背痛发病来自于椎管外肌筋膜、关节囊和韧带等软组织组织损害，归为中医针推、理疗学科治疗。所谓症状性腰痛是由脏器疾患、内分泌或血管功能障碍所引起，应该诊治泌尿生殖、消化呼吸等原发性疾病。80 年代后颈腰背痛病，由神经学科提出各种"神经痛"（枕大神经、颈后神经、三叉神经、蝶腭神经、舌咽神经、臂丛神经、肋间神经、脊神经后支、臀上皮神经、坐骨神经）与"神经卡压征"，但只是着眼于临床症状表现，而未探及疼痛的缘由，故仅对所谓累及的神经采取药物阻滞或电刺激治疗，收效不甚满意。骨科学界普遍重视颈腰背痛病的临床研究，来自于腰椎间盘突出症、颈椎病在颈腰背痛病中的地位，并和脊柱矫形相结合，形成了脊柱外科手术治疗体系。但对于大量的椎管外软组织损害引起的颈腰背痛问题，依然没有予以足够重视，仅对软组织简单归为"损伤"（肌肉、筋膜、韧带、脂肪垫损伤）或"炎"（腱鞘、滑囊、肌腱、筋膜、皮神经）"综合征"之类，未系统地进行分类研究。所以，临床上骨组织机械性压迫致痛学说一直占有主导地位。

自从 20 世纪 70 年代以来，宣蛰人（1975）根据大量临床实践，对腰椎间盘突出症、颈椎病的临床诊断标准提出质疑。从 6000 余例完整的人体软组织松解手术病例观察研究，首先提出人体软组织无菌性炎症致痛学说，主导颈腰背痛临床诊断与治疗新模式，取代了半个世纪以来骨组织机械性压迫致痛学说的主导地位，颠覆了颈腰背痛病领域的所谓"椎间盘王朝"。确立了新的临床分类与诊断程式、分类诊断（椎管内外）、定位诊断（椎管内节段定位、椎管外压痛点定位）、定性诊断（致痛疾病）。腰背痛分类由史可任、陆一农两位前辈提出较完整的概念，1984 年由作者编入《软组织外科学讲义》，修正如下。

从表 3-1 可以看出颈腰背痛的原因大多来自椎管外软组织损害，应引起医者高度重视。临床上基本可以采用非手术治疗体系，尤其是非药物疗法发挥主要作用。手术治疗仅占据一部分，主要针对椎管内病变。如何区分上述三大类病变，临床诊断程式分述如下。

表 3-1 颈腰背痛病因分类

分 类	椎管外软组织损害	脊柱骨关节病变	椎管内病变
外伤性	腰背肌小关节捩伤、扭伤、挫伤 网球肘、侧副韧带撕裂	脊柱小关节、肋横突关节半脱位 横突、棘突骨折、椎弓崩裂	椎骨挤压骨折脱位、椎间盘破裂 蛛网膜下腔出血
劳损性	软组织自体损伤（过劳不良姿势）	脊柱关节退行性变增生肥大	椎间盘退变膨出、黄韧带肥厚
炎症性	腰肌筋膜纤维织炎、跗骨窦炎	强直性脊柱炎、结核、骨髓炎	神经根炎、蛛网膜炎
压迫性	肌筋膜间隔综合征（腰肌、臀肌） 梨状肌综合征、踝管综合征	茎乳孔狭窄卡压后支内侧支 上关节突肥大变尖挤压 NR	椎间盘突出、脱出、游离 椎管狭窄、椎体滑移（2度）
不稳性	腰背部深层肌挛缩、脊柱侧弯 儿麻后遗症、腰背肌发育不良	椎弓峡部不连、骶髂关节错位 特发性脊柱侧弯	骨质疏松、多发椎体压缩 假性椎体前滑
血管性	血栓性闭塞性脉管炎、动静脉瘘	骨坏死、骨软骨炎、血管瘤	静脉瘀血、血管畸形
先天性	腰背肌发育不良、肌萎缩	脊柱发育畸形（腰椎骶化、半椎 体吻状棘突、齿状突分离）	脊柱裂合并脊膜膨出 腰骶椎管囊肿
占位性	肌瘤、纤维肉瘤、脂肪瘤	椎体嗜酸性肉芽肿、骨转移 脊索瘤	神经鞘瘤、纤维瘤室、管膜瘤 皮样囊肿、静脉瘤、动静脉瘤

第一节 分类诊断

区分椎管内外损害病变是颈腰背痛病临床诊断的首要步骤，与选择好精准合理的治疗方案紧密相关，尤其是确定脊柱手术指征的关键程序。

一、症状特点

软组织疼痛性疾病，即颈腰背痛病，从区域部位划分有一定规律或走势。患者主诉躯干上半部的慢性疼痛症候可大致分为颈背肩胛部、颈肩臂部、头颈背部等区域；躯干下半部的慢性疼痛症候可分为腰背部、腰臀腿部、腰髋部、臀髋腿部等区域。

颈背肩胛部疼痛及双手指末端麻木是以颈椎管外原发性肌筋膜软组织损害为主，可以向患侧上肢投射牵涉痛，而非根性放射痛。颈肩臂部疼痛及手指麻木则以颈椎管内椎间盘变性突出和后纵韧带、黄韧带肥厚软组织病变为主，时常出现放射性神经根性疼痛（臂丛神经痛）。头颈背部疼痛往往是颈椎管内外软组织损害性病变导致颈段硬膜囊受到刺激或压迫，颈椎小关节损害引起颈椎节段性失稳，临床上除了局部疼痛而外常有头痛、头晕、眩晕、视物模糊、眼眶胀、耳鸣、牙痛等症状。

腰背部疼痛及双下肢酸胀、发木怕凉是以腰椎管外原发性肌筋膜软组织损害为主，可以向患侧髋部及下肢投射牵涉痛，而非神经根性放射痛。腰臀腿部疼痛及小腿内外后侧、足跟、足外踝、足背麻木则以腰椎管内椎间盘变性突出和后纵韧带、黄韧带肥厚软组织病变为主，时常表现为放射性神经根性疼痛（坐骨神经痛）。腰髋部疼痛往往是腰椎管内外软组织损害性病变导致胸腰段或腰骶段硬膜囊受到刺激或压迫，腰椎小关节损害引起腰椎节段性失稳、骨盆旋移、股骨头转位，临床上除了局部疼痛而外常有腹胀、腹痛、腹泻、尿频尿急等症状。臀髋腿部疼痛主要由臀部软组织损害性病变，其中臀中小肌、梨状肌、臀肌筋膜、髂胫束、阔筋膜张肌等缺血挛缩所引起，严重者可导致坐骨神经出口综合征，包括臀上神经、臀下神经、阴部神经损害症状，如月经不调、痛经、尿痛、会阴痛等症状。

颈腰椎管内病变：①运动痛，行走、跑跳、锻炼做操疼痛加重；②咳嗽、用力而腹压增高痛甚；③晨起或卧床后疼痛减轻，下午至晚上痛重；④上下肢放射痛，路径清晰且传导至远端；⑤肢体疼痛伴有远端感觉缺失；⑥腰背部负重疼痛加重；⑦发作频繁，间歇期短，难以缓解；⑧肿瘤多见，进行性加重，非手术治疗无效；⑨可伴有马尾神经或脊髓损害。出现膀胱直肠功能障碍、足下垂、锥体束征（肢体肌肉抽筋、胸腹部紧束感、痉挛步态、病理反射）应引起警惕。

颈腰椎管外软组织损害：①静息痛，卧床或固定姿势反而疼痛明显；②腹压增高痛无变化；③晨起疼痛重，稍加活动后痛减；④上肢或下肢牵涉痛，路径模糊且传导不远，上肢不过肘，下肢不过膝；⑤肢体疼痛然而感觉多无缺失；⑥可一定持重，负重痛影响较小；⑦短期发作有自限性，痛易缓解；⑧软组织肿瘤比较罕见；⑨不伴有马尾神经或脊髓损害症象。

二、体征

（一）腰部椎管内外损害病变鉴别检查

1. 腰脊柱屈伸试验

（1）检查方法：患者取俯卧位，两上肢伸直置于身旁，全身放松。检查者在病侧各节段腰骶椎椎板及间隙的腰部深层肌上用手指探压，寻找深层压痛点。①腰椎伸展位（平卧）压痛测定。拇指伸直用指尖在压痛点上适度深压，询问患者有无疼痛、下肢放射痛或麻刺感。②腰椎超伸展位压痛测定。用一直径为 20～30cm 的长圆枕垫置在患者前胸部，使腰椎呈超伸展位（图 3-1，图 3-2）。然后检查者以拇指在原压痛点上施压，腰$_3$骶$_1$深层肌压痛点，腰超伸展位压痛测定、腰前屈位压痛测定（腰臀腿痛增减、有无）。

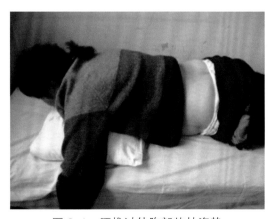 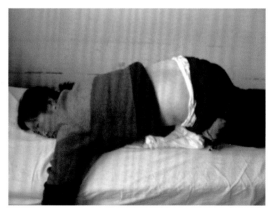

图 3-1　腰椎过伸胸部垫枕姿势　　　　图 3-2　腰椎屈曲腹部垫枕姿势

（2）临床意义：腰前屈位使超伸展位深压痛及下肢痛麻消失为（＋），腰前屈位使超伸展位腰腿麻痛轻度减轻为（±），腰前屈位使原有腰腿麻痛加剧／无改变为阴性（－）。

2. 脊柱侧弯试验

（1）检查方法：站立位，双臂下垂，足跟靠拢。检查者站于患者后方，一手扶患侧骨盆，另一手按健侧肩外部，骨盆制动，把健侧肩部推向患侧（腰椎弯向患侧），询问痛麻症状，把患侧肩部推向健侧（腰椎弯向健侧）询问痛麻症状（图3-3，图3-4）。

（2）临床意义：腰椎弯向患侧有腰臀及下肢痛麻，弯向健侧腰臀及下肢痛麻消失为试验阳性（＋）。椎管内病变，腰椎弯向患侧无腰臀及下肢痛麻，弯向健侧腰臀及下肢痛麻加重为试验阴性（－）。椎管外软组织损害，腰椎弯向健侧或患侧均引出腰臀及下肢痛麻（±），即为椎管内外混合型病变。

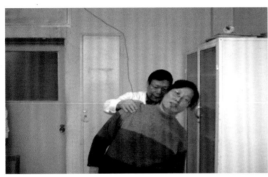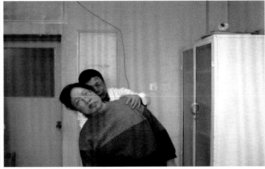

图 3-3　腰椎向左、右侧屈（前面观）

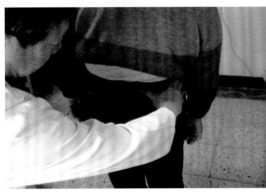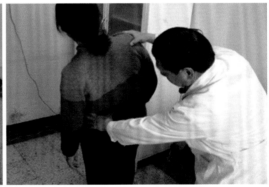

图 3-4　腰椎向左、右侧屈（后面观）

3. 胫神经弹拨试验

（1）检查方法：俯卧位，屈膝90°，检查者一手提起患侧踝部，另一手拇指指腹按压腘窝正中，适度弹拨胫神经干，引发小腿后侧痛麻为试验阳性（图3-5）。

（2）临床意义：本试验阳性者，若腰脊柱屈伸试验阳性，为椎管内病变；本试验阳性者，若腰脊柱屈伸试验阴性，为腰椎小关节损害或臀部软组织损害。

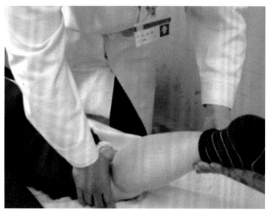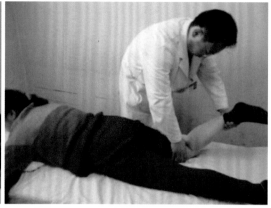

图 3-5　胫神经弹拨试验

（二）颈部椎管内外损害病变鉴别检查

1. 颈椎管挤压试验

（1）检查方法：患者端坐位，双臂自然下垂，手掌放于大腿之上。医者立于患者身后以一手放于其肩上部扶住，另一手置于其头顶部。令患者头颈缓缓后仰至 45° 姿势，医者置于头部之手沿着颈椎轴线瞬间用力下压，倘若引出颈背部或肩胛部疼痛，则提示颈椎管内硬膜囊可能受到刺激甚至压迫；然后回复到中立位置，进行侧向椎管挤压，患者中立位端坐，医者一手扶其一侧头顶部，另一手置于其对侧肩部稳住躯干，扶头之手使头颈部向对侧、后仰并稍加旋转（三维），瞬间用力挤压，倘若引出肩臂及手指疼痛与麻木，则提示颈椎管内神经根可能受到刺激或压迫。头部回复到中立位置，然后重复进行对侧椎管内神经根挤压试验（图 3-6）。

（2）临床意义：颈椎中立位挤压引出颈背或颈肩胛部疼痛，为主椎管试验阳性（＋），验证硬膜囊受压或刺激，考虑有颈椎间盘突出、椎管狭窄或肿瘤占位性病变；倘若颈椎侧向挤压引发颈肩臂及手指疼痛麻木，为侧椎管试验阳性（＋），验证神经根受到挤压或刺激，应考虑椎间盘突出、椎管狭窄、神经根炎性水肿，以资鉴别。

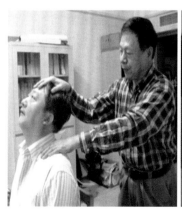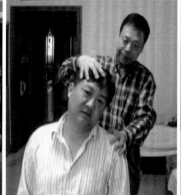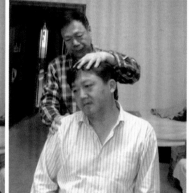

图 3-6　颈椎管挤压试验（正中后仰、左侧方、右侧方）

2．臂丛牵拉试验

（1）检查方法：患者端坐位，双臂自然下垂，手掌放于大腿之上。医者立于患者身后，以一手扶于其一侧头顶部，另一手置于其同侧肩部稳住躯干，扶头之手使头颈部向对侧后方渐渐侧屈至最大限度，此刻扶头之手用力施压，引出肩臂疼痛或麻木则此试验为阳性（+），以示斜方肌、前中斜角肌、臂丛神经、颈椎小关节囊受到牵拉（图3-7）。

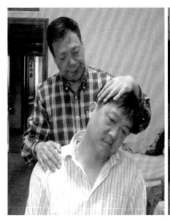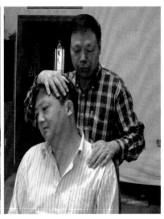

图 3-7　臂丛牵拉试验

（2）临床意义：倘若此试验阳性，除急性神经根炎性水肿、臂丛神经损害外，基本为颈椎管外软组织（含小关节囊）损害，且主要为颈椎中下节段前中斜角肌附着区及小关节囊损害。有较明确的定位与鉴别价值。

3．举臂耐力试验

（1）检查方法：患者端坐位，双臂自然下垂，手掌放于大腿之上。令患侧（检查侧）上肢向前上方举臂伸直，手掌心朝向前方，五指自然分开；健侧（对照侧）上肢自然下垂，掌心向上将手置于同侧大腿之上。1分钟内观察有无患侧肩臂痛觉、手掌色泽变化及手指发木等，此检查法是颈肩臂相关肌肉主动用力收缩，出现上述变化则确认其受到损害，且检出率相对比较高（图3-8）。

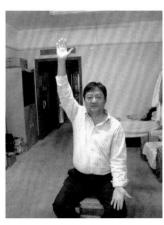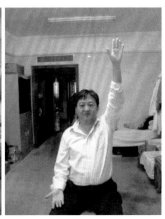

图 3-8　举臂耐力试验

（2）临床意义：①手掌及手指皮肤颜色变化。由红润变蜡黄—再由蜡黄变苍白，与健侧（对照侧手掌颜色比对）以示手掌末梢供血不足程度，由轻到重。若桡动脉搏动如常，则证明是由斜角肌筋膜拉紧刺激臂丛中下干或锁骨下动脉外膜交感神经所引起。②手掌远侧及手指麻木。如蚁行感、轻微触电感或冒凉风感，尺侧三指较为常见。随时间延长，麻木越重，表明前中斜角肌及筋膜的变性与挛缩程度。③颈肩臂酸胀疼痛。提示前中斜角肌、斜方肌、肩胛提肌及筋膜损害。其中前中斜角肌挛缩缺血影响最大，可引发脊神经后支及其分支（内外侧支）的敏化，从而招致肩臂肌肉的缺血性疼痛与肌力下降。

检查评估：上述三项变化，出现其中一项为（+），两项为（++），三项为（+++）。比较而言，手掌及手指皮肤颜色改变最为敏感，往往首先由红转黄然后变白，接着手掌手指及前臂出现麻木，最后感觉颈肩臂酸胀疼痛。正常人一般在 1 分钟之后也会出现此种症候，故称为耐力试验（一定的时间内主动完成肌等长收缩），比较臂丛牵拉试验（被动操作肌等张收缩）要安全可靠，阳性率高。

三、影像学检查

（一）颈腰椎管内病变

X 线平片表现为椎体间序列变化，生理曲线前凸变直，侧屈椎体凸向病侧；多见于椎间盘变窄、间盘吸收，椎体后缘磨角、增生变尖、关节面硬化，小关节突增生，后纵韧带钙化，椎体假性滑移。

CT/MRI 椎间盘突出、脱出，椎管狭窄、黄韧带肥厚、小关节囊肥厚变性、椎管内肿瘤、椎体滑移（多见向前）、血管畸形。

（二）颈腰椎管外软组织损害

X 线平片表现为椎体间序列（曲线）变化，生理曲线弧度加大，侧屈椎体凸向健侧，过度前凸多见椎间盘退行性变与临床疼痛症象不符，但也少数可见椎体向后滑移，以示椎间失稳。

CT/MRI：椎间盘膨出、突出，小关节增生、关节囊肥厚，颈腰部深层肌（多裂肌棘肌）肌筋膜变性粘连（高信号网状分布）。

2014 年 4 月北美脊柱外科协会（NASS）、美国脊柱放射协会（ASSR）和美国神经放射协会（ASNR）共同发布了腰椎间盘的命名法规（2.0 版）。

（1）正常椎间盘（normal disc morphology）：均处于虚线所示的边界之内。

（2）椎间盘膨出（disc bulge）：纤维环对称性膨出，间盘边界小于 3mm；不对称性膨出，间盘边缘线大于 25%。

（3）椎间盘突出（dsic protrusion）：椎间盘突出物大于边缘线 25%（90°）。

（4）椎间盘脱出（disc extrusiong）：移位间盘边缘宽度大于基底部。

（5）椎间盘游离（disc sequestration）：间盘全部突破后纵韧带，游离于硬膜外腔隙，与椎间盘脱离。

腰椎间盘损害性病变见图3-9。

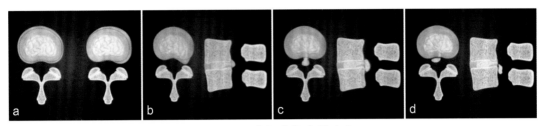

图3-9　腰椎间盘损害性病变
a. 膨出；b. 突出；c. 脱出；d. 游离

四、肌电图检查

1. 腰椎管内病变　多见神经源性损害，胫前肌（$L_{4\sim5}$），腓骨长肌（$L_5\sim S_1$）有纤颤电位、正向电位、动作电位减少，波幅波宽不变；骶棘肌（$L_5\sim S_1$）有纤颤电位。

2. 脊髓病变　失神经支配自发电位增加、动作电位减少、波幅高波宽大、神经传导速度正常。

3. 肌病　骶棘肌运动电位，平均时限缩短、无失神经支配波形、动作电位不减少、波幅低波窄、神经传导速度正常。

4. 神经根炎性刺激　单纯动作电位平均时限缩短，无其他异常电位。

5. 腰椎管外软组织损害　失神经支配自发电位极少，骶棘肌（$L_1\sim S_1$）无纤颤电位。

五、红外热成像检查

颈腰椎管内病变，椎管外软组织损害，椎管内外混合型病变表现为不同红外热图。突出侧患肢皮肤支配区与对侧相应皮肤，$\Delta T \geqslant 0.5℃$。①患侧下肢呈现正常热图，温度与对侧相比无明显差别。②患肢的异常低温与局部高温并存。③腰部高温，患肢低温，腰臀腿局部片状高温。图3-10a为$L_{4\sim5}$ LDH，典型ITI。腰骶部异常高温，正红色菱形区增大，不对称深红色条状异常温度升高，右小腿外后侧温度呈蓝色。图3-10b为$L_{4\sim5}$ LDH，并有腰臀MPS，ITI。腰部扩大的片状、团状高温。双侧臀小腿有片状高温，右侧小腿低温与片状高温同时并存。图3-10c为$L_{4\sim5}$ LDH，并腰部及右腓肠肌MPS，ITI。腰椎旁片状高温，向两边延伸以右侧为甚，双下肢温度接近正常，右腘窝小片状高温。临床验证，红外热成像检查图对颈腰椎管内外损害病变和两者混合型病变具有鉴别诊断价值。

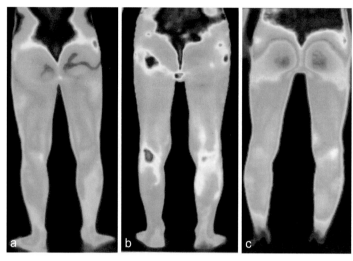

图 3-10　红外热像

第二节　定位诊断

以往常用的三步定位诊断法：第一步神经定位诊断（做出初判）；第二步触诊检诊定位诊断（相符判断）；第三步 X 线检查定位诊断（作出最后定位符合诊断）。此乃较为常用的骨伤科定位诊断法，与临床判定相差甚远，首先，依赖触诊检查可靠程度与准确性较低，缺少共同的客观依据；其次，临床疼痛患者大多并未发生神经器质性损害，多半仅有功能障碍，一般出现感觉缺失、运动障碍等神经性体征均为晚期；再有 X 线检查可有助于排除由疾病、畸形、退变引起的骨质改变，但难以确定脊椎之间对应变化，与疼痛并无线性关系，临床疼痛剧烈程度与骨质改变确无相关。故此定位法缺陷有三：一是不分椎管内外两大类损害性病变，因而难以选择是否需要手术或非手术治疗；二是脊柱功能性活动范围受限与疼痛之间关系尚未阐明，其实两者有紧密相关联系及规律可循；三是无疾病定性诊断，并与脏器疾患引发疼痛做出鉴别。X 线检查诊断主要针对脊柱骨关节改变，排除发育畸形、结核、肿瘤、骨髓炎、风湿类疾患等，其与临床疼痛并无相关性。下面介绍临床上与疼痛紧密相关的定位方法。

一、脊柱椎间功能定位

（一）腰椎屈伸功能临床划分

人体站立，躯干弯腰前屈功能，屈髋功能占 50%，腰椎占 50%。腰部屈曲功能范围，其中 $L_5 \sim S_1$ 椎间节段为 75%，而 $L_{2 \sim 5}$ 椎间节段仅占 25%。弯腰功能由腰大肌、腹内外斜肌完成，弯腰搬提负重功能则由骶棘肌与腰大肌协同完成；腰部后伸功能范围，$L_{2 \sim 5}$ 占 80%，$L_5 \sim S_1$ 占 20%；伸腰、直立行走、仰卧挺腹动作由骶棘肌、腰部深层肌、背阔肌来完成；腰部侧屈 $T_{10} \sim L_3$ 占 80%，且伴有扭转，由腰大肌、腰方肌、多裂肌完成。

由此分析，腰部屈曲功能受限或障碍，受累最为明显的是 $L_5 \sim S_1$ 节段，而伸展功能受限或障碍的受累节段应是 $L_{2\sim5}$，最为明显的节段为 $L_{4\sim5}$。

（二）颈椎功能性节段临床划分

上颈段功能，$C_{1\sim3}$ 为头颈旋转、后伸；中颈段功能，$C_{3\sim5}$ 为颈后伸、旋转；下颈段功能，$C_5 \sim T_1$ 为颈前屈、旋转、侧屈。

颈部前屈受限	（$C_{4\sim7}$）	肩胛提肌、前中斜角肌、颈长肌
颈部后伸受限	（$C_{3\sim5}$）	斜方肌、胸锁乳突肌、头夹肌、头半棘肌
颈部旋转受限	（$C_{1\sim3}$）	同侧受限（严重）、头夹肌、枕下肌
	（$C_{5\sim7}$）	对侧受限，胸锁乳突肌、斜方肌、前斜角肌
颈部侧屈受限	（$C_{3\sim7}$）	前中后斜角肌、斜方肌

颈椎积累性损害，无论是劳损性或是姿势性损伤，为何颈椎中下段 $C_{4\sim5}$ 和 $C_{5\sim6}$ 节段发生率最高？脊柱生物力学的临床试验证明，上述两个颈椎节段确是剪切应力集中之处。$C_{4\sim5}$ 由一对屈伸肌肉（头夹肌与肩胛提肌）形成剪切应力，肩胛提肌起自颈椎 $_{1\sim4}$ 横突后结节，头夹肌起自颈椎 $_3 \sim$ 胸椎 $_6$ 棘突椎板（后伸固定），于前屈位时在 $C_{4\sim5}$ 产生剪切应力；$C_{5\sim6}$ 由另一对屈伸肌肉（菱形肌与前斜角肌）形成剪切应力，菱形肌起自颈椎 $_6 \sim$ 胸椎 $_4$ 棘突椎板（后伸固定），前斜角肌起自颈椎 $_{3\sim6}$ 横突前结节，于前屈位时在 $C_{5\sim6}$ 产生剪切应力。故临床上 $C_{4\sim5}/C_{5\sim6}$ 节段损害引起小关节失稳是多发的核心部位。作者观察到，只要是低头伏案如使用手机、电脑游戏、检验检测、手术操作等，必定发生在此颈椎核心节段。如果是颈椎挥鞭损伤，颈椎屈曲制动，后伸加力，则易发生在中上颈段，常见节段为 $C_{2\sim3}$（头夹肌与前斜角肌之间产生剪切应力）或 $C_{3\sim4}$（头夹肌与肩胛提肌之间产生剪切应力），通过颈椎屈伸动力位 X 线检查可显示颈椎椎体有前后移位得到证实。

二、节段性和区域性压痛定位

1. **颈腰脊柱压痛部位（椎管内）**　棘突间压痛提示椎间盘中央型突出，棘突间并棘突旁压痛、椎板间压痛及下肢放射痛提示椎间盘中央偏侧型突出，棘突旁椎板间压痛及下肢放射痛提示侧旁型突出。压痛部位区分节段损害棘突叩击痛提示椎管内占位病变。

2. **颈肩背部和上肢压痛点（椎管外）**　①枕骨上项线、斜方肌、枕下肌；②枕骨下项线、头夹肌（肌止）、头半棘肌；③ C_2 棘突旁外上处、寰枢侧方关节；④乳突后下部、胸锁乳突肌；⑤ $C_3 \sim T_6$ 棘突、头夹肌（肌起）；⑥ $C_{3\sim6}$ 横突前结节、前斜角肌；⑦ $C_{2\sim6}$ 横突、中斜角肌；⑧肩胛骨内角、肩胛提肌；⑨肩胛骨、斜方肌、冈上肌；⑩肩胛骨、冈下窝、冈下肌；⑪肩胛骨、脊柱缘、大小菱形肌；⑫肩胛骨、腋窝缘及下角、大小圆肌；⑬肩胛骨喙突、肱二头肌短头、胸小肌；⑭肱骨结节间沟、肱二头肌长头腱鞘；⑮肱骨大结节、肩肌腱袖；⑯锁骨内侧端、胸锁乳突肌（肌起）；⑰第 1 肋骨肌结节、前中斜角肌；⑱胸脊柱棘突、棘上棘间韧带；⑲胸椎椎板小关节、胸背伸肌群；⑳胸脊柱横突、肋横突关节；㉑肱骨外上髁、伸指总肌腱；㉒肱骨内上髁、屈指总肌腱；㉓腕管、腕横韧带、正中神经；㉔桡骨茎突、伸拇短腱、外展拇长腱；㉕屈指肌腱腱鞘。

3. 腰臀部和下肢压痛点（椎管外）　①棘突间、棘突旁、骶中嵴、棘上、棘间韧带；②髂后上棘内缘及髂嵴后 1/3、骶棘肌；③耻骨联合上缘、腹直肌与棱锥肌；④髂嵴、腰方肌、腹外、内斜肌；⑤胸腰椎椎板及小关节突、棘肌、多裂肌、小关节囊；⑥腰椎横突与第 12 肋骨下缘、腰方肌及腰背筋膜；⑦髂后上棘与骶尾骨下外缘及臀肌粗隆、臀大肌；⑧骶髂关节长短韧带、关节囊；⑨髂骨翼及坐骨大孔内上缘、股骨转子间窝、臀中小肌；⑩髂前上棘后方及股外侧、阔筋膜张肌、髂胫束；⑪坐骨结节外侧、股方肌；⑫坐骨结节上内侧、骶结节韧带；⑬股骨大转子尖部、梨状肌；⑭股骨小转子肌附着处、髂腰肌；⑮耻骨上下支肌附着处、股内收肌群；⑯髂骨翼部、臀上皮神经；⑰梨状肌下出口处、坐骨神经；⑱梨状肌上出口处、臀上神经；⑲梨状肌下出口处、臀下神经；⑳腘窝正中处、胫神经；㉑髌骨下端粗糙面髌下脂肪垫；㉒内踝下方、胫后肌腱及腱鞘；㉓外踝下方、腓骨长短肌腱及腱鞘；㉔跗骨窦、伸趾短肌、脂肪垫；㉕跟骨棘、跖筋膜、跖长韧带。

三、神经定位体征

（一）腰背部感觉神经分布

椎管内感觉纤维分布：其后支发出窦椎神经，支配下肢，脊神经前支组成神经丛发出感觉支支配临床所见，坐骨神经痛与小腿痛觉过敏或减退乃椎管内外损害两者共有体征，前提是分清腰椎管内外两种病变。

（二）肌力减弱

不同部位肌力减弱反映神经受累节段：斜方肌肌力↓副神经 $C_{3～4}$ 前支，三角肌肌力↓ $C_{5～6}$（上臂外展），肱二头肌肌力↓ $C_{5～6}$（前臂屈曲外旋），肱三头肌肌力↓ C_7、$C_{5～6}$（前臂伸展），腕屈肌肌力↓ $C_{6～7}$（桡侧）$C_8～T_1$（尺侧），伸腕肌肌力↓ $C_{6～7}$（桡侧），$C_{6～8}$（尺侧），拇指对掌肌力↓ $C_8～T_1$；股四头肌肌力↓ $L_{2～4}$ 节段性受累（伸膝），胫前肌肌力↓ L_4 节段受累（足背伸），踇长肌肌力↓ L_5 节段受累（踇背伸），屈趾肌肌力↓ S_1 节段受累（足趾跖屈），不能完成单足前掌支撑躯体动作（锦鸡站立）加上足外侧感觉减退提示 S_1 神经节段受累，肌力减弱。肌萎缩也是椎管内外病变的共有体征。

（三）腱反射是准确的定位价值

肱二头肌腱反射↓反映 $C_{5～6}$ 病变，肱三头肌腱反射↓反映 $C_{6～7}$ 病变，桡骨膜反射↓反映 $C_{5～7}$ 病变，膝腱反射↓反映 $L_{3～4}$ 病变，跟腱反射↓反映 $S_{1～2}$ 病变（L_5 节段无腱反射标志），Hofmann 征、Babinski 征、颈胸椎脊髓锥体束征象，多为脊髓损害性病变。

俯卧位屈膝伸髋试验：L_2 神经传入分支沿椎体后缘向下直达 L_5 平面，屈膝伸髋牵伸 L_2 神经背根及其下行支，当其受到刺激时可诱发下腰痛，$L_{4～5}$ 神经之间存在交通支

（变异），俯卧位屈膝伸髋时牵伸 L_4 神经背根及其交通支，L_5 神经根受刺激（$L_{4\sim5}$ 椎间盘突出）试验阳性。

四、牵涉痛

窦椎神经脊神经后支分布支配区域（椎间盘内、后纵韧带下、关节囊、软组织损害）产生相似于脊神经根受累征象，上、下肢放散痛特点为径路模糊，不超过肘、膝部。

（一）躯干上部

1. 颈椎棘突旁小关节及深层肌筋膜变性挛缩　枕后痛、头顶痛、颈背痛、颈肩痛、咽异物感、声音嘶哑、舌麻。

2. 前中斜角肌横突肌及附着区变性挛缩　颈肩臂痛、手指麻木僵硬、上肢发凉、咽部疼痛。

3. 前中斜角肌肌止附着区变性挛缩　颈肩臂痛、前胸痛、腋下痛、手指麻凉。

4. 肩胛提肌肌止，肩胛内上角附着区变性挛缩　枕后痛、肩臂痛、前胸痛、肩胛背痛。

5. 斜方肌上项线肌起附着区变性挛缩　头顶痛、前额痛、眼球胀痛、头晕。

6. 头夹肌、头半棘肌、下项线附着区变性挛缩　颞侧痛、偏头痛、眼眶痛、外耳痛、头晕、鼻塞。

7. 胸锁乳突肌、乳突下肌止附着区变性挛缩　耳后痛、偏头痛、牙关痛。

8. 枕后小肌上项线肌起附着区变性挛缩　头顶痛、前额痛、眼球痛、头晕眩晕。

9. 冈上下肌、肩胛骨、冈上下窝肌起附着区变性挛缩　上臂外侧或内侧／前臂桡侧或尺侧疼痛、前胸痛。

10. 大小圆肌、肩胛骨、腋窝缘肌起附着区变性　肩部、上臂、肘部、前臂、手部痛麻。

11. 大小菱形肌、肩胛骨、脊柱缘肌止附着区变性挛缩　颈项痛、肩胛间区痛、肩部痛。

（二）躯干下部

1. 腰部或腰骶部软组织炎性损害　臀部、大腿后侧、小腿外侧、外踝下方、跟骨外侧、足背前外侧痛。

2. 臀部软组织及其肌肉间隔炎性损害　大腿后或外侧、小腿外侧、膝上部、足跟／足背痛。

3. 阔筋膜张肌、髂前上棘肌附着处炎性损害　膝外前方痛、胫骨前方、足背／足跟痛、外踝下方痛。

4. 内收肌群、耻骨附着处炎性损害　臀部及大腿内侧、膝内方、小腿内侧、跟骨内侧、足内侧痛。

5．腹外、内斜肌、腹横肌等髂嵴附着处炎性损害　胸廓外侧、腹壁痛、患侧下肢抽搐。

6．腹直肌、棱椎肌、耻骨联合处上缘炎性损害　下腹痛、阴蒂（女）／尿道口痛、阴茎痛（男）。

7．髂腰韧带炎性损害　腰股沟、髂嵴、大腿根及内侧痛。

8．骶髂韧带炎性损害　股外侧（骶髂短韧带）、大小腿后侧、足外侧缘痛（骶髂长韧带）。

9．骶结节韧带炎性损害　大腿后侧内缘、小腿后内侧、足跟痛。

（三）疼痛部位

1．头部枕后、前顶痛　颅骨上项线、寰枢侧方关节；前额、眼眶 $C_{2\sim3}$；头部颞侧、侧顶，颅骨下项线 $C_{2\sim3}$ 横突；肩臂、前臂、手指痛麻。

2．上肢桡侧手指痛麻　冈上肌、肩胛提肌肌止；上肢尺侧手指痛麻；冈下肌、大圆肌、小圆肌；胸背部、前胸痛；$C_6 \sim T_6$ 肋横突、背伸肌。

3．腹股沟区痛　腰骶关节、骶髂后、髂骨翼、臀中肌肌起。

4．大腿内侧痛　股内收肌起、髂腰韧带；大腿外侧痛；腰背肌筋膜 $L_{2\sim4}$ 关节、臀中小肌前部肌止；大腿后侧痛。骶棘肌肌起骶髂 $L_4 \sim S_1$ 关节、骶结节、臀中小肌后部肌止、梨状肌；大腿前侧痛；髂腰肌、棱锥肌、$L_{1\sim3}$ 关节。

5．会阴部痛　梨状肌、股内收肌、骶结节。

6．膝前部痛　髂骨翼、臀中小肌附着区 $L_{2\sim5}$ 腰肌筋膜间隔、内收肌管。

7．踝部痛　骶髂、臀肌筋膜间隔、臀中小肌后部肌止。

8．跟底痛　骶结节、$L_5 \sim S_1$ 关节、臀中小肌后部肌止。

五、特殊检查

1．直腿抬高试验　坐骨神经紧张。

2．屈膝屈髋分腿试验　内收肌群。

3．髋外试验　臀中小肌。

4．屈膝伸髋外展试验　髂胫束紧张。

5．髋内旋试验　梨状肌。

6．"4"字试验　骶髂关节。

7．髌骨挤压征　髌下脂肪垫。

8．麦氏试验　半月板。

9．抽屉试验　膝关节交叉韧带。

10．屈膝伸髋试验　股神经紧张。

第三节　定性诊断

一、椎管内病变

（一）极端或特异病变

1.肿瘤　神经纤维瘤、神经鞘瘤、神经根囊肿、皮样囊肿、室管膜瘤、转移癌（肝、肾、前列腺、卵巢）、脊髓胶质细胞瘤、神经母细胞瘤。

2.血管瘤及变异　动静脉瘤、脊柱裂（脊膜膨出）。

3.脊髓空洞症、多发性硬化

（二）常见疾病

1.腰椎间盘突出症　中央型、侧旁型、外侧型、极外侧型、前方型。

2.胸腰椎管狭窄症　先天性、发育性、退变性、外伤性、医源性、混合性。

3.腰椎滑移症　导致继发性椎管狭窄。

4.软组织损害　黄韧带肥厚、后纵韧带钙化、脂肪结缔组织变性挛缩等。

二、椎管软组织外损害

（一）极端或特异病变

1.脊柱肿瘤　结核、嗜酸性肉芽肿。

2.脊柱损伤后遗症　挤压性骨折、劈裂性骨折、脱位。

（二）风湿类关节病

类风湿关节炎、强直性脊柱炎、骨性关节炎、李特综合征、系统性红斑狼疮、痛风性关节炎、皮肌炎、反应性关节炎、骶髂关节疾患、股骨头缺血坏死。

（三）脏器和系统性疾病

1.肝胆消化系统疾病　胆囊炎、胰腺炎、阑尾炎。

2.泌尿生殖疾病　肾结石、前列腺炎、肾盂肾炎。

3.妇科疾病　卵巢肿瘤、子宫肌瘤。

4.内分泌疾病　甲低、糖尿病、醛固酮增多症。

（四）血管疾病

血栓闭塞性脉管炎、血栓性深静脉炎、髂总动脉／髂外动脉血栓。

（五）软组织损害（肌筋膜痛综合征、纤维肌痛）

头颈肩臂肌群、腰背肌筋膜、臀部肌群、骨盆韧带（髂腰韧带、骶髂后韧带、骶结节韧带、耻骨联合）、股内收肌群、腹侧肌群、髌下脂肪垫、膝关节周围软组织、腘窝胫后肌群、跗骨窦软组织、跖腱膜等部位、损伤性炎症反应。

（六）感染性

带状疱疹、淋巴管炎。

第四章　银质针导热疗法概述

第一节　银质针导热巡检仪和医用银质针

银质针导热疗法是严格按照人体软组织外科解剖和软组织压痛点分布规律，采用精确的银质针治疗，导入所需的最佳温度，从而消除无菌性炎症，促进组织修复和肌细胞再生，解除软组织疼痛，求得良好治疗效果的一种治疗方法。传统艾绒加热无法控制掌握加热的温度，升降变化快，波动大。银质针过长或过细，皮肤进针点温度低，针尖温度就低，导热效果越差。其起作用不是银质针的热导作用，而是辐射热。艾绒加热污染空气环境，烟熏使医生和病人难以忍受。燃烧时易掉火芯伤人。改变艾绒加热，势在必行。

银质针导热治疗仪器的设计思路关键在于要有导热效率高的银质针，要研究一个稳定的加热探头，研制一台多路的能满足临床需要的温控仪表。

YZ型医用银质针——提供一种针身针柄为一体的新型结构的医用银质针。新材料经上海生物材料研究测试中心安全指标检测为合格。针体直径为1.1mm，长度分别为13cm、15cm、17cm。由于含银量增加达85%，针身变粗，有效地提高了导热效率；材料中含有镍的成分，针身变粗，切实提高了抗拉强度；新材料使银质针更韧软，且富有弹性，使用时不易折断；针身针柄一体彻底解决了过去针柄弹簧松动、脱落的弊端。

探头用于银质针针柄加热，是银检仪的主要部件（包括加热部件和温控部件），要求做到：小、轻、牢。将原来的针尾加热，改变为5cm长的竹筒式整柄加热，扩大了加热部位，减少了热量散发；探头装在一个外径为6mm，内孔为2mm（插入银针）的不锈钢管内，结构紧凑；探头重量（不包括引线）仅为10g。

银质针导热巡检仪是采用685CPU为主件的多路控温仪表来对竹筒式环形加热器进行温度控制，以使银质针导热治疗时达到所需的适宜温度，该新型仪器完全替代了艾灸加热的传统疗法，克服其存在的不足。

一、YRX-1A-16 型 /YRX-1A-32 型巡检仪

1.前面板符号及各按键

（1）通道：显示1~16探头位数。

（2）PV 显示窗：显示实际温度，设置提示符，设置数值。

（3）指示灯：接通工作电源灯亮，表示温控线路进入工作状态。

（4）SET 功能选择键。

（5）移位：仪表在设置状态时为移位功能，小数点指示位为允许的数值设定位。

（6）巡检：仪表在运行状态时为巡查功能，在设置状态时为减数功能。

（7）定点：仪表在运行状态时为定点功能，在设置状态时为加数功能。

（8）返回：仪表在设置状态时为程序退回功能。

（9）超温指示：超过上限告警温度时红灯亮，仪器即自动跳机保护，各线路停止加热；待故障排除后，按超温复位键，恢复正常工作。

（10）加热／待机开关：K-1 为 1～4 路，K-2 为 5～8 路，K-3 为 9～12 路，K-4 为 13～16 路。

2．后面板名称　①总电源开关；②电源插座；③保险丝座（保险丝2A）；④传感器加热插头：JK1 为 1～4 路，JK2 为 5～8 路，JK3 为 9～12 路，JK4 为 13～16 路。

3．计时功能键

（1）计时开关：计时开始和终止。

（2）时间设置：按下键，计时数码管闪烁，此时可任意设置或修改。设置结束，数码管再闪烁数次后自动回零，表示设置值已记忆。

4．探头　分4组，每组4个输出，使用时可调位互换。

银质针导热温控巡检仪外形界面见图4-1。

5．银质针直径与长度规格　银质针直径与长度规格见图4-2、表4-1。

当探头加热升温时，其热量渐渐传导至针尖部位，因加热温度能够准确控制，故能使皮肤表面进针点的温度达到理想的预期要求。进针点的温度高低取决于设定的温度值、银质针留在体外部分的长度、环境温度及空气流动情况等。设置温度较高，银质针留在体外部分短，其进针点的温度就高，反之亦然。

务必根据不同深度治疗部位，选择长度适宜的银质针型号，以求银质针体外针体部分在 30～60mm，探头加热设定在 100～120℃ 范围内，确保进针点皮肤及皮下组织不会发生灼伤。建议探头加热设定温度 100℃，宜针体外露 40～50mm；探头加热设定温度 110℃，宜针体外露 40～60mm；探头加热设定温度 120℃，宜针体外露 50～60mm（表 4-2）。

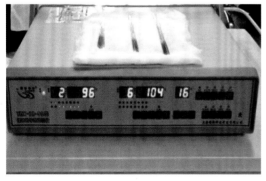

图 4-1　银质针导热温控巡检仪外形界面

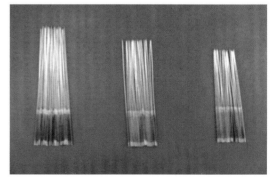

图 4-2　不同规格银质针

表 4-1　银质针直径和长度规格（单位 mm）

产品规格	针体外径	针柄外径	针体长度	针柄长度	总长度
85×1.0	1.0	1.75	40	45	85
105×1.0	1.0	1.75	60	45	105
125×1.0	1.0	1.75	80	45	125
145×1.0	1.0	1.75	100	45	145
165×1.0	1.0	1.75	120	45	165

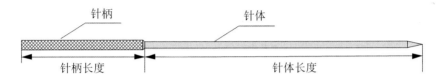

表 4-2　银质针导热巡检仪测量皮肤进针点不同间距的温度变化

温度设定	间距 30mm	间距 40mm	间距 50mm	间距 60mm
80℃	39.1~41.8℃	38.2~40.2℃	37.1~38.9℃	34.5~37.5℃
90℃	39.5~42.5℃	38.7~40.9℃	38.1~40.2℃	37.2~39.7℃
100℃	42.8~46.0℃	41.3~44.0℃	40.8~43.1℃	40.1~43.3℃
110℃	44.6~47.1℃	42.9~45.8℃	42.3~44.5℃	41.2~43.9℃
120℃	47.2~49.1℃	42.8~46.3℃	43.2~45.0℃	41.9~43.9℃

二、SCH-1016/1032 型巡检仪

1. 前面板功能介绍

（1）触摸显示屏：显示屏为人机对话界面，根据各功能键的不同选择显示内容和显示对应的参数值（图 4-3）。

（2）输出接口：用于连接加热套管。

2. 后面板功能介绍

（1）电源开关：电源开关用于接通和断开整机电源。

（2）保险：保险用于电源短路保护。

（3）电源插座：电源插座用于连接单相三芯电缆。

（4）散热风扇：散热风扇用于主机散热。

3. 操作程序

（1）打开主机电源开关，电源开关绿色灯亮。

（2）触摸屏显示开机动画，待显示完毕，点击"进入"按钮，将正式进入工作界面，默认为巡检界面。

（3）巡检界面，显示巡检工作时的设置参数以及实时检测的信息。

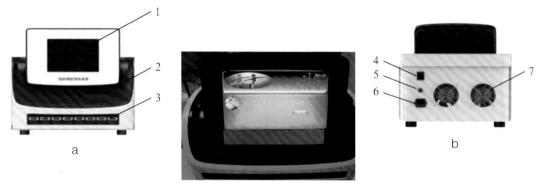

图 4-3 SCH-1016/1032 型巡检仪

a. 主机前面板；b. 主机后面板。1. 触摸屏；2. 机身；3. 输出接口；4. 电源开关；5. 保险；6. 电源插座；7. 散热风扇

①灰色的设置参数部分显示预设的加热温度，蓝色行表示实时监测的温度值，紫色行表示该通道状态（加热，超温）。

②首先按下，自检按钮，上位机发送自检命令，收到下位机回复，即可知道当前接入的通道，自检完成后，如果使用默认参数的话，可以直接按下"START"按钮，开始加热，若想更改参数，则切换到参数设置界面，将参数设置成目标参数，再按下"START"按钮即可。

③巡检的过程中，若想停止巡检，按下"STOP"按钮即可，若加热时间到，停止巡检显示。

④加热过程中，若某一通道的温度值大于设置值 5℃时，该通道显示颜色更改为红色。

⑤巡检结束时，点击相应的选项卡将会显示参数设置界面或帮助界面。

（4）点击"参数设置"，进入银质针导热巡检仪参数设置界面，默认加热温度 100℃、加热时间 5 分钟。

①参数设置范围。温度设置范围 70~125℃，1℃加热时间设置；范围 1~99 分钟，步长为 1 分钟。

②根据不同治疗部位，可选择标准处方里的不同治疗方案，也可自定义处方，设置完成后，按下"ok"按钮，下位机即可收到上位机发出的设置参数命令。

③如预设的加热温度和加热时间参数不能满足要求，可以通过右方的"＋"和"－"按钮增加和删除治疗方案，在增加方案时，所有通道选项打勾，说明更改所有通道，否则只更改某一通道，设置温度参数时，点击要修改的通道的位置，通道触摸屏上的数字键进行更改，数值合理后点击"ok"按钮（不点"ok"将无法修改参数）。

④可以通过点击选项卡，切换工作界面。

⑤通过触摸屏设置参数，点击需要修改的参数的位置，通过下方的按键设置理想参数，若 AllChannel 选中，所有通道的参数为相同的参数，反之，设置的是当前选中的通道（图 4-4，图 4-5）。

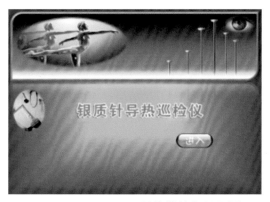

图 4-4 SCH-1032 导热巡检仪显示屏

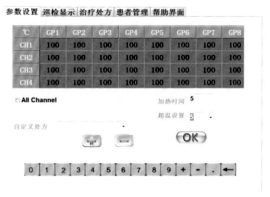

图 4-5 温控参数设置界面

电磁兼容性（EMC）定义为产品、设备或系统在其所处电磁环境中能正常工作，且不对该环境中任何事物构成不能承受的电磁骚扰的能力。抗电磁干扰是产品、设备或系统在存在电磁干扰（EMI）的情况下正常工作的能力。银质针导热巡检仪是依照现有的电磁兼容性标准及相关要求设计和制造的。该产品符合行业标准 YY0505-2012 的要求。在电磁环境中将安全可靠地进行工作，输出稳定有效的加热能量。

三、内热银针温控治疗仪

内热银针温控治疗仪是一种针刺温热效应治疗仪器，是在中医针灸原理上发展起来的现代医学理念的治疗仪器。本仪器采用智能触摸屏，PLC 控制模块，实时控制监测 20~40 路每一根针的温度，设计二次隔离 5V 直流工作电压，根除电击刺激安全可靠。该仪器的创新点：①由不锈钢封闭针管内安置加热测温元件，并与针管绝缘，控温设定精确，可达到最佳治疗温度；②外表面均匀镀银或镀金制成，可与银质针同样具有停止加热起针后的热扩散效应，是不锈钢针内加热所不及的。

操作程序：

1. 打开电源开关，点触屏幕对应点，设置内热银针数量、温度、工作时间。

2. 把内热银针刺入治疗部位，将内热银针治疗仪输出引线端子连接对应的内热银针针尾插头。

3. 点击屏幕上"工作开始"，内热银针治疗仪即开始工作，数秒钟后内热银针即达到并保持设定温度。

4. 启动"工作时间"开始计时，持续到蜂鸣器提示，即自动停止加热。工作中如果内热针断开或接触不良，蜂鸣器会提示报警。

内热银针温控治疗仪是对现用的尾部加热银质针治疗仪的一次改进。最初银质针疗法是用艾绒悬套于银针尾部点燃，将热能导入人体内进行治疗，取得较好疗效。目前使用的银质针导热温控巡检仪也还是通过银质针尾部加热，依靠银质针导热性能将热量导入人体。虽然能对针尾加热器进行控温，但是为了使针尖处附近达到治疗温度，针尾加

51

热器必须要有足够高的温度，从而不可避免的会造成进针处皮肤烫伤。银质针尾部到针尖形成由高到低的不规则温度衰减梯度，使医务人员无法获得准确的治疗温度数据。

特点：内热银针是由不锈钢封闭针管内安置加热测温元件，并与针管绝缘，外表面镀银制成。与传统银针质地相比，强度高、表面光滑，医生操作时进针手感好，并减轻病人痛感。内热银针温控治疗仪独特的设计使得针体加热与测温融为一体，简单的两线制方式既加热又测温实时控制，精度达到 0.5℃。加热区在针体前部，整个针体没有高温区，能杜绝皮肤及肌肉组织烫伤。内热银针本身就是温度传感器不加热时可以测量实时温度。因无高温工作区域，故内热银针性能稳定、使用寿命较长（图 4-6）。

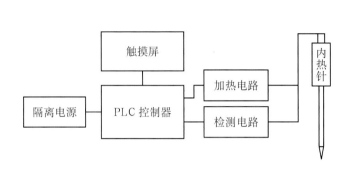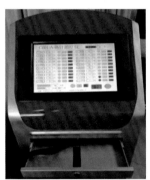

图 4-6　内热银针温控治疗仪

第二节　银质针导热治疗操作技术

一、基本技术操作

（一）持针法

双手持针，以右手示、中、环三指指腹与拇指对合持捏针柄；左手指以同样姿势扶持针体下部，双手夹持针身把握稳当。视病变部位软组织厚薄程度选用长度合适的银质针，使皮肤进针点至加热探头下端显露的针体，即银质针外露部分不能短于 4~5cm。否则进针点及周围皮肤传导热量过高，引起灼伤。但外露针体过长，治疗中会散发较多的热量以致针尖温度降低而影响导热作用。

持针的下方手指向下刺入的作用力须大于上方手指的作用力，确保针体不发生变形或折针。如果用力不当，上方手指用力过猛或力线不一，则容易针身折曲或变形，反复多次日久会产生针身断裂。故双手腕部及手指用力要做到轻重得当、稳中有力，保持针身挺直进针。

（二）进针操作方法

1. 切压定位　十分重要，选定针刺点后，左手要切压定位，确认周围解剖标志，保证针刺精度与安全，可调整进针深度和维持角度，引导针尖刺入病变处（图4-7）。

2. **基本针法**　有提插法与捻转法（图4-8，图4-9）。提插法是将针沿着针体进针方向上下探针、定位、进针直达目标，在改变方向时，要求大幅度提起，退针后再改变方向探刺；捻转法是针对皮肤紧涩厚实而进针困难者，左手依然切压，右手手指在近端针柄持捏，与皮肤垂直稳中有力边捻转边向下施压用力，到达皮下后顿感组织松弛，再调整好进针目标方向，将针分次插入深部病变处，直达骨膜、韧带或关节囊引出强烈针感即可。

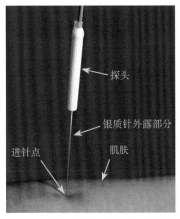
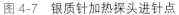

图4-7　银质针加热探头进针点

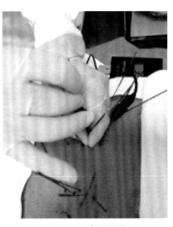

图4-8　提插法

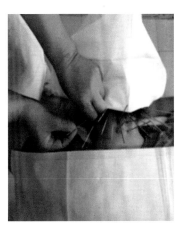

图4-9　捻转法

3. **方法步骤**　布针定位、消毒铺巾后：①进针点一般采用表面麻醉（皮丘直径5mm）；韧带、关节囊、脂肪垫与肌筋膜间隔等处，则需做深部病变处适量浸润麻醉（0.5%利多卡因注射液），以减轻针刺诱发的强烈疼痛。②直刺或斜刺进针。前者用于关节囊、脂肪垫等处；后者广泛用于肌肉、筋膜，对于颈腰背臀部肌筋膜间隔则采用横刺进针，直达骨性标志（关节突边缘或骨膜骨面）。③留针套置加热探头。每枚银质针针柄逐个套置银质针导热巡检仪输出加热探头；巡检仪设温100~110℃（深部软组织），皮肤进针点温度不超过44℃，针尖温度维持40℃左右，观察病人皮肤针感温度忍受度。④治疗完毕关机后起针，消毒纱布按压2分钟以防皮下及深部组织淤血，针眼处用碘伏消毒，进针区域纱布覆盖。询问患者治疗部位深部是否有温热舒适感觉，这就是银质针起针滞后的热导效应，较探头加热过程中温热感更为明显，其他加热针具实验证明无此效应。

4. **注意事项**　①在同一个病变区域通常仅作一次针刺治疗，多个病变区域的治疗，间隔时间以2~3周为宜。因银质针针刺后人体软组织会进行一次应力调整，特别是邻近部位表现为明显的肌紧张，而针刺部位则往往处于肌松弛状态。②对颈椎和胸椎病变伸肌群，尤其是颈椎横突区域、肩胛骨脊柱缘附着的软组织针刺要特别谨慎，切勿刺伤肺尖、胸膜或脊髓神经。颈椎、胸椎横突前侧、锁骨上窝软组织病变区域禁忌银质针治疗。③银质针治疗无需用针刺手法产生补泻作用，也不需用强刺激手法产生镇痛作用。因为针刺与导热作用能够产生显著的消炎镇痛、增加血供和肌肉松弛效应。④治毕后卧床片刻或肢体点穴按摩，放松躯干和肢体，稍坐 5 分钟，可自行徒步行走。老年体弱者观察时间要适当延长。⑤治疗区域部位，3 个月内无需重复银质针；两次治疗间隔为 5 天左右，因每次银质针导热后肌筋膜持续收缩，消耗一定能量会有肢体松弛效应，需自行调整补充能量或静脉输液。故不能连续治疗。

二、适应证及禁忌证

（一）适应证

1. 颈椎管或腰椎管外软组织损害　①颈肩臂痛；②颈背肩胛痛；③头颈背痛；④头面部痛；⑤肩周炎；⑥肱骨髁上炎；⑦腕管综合征；⑧腰背痛；⑨腰臀腿痛；⑩臀髋痛；⑪膝关节痛；⑫足踝痛；⑬跟底痛。

2. 软组织损害相关血管神经受累　①半身麻木、发凉、多汗或上下肢凉木；②头晕、眩晕症、耳鸣、视物模糊；③猝倒、头部发木、眼球胀痛、张口困难。

3. 软组织损害相关脏器功能障碍　①痛经、阳萎、生殖器痛；②胸闷、气短、失眠、心悸；③腹胀、腹痛、便秘；④尿频、尿急、排尿无力。

（二）禁忌证

1. 严重的心脑血管疾病、肾衰竭者。

2. 月经期、妊娠或贫血者。

3. 血小板减少、血液疾病、出血倾向者。

4. 有精神疾患或心理障碍者。

5. 局部皮肤炎症、感染或溃烂者。

第三节　银质针布针规范

一、肌肉附着区布针

（一）头颈背部

1. 头部（图 4-10）

（1）上项线：在枢椎棘突上缘平行线距中线 1~2cm 处，左右各布针 2 枚。

（2）寰枢侧方关节：在枢椎棘突上缘平行线距中线 2cm 处上侧左右各布针 2 枚。

（3）下项线：乳突后窝处布针 3~4 枚，朝外上方向进针直达枕骨下项线骨膜。

（4）上颈段：$C_{2~3}$ 棘突旁椎板：左右各布针 2 枚。

2. 颈项部（图 4-11）

（1）$C_{3~7}$ 棘突旁椎板：左右各布针 5 枚。

（2）$C_{3~5}$ 颈肌筋膜间隔：左右各布针 5 枚。

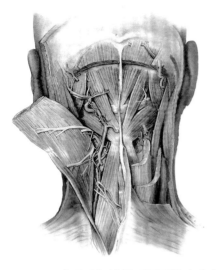 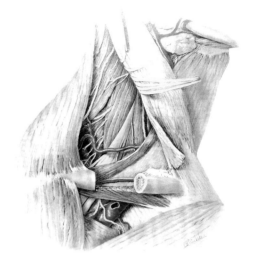

图 4-10　头颈后部浅层至深层肌肉分布　　　图 4-11　颈部外侧区域肌肉神经分布

（3）$C_{4\sim7}$ 小关节囊：左右各布针 6 枚。

（4）$C_{3\sim6}$ 横突：一侧布针 4 枚。

（5）$C_4\sim T_1$ 棘上韧带：布针 4 枚。

（二）肩胛背部（图 4-12，图 4-13）

1. 背后部

（1）$T_{1\sim6}$ 棘突旁椎板一侧各布针 6 枚。

（2）$T_{1\sim6}$ 小关节囊各 2 枚针，一侧共布针 10 枚。

（3）$T_{1\sim6}$ 肋横突关节：脊柱中线外侧 2.5cm 处一个节段布针各 1 枚，共 6 枚针，沿着肋骨下缘向内侧进针。

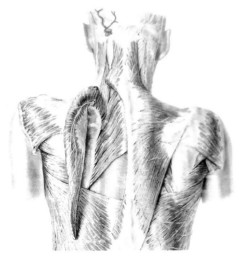 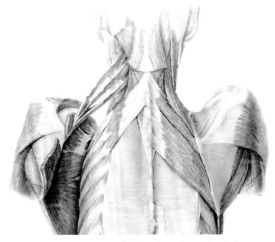

图 4-12　颈背肩胛部浅中层肌肉分布　　　图 4-13　颈背肩胛部深层肌肉分布

（4）$T_{3\sim8}$ 棘上、棘间韧带处：脊柱中线布针 6 枚。

2．肩胛部

（1）肩胛骨内上角、肩胛冈脊柱缘（上部）：呈弧形布针 5 枚（含肩胛提肌／冈上肌／小菱形肌）。

（2）肩胛冈下部：向肩峰分 3 行布针 8～10 枚（含冈下肌／小圆肌／大圆肌）。

3．肩峰下部

（1）肱骨大结节肌腱袖处呈弧形从前至后布针 4 枚，向内侧方向插入肩峰下滑囊与肩袖之间。

（2）肩胛骨喙突处肱二头肌短腱：沿三角肌前部与外侧部之间肌筋膜由外下朝内上进针直达喙突。

（三）腰背骶部（图 4-14 至图 4-16）

1．髂嵴后 1/3 与髂后上棘内缘部　骶脊肌肌起呈弧形布针 6～8 枚。

2．腰骶三角部

（1）$L_5\sim S_1$ 小关节囊布针 3 枚。

（2）髂腰韧带布针 2 枚。

（3）骶髂后韧带布针 3 枚。

3．腰背肌筋膜

（1）$T_{10}\sim L_3$ 棘突旁椎板深层肌两侧各布针 5～8 枚。

（2）$L_{2\sim4}$ 横突背面布针 2 行，共 5 枚，向中线刺入。

（3）髂嵴中 1/3 段上缘布针 3 枚，向前下进针。

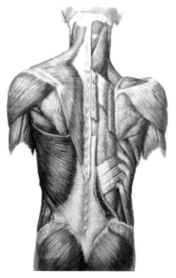 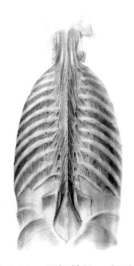 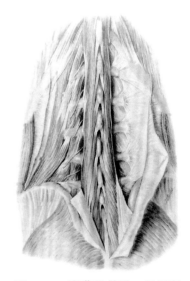

图 4-14　颈腰背部浅中层肌　　图 4-15　腰部棘肌、多裂肌　　图 4-16　腰背肌筋膜、深层肌

4.胸腰部

（1）T_{10}~L_2 棘突旁椎板深层肌两侧各布针 5~8 枚。

（2）T_{10}~L_2 胸腰椎小关节囊两侧各布针 8 枚。

（3）$L_{2\sim5}$ 腰椎小关节囊两侧各布针 9 枚（向前深部进针直达每个小关节刺透关节囊）。

5.黄韧带处　每个节段于下个椎板棘突旁左右各布针 2 枚，每次可布针 2~3 节段椎体黄韧带，向上一个节段椎板下缘进针抵达黄韧带骨膜附着处。

6.椎间孔外侧处（C 形臂引导下）　由骶棘肌外缘线与同节段上关节突顶端连线至交点，左右各布针 2 枚，用长银质针向椎体下缘上侧进针，先达关节突外缘触及关节囊，然后退出调整好角度深刺到椎间孔外侧（引出下肢放射感即可）。

（四）臀髋部（图 4-17 至图 4-23）

1.臀部

（1）髂嵴下方髂骨翼臀中小肌起始部：呈弧形布针 6~8 枚。

（2）坐骨大孔内上缘：臀中小肌后部肌止布针 6 枚。

（3）臀肌筋膜间隔：臀大肌上缘与外缘臀肌筋膜交界处布针 6 枚。

（4）骶骨 2~4 前外侧缘沿梨状肌肌腹及上下缘投影各布针 1 枚共 3 枚。

（5）骶结节韧带：沿骶骨外缘布针 5 枚，向下前方深刺直达坐骨结节上缘。

2.髋部

（1）股骨大粗隆后方转子间窝，臀中小肌前部肌止布针 6 枚。

（2）腹股沟区内侧耻骨上下支，股内收肌群布针 8 枚。

（3）股骨小粗隆，髂腰肌肌止布针 4 枚。

（4）阔筋膜张肌，髂胫束沿大腿外侧呈两列布针 8~10 枚。

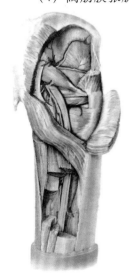 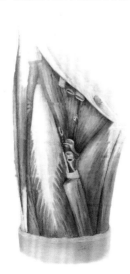 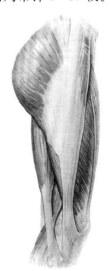 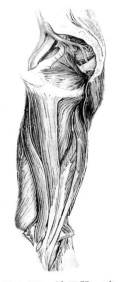

图 4-17　臀大、中、小肌，梨状肌　　图 4-18　髂腰肌、股内收肌、股直肌　　图 4-19　臀筋膜、髂胫束、阔筋膜张肌　　图 4-20　缝匠肌、半腱半膜肌、鹅趾

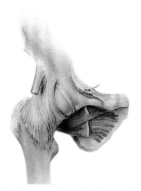 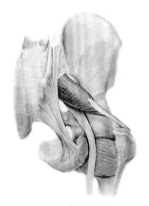 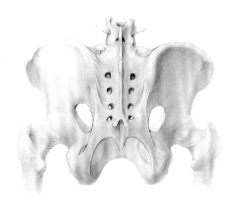

图 4-21　髋前关节囊韧　　图 4-22　髋后梨状肌、　　图 4-23　髂腰韧带、骶髂后韧带、
带、闭孔、耻骨上下支　　　股方肌、骶结节韧带　　　骶结节韧带、坐骨大孔

（五）上肢（图 4-24 至图 4-26）

1. 肱骨外髁处：前臂伸肌总肌腱布针 4 枚。

2. 肱骨内髁处：前臂屈肌总肌腱布针 4 枚。

3. 肱桡肌筋膜布针 4 枚。

4. 腕管：近侧腕横韧带中部布针 3 枚，朝指端方向进入腕管 1~2cm，进退捻转松解软组织粘连后加热。

5. 掌指关节屈肌腱腱鞘：布针 1~2 枚进行松解。

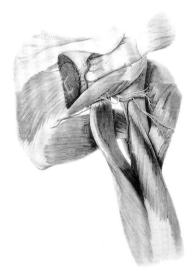 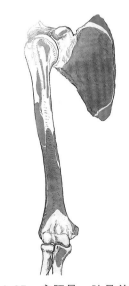 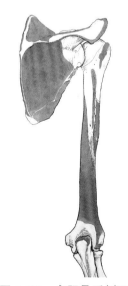

图 4-24　冈上下肌、大小圆肌、　　图 4-25　肩胛骨、肱骨前侧面　　图 4-26　肩胛骨后侧面
肱三头肌　　　　　　　　　　肌群附着点

（六）下肢（图 4-27 至图 4-34）

1. 大腿后侧半腱肌、半膜肌筋膜、股二头肌筋膜分别布针 4 枚。

2. 髌下脂肪垫、支持带。

3. 内收肌管布针 4 枚、股外侧肌肌止布针 3 枚。

4. 腓肠肌内外侧头及筋膜布针各 4 枚。

5. 小腿外侧胫前肌及筋膜、腓骨长短肌及筋膜布针 4 枚。

6. 跟腱、跟骨嵴、跖长韧带、跖筋膜各布针 4～5 枚。

7. 跗骨窦布针 5 枚。

8. 踝管内布针 4 枚。

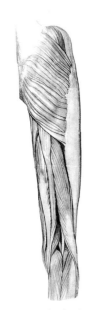
图 4-27　股后部半腱肌、半膜肌、股二头肌

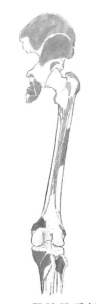
图 4-28　臀髋股后部肌群附着点

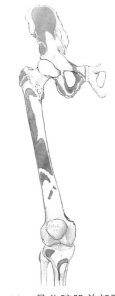
图 4-29　骨盆髋股前部肌群附着点

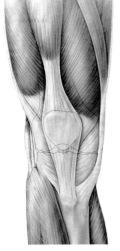
图 4-30　股四头肌腱、髌韧带

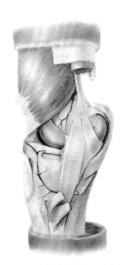
图 4-31　膝前侧方肌腱韧带

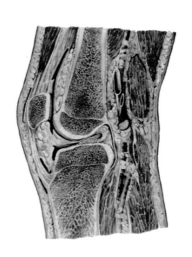
图 4-32　膝关节矢状面

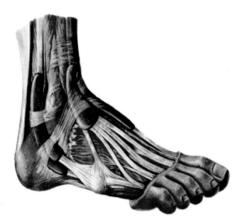 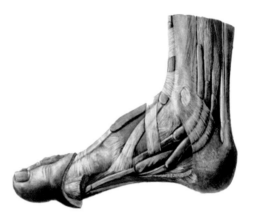

图 4-33　足背部腓骨长短肌腱及腱鞘、趾短伸　　图 4-34　足踝内侧踝管、屈蹈肌腱、屈趾肌腱、
肌与跗骨窦、趾长伸肌腱腱鞘　　　　　　　　　胫后肌腱、趾长韧带

二、经脉经筋走行布针

慢性疼痛性疾病如果演变成全身性疼痛，累及关节或远隔部位，则可采用经络或肌筋膜经线，相当于十二经脉走行布针，重点放在肌筋膜与骨膜连接点，即压痛点部位。常用的经脉或经筋线有以下部位。

骶棘肌起始－骶结节韧带－腘绳肌（半腱肌、半膜肌、股二头肌）－腓肠肌内侧头、外侧头肌止，肌腹汇合点（承山）－腓骨长短肌筋膜－跟腱，相当于足太阳膀胱经、肌筋膜后深线走行。

上项线，枕后小肌－颈胸背部背伸肌筋膜，棘上棘间韧带、肌筋膜椎板附着点－髂腰韧带，相当于督脉、华佗夹脊、肌筋膜后表线走行。

头夹肌，胸锁乳突肌－肋间内外肌－腹外斜肌及腱膜－臀大肌及筋膜－阔筋膜张肌－髂胫束－腓骨长肌及与小腿外侧肌间隔－跗骨窦（距下关节）相当于足少阳胆经、肌筋膜体测线走行。

手指背面－前臂伸肌群－肱骨外上髁－上臂外侧肌间隔－肱骨三角肌粗隆－三角肌－肩胛冈，肩锁峰，骨外侧 1/3－斜方肌，相当于手阳明大肠经（合谷、阳溪、手三里、曲池、臂臑、肩髃、距骨、天鼎、扶突、迎香），肌筋膜臂后表线（与枕外粗隆、项韧带、胸椎棘突相接）。

手指掌面－腕管－前臂屈肌群－肱骨内上髁－上臂内侧肌间隔－胸大肌、背阔肌，相当于手太阳小肠经（少泽、后溪、阳谷、养老、肩贞、臑俞、天宗、曲垣、肩外俞、肩中俞、天窗、颧髎、听宫），肌筋膜臂前表线（与锁骨内侧 1/3、肋软骨、下部肋骨、胸腰筋膜、髂嵴相连）。

三、区域银质针布针应用

（一）头颈背部区域（图 4-35 至图 4-44）

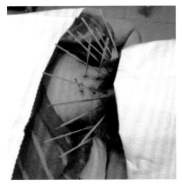
图 4-35
上下项线、$C_{2\sim3}$ 椎板

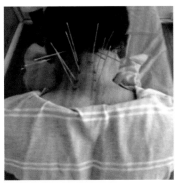
图 4-36
上项线、$C_{3\sim6}$ 椎板

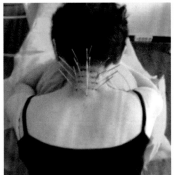
图 4-37
$C_{3\sim7}$ 关节、棘上韧带

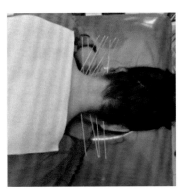
图 4-38
肌筋膜间隔、下项线

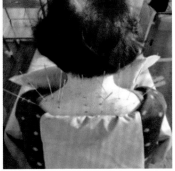
图 4-39
$C_{4\sim7}$ 椎板、肩胛内角

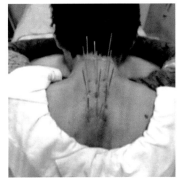
图 4-40
$C_6\sim T_4$ 椎板、棘上韧带

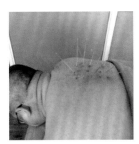
图 4-41
$T_{2\sim6}$ 椎板、棘上韧带

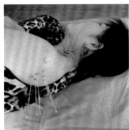
图 4-42
$C_{3\sim6}$ 横突、冈下小圆肌

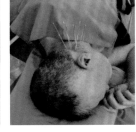
图 4-43
$C_{3\sim6}$ 横突、下项线

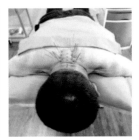
图 4-44
$C_6\sim T_3$ 椎板、肌筋膜

（二）颈背肩胛区域（图 4-45 至图 4-50）

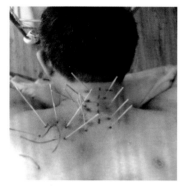

图 4-45

C~3~7~ 椎板、肩胛提肌

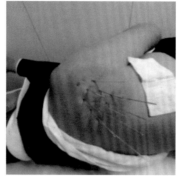

图 4-46

冈下肌，大、小圆肌

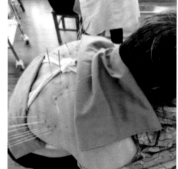

图 4-47

菱形肌，冈上、下肌

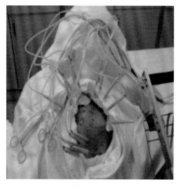

图 4-48

肩胛提肌，冈上、下肌

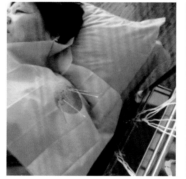

图 4-49

肌腱袖、肱二头肌长腱

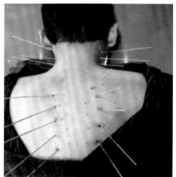

图 4-50

颈胸背肌筋膜

（三）腰骶、骶髂部区域（图 4-51 至图 4-62）

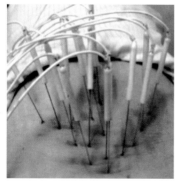

图 4-51

L~3~~S~1~ 椎板、骶棘肌

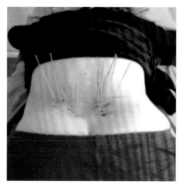

图 4-52

腰骶、骶髂、髂腰三角

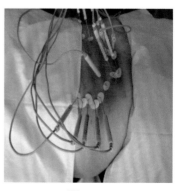

图 4-53

骶棘肌、腰背肌筋膜

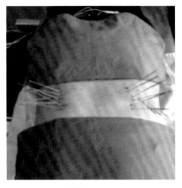

图 4-54

横突末端背面肌筋膜

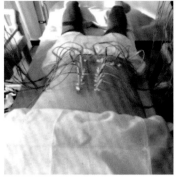

图 4-55

腰椎小关节、髂腰韧带

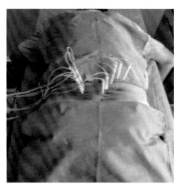

图 4-56

腰椎椎板、小关节囊

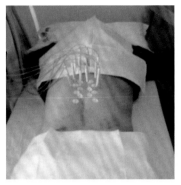

图 4-57

胸腰段小关节囊

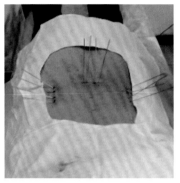

图 4-58

腰骶关节、腰背筋膜

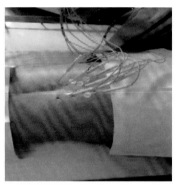

图 4-59

胸腰段椎板、肌筋膜

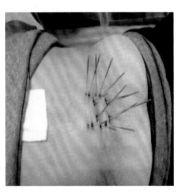

图 4-60

小关节囊、黄韧带

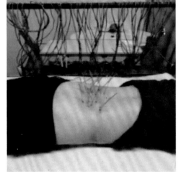

图 4-61

腰骶、骶髂后韧带

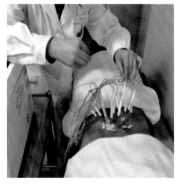

图 4-62

小关节囊、髂腰韧带

（四）臀髋及下肢部区域（图 4-63 至图 4-78）

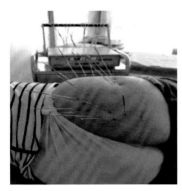
图 4-63
臀中小肌、骶结节韧带

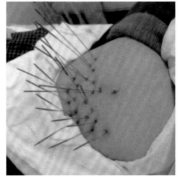
图 4-64
臀中小肌、髂胫束

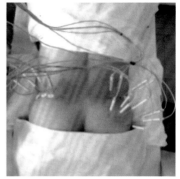
图 4-65
臀中小肌、阔筋膜张肌

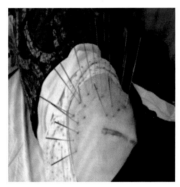
图 4-66
臀中小肌肌起、肌止

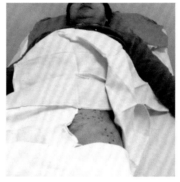
图 4-67
内收肌、髂腰肌、腿筋膜

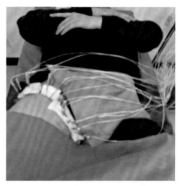
图 4-68
内收肌、髂腰肌、阔筋膜

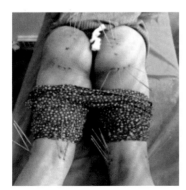
图 4-69
骶结节韧带、半腱半膜

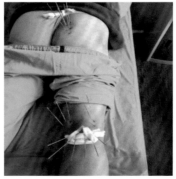
图 4-70
骶结节韧带、腘肌筋膜

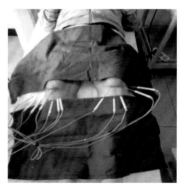
图 4-71
髌下脂肪垫

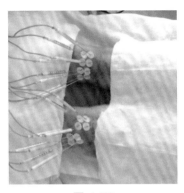

图 4-72

腓肠肌内外侧头

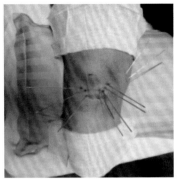

图 4-73

髌垫、半腱半膜肌筋膜

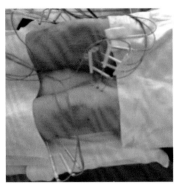

图 4-74

腓骨长肌、半腱肌筋膜

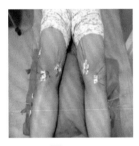

图 4-75

膝关节内侧支持带

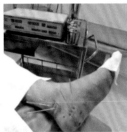

图 4-76

踝管、足底跟骨棘

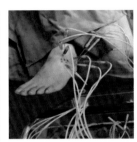

图 4-77

跗骨窦、跟腱止点

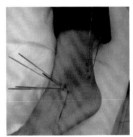

图 4-78

腓骨长短肌、跗骨窦

第四节　银质针导热巡检仪临床应用及注意事项

针灸是中医治疗多种疾病的重要手段。针是指针刺，灸是温灸。加温祛病，提高疗效，先辈创造了不少有效的加热方法，如艾绒加热、拔火罐、膏药、中药热敷等，至今仍在普遍使用。西方现代医学也在不断研究热疗技术，如用超短波、微波、射频治疗各种临床痛症。但对于慢性软组织疼痛患者，选择确切有效的加热技术与方法，准确地控制和测定加热温度仍然存在问题。如今研制成功的银质针导热疗法实施手段是银质针导热控温巡检仪和医用银质针，其临床加热效率高，稳定性好，疗效确切，更加安全可靠。

一、银质针艾绒加热

艾绒燃烧加热，增强银质针针刺治疗效果，早已被上千年医学实践所证实，至今仍普及使用。但是临床上确也存在以下问题：

1. 无法控制调整加热温度。加温升降变化快，波动幅度大，加热不稳定。

2. 银质针针体过短易烫伤皮肤，过长则针尖的温度低，导热效果差。

在室内 30℃ 环境下，用条状艾绒（1.5cm×2.0cm）加热，距银质针针尖 5mm 处进行温度测试。不同银质针长度，瞬间达到温度如下：240mm 为 30.2℃，210mm 为 31.7℃，190mm 为 33.6℃，170mm 为 36.4℃，150mm 为 37.8℃。

3. 银质针艾绒加热污染空气与环境，烟熏眼鼻使医患难以忍受，火热之艾球不慎脱落会引起皮肤烫伤。鉴于上述情况，应用现代科技研发更为安全有效可控和环保的新型银质针导热，满足临床要求，势在必行。

二、银质针导热治疗的设计思路及其特点

银质针导热治疗设计思路的关键在于提高导热效率，尽量减少热量的散发、损耗。因此，要研制能满足临床需要的有高导热效率的银质针、稳定的加热探头和一台多路温控仪。

（一）高导热性能的银质针

银质针的特点是导热快，散热也快，在导热过程中，热量散发严重。如果提高导热效果和导热稳定性，只简单地采用提高加热点温度的方法是行不通的，改进措施是将银质针的含银量由原来的 75% 增加到 85%，以提高导热效果；去掉圆顶针尾改为平顶针尾，与探头密切配合，去掉散热空间；改针柄由散热为加热；去掉针柄上的弹簧，使针身、针柄为一体，冷轧压铸而成，以提高导热稳定性。

（二）稳定的加热探头

探头用于银质针针柄加热，是银质针导热巡检仪的主要部件（包括加热部件和温控部件），要求做到：小、轻、牢。以针尾加热，改变为 5cm 长的竹筒式整个针柄加热，扩大了加热部位，减少了热量散发；探头装在一个外径为 6mm，内孔为 2mm（插入银质针）的不锈钢管内，结构紧密；探头重量轻，仅为 10g。

（三）多路控温仪

为更好地满足临床使用，笔者研制出运作功能强、加热稳定性好、导热效率高、安全可靠的多路温控仪——银质针导热控温巡检仪。

银质针导热控温巡检仪由工作电源、控制部分、显示部分、计时器和加热探头五个部分组成，其具有以下优点。

1. 操作可控性强　每路加热探头都能任意设定温度，独立控制温度；加热过程中巡回显示每路探头的实时温度；在运行过程中温度可适时调整；能实现超温报警，确保加热过程的安全；可以分别设置加热探头的上限温度值和下限温度值；加热时间可在 99 分钟内任意设定。

2. 加热稳定性好　提供加热稳定性，牵涉各个方面，是一个综合性的要求。目前银质针导热巡检仪的加热温度波动小于 ±4℃。主要采取以下措施。

（1）选用运转速度快，容量大的高性能控制器 CPU。

（2）每路探头上设置两套控制线路，即调频加热和维持电流。

调频加热是控制加热力度的大小，离温度设置值远时，脉幅宽，加热力度强，温度上升快；当接近设置值时，脉幅窄，加热力度减弱，温度上升减慢，以减少温度的过冲，维持电流是依据银质针在导热过程中自然散发的热量，给予适量补充，以保持银质针导热温度的稳定性。

维持电流是依据银质针在导热过程中自然散发的热量，给予适量补充，以保持银质针导热温度的稳定性。调频加热和维持电流，都由 CPU 按实际情况进行自动控制完成。

3. 导热效率高　加热升温快，2 分钟内达到温度设置值，4～5 分钟以后均能稳定在设置值上，有效加热时间长且稳定，大大提高了加热效率。

4. 安全可靠

（1）银质针导热控温巡检仪是根据国家 110 条安全标准，即国际安全标准设计制造的，并经国家食品药品监督管理局上海医疗器械质量监督检测中心测试通过。

（2）银质针导热控温巡检仪探头的工作电压为直流电 36V，用陶瓷管将银质针和加热电流隔离，银质针上无微电流通过。

（3）在仪器使用时间长、元器件出现老化与故障的情况下，银质针导热控温巡检仪的加热温度不会出现突变，也不会出现安全问题。

由于银质针导热控温巡检仪的温控加热和银质针在体内的稳定导热，且每路加热探头均能任意设置、控制调整加热温度，所以是银质针导热疗法的有效实施手段。

三、银质针导热治疗的临床效果

1. 加热效率高，性能稳定　在一项银质针导热巡检仪加热和艾绒加热的比较试验中，可以发现，使用银质针导热巡检仪加热升温快，2 分钟内达到温度设置值，4～5 分钟以后，均能稳定在设置值上，有效加热时间长且稳定，和传统的艾绒加热比较大大提高了加热效率。

2. 临床疗效确切　经过长期临床实践，使用银质针导热疗法治疗软组织疼痛病人，临床疼痛缓解的疗效确切。在一项软组织疼痛患者疼痛缓解情况的研究中发现，疼痛缓解率达到 96.7%，治疗前后疼痛强度平均值明显改变，$P < 0.001$。

疼痛缓解率（PR）= 显效率（明显缓解 + 完全缓解）+ 有效率（中度缓解）

完全缓解：疼痛强度达到 0。

明显缓解：疼痛强度降低 4 分或达到 1～3。

中度缓解：疼痛强度降低 2 分或达到 4～6 分。

轻度缓解：疼痛强度降低小于 2 分或疼痛仍在 7 分或以上。

3. 使用方便安全　银质针导热巡检仪控温加热与传统艾绒加热，患者发生不良反应情况比较（表 4-3）。

表4-3 银质针导热与艾绒加热不良反应比较

不良事件	银质针导热巡检仪（%）		艾绒加热（%）		P 值[*]
红肿	9	(7.5)	27	(22.5)	0.0033
起疱	0	(0.0)	11	(9.2)	0.0009
出血	9	(7.5)	9	(7.5)	
严重不良事件	0	(0.0)	0	(7.5)	

*检验两个治疗组红肿、起疱 P 值分别为 $P<0.001$，$P<0.0001$，相差非常显著

两组在治疗期间未发现严重不良事件发生，红肿和起疱（热损伤）两组相差非常显著。银质针导热巡检仪组优于艾绒加热组；从治疗过程看，巡检仪导热减少了艾绒加热装点与去灰烬操作，提高了工作效率。对于起针后组织出血倾向，取决于治疗部位有否血管损伤。两组未发现其他不良事件发生。

四、影响银质针导热温度的因素

1. 外露部分长度对银质针导热的温度影响明显 测试银质针外露针体不同长度对导热的影响，银质针外露部分是指探头下端与人体表面皮肤之间的距离。进针点是指银质针扎入患者体内时，银质针与皮肤的交叉点。在室温23℃环境下，测试数据如下：探头加热设定温度为100℃，进针点测试温度为间距30mm，48.4℃，间距40mm，44.9℃，间距50mm，41.6℃。针体外露部分长度相差1cm，测试点温度相差3~4℃。

银质针导热快，散热也快，在设置温度值相同的情况下，外露部分的长度越长进针点温度就越低，为了达到相同进针点的温度，所需的设置温度值就越高。一般针柄探头加热设置温度在100~110℃，皮肤进针点温度即可达到41.5~43.5℃，这是最佳导热温度。

2. 环境温度对银质针导热温度影响较大（表4-4） 室内环境温度测试记录表明，对银质针导热温度的影响较大，通常自然环境温度在22~26℃比较适宜，针尖导热温度控制也较温定。

表4-4 环境温度对银质针导热温度的影响

针长（针柄50mm）	室温 11℃		室温 17℃		室温 27℃	
	针尖	外露 30mm	针尖	外露 30mm	针尖	外露 30mm
130mm	28.7	52.0	34.0	56.0	40.3	62.7
150mm	24.5	51.5	30.6	55.5	39.1	62.1
170mm	21.0	51.0	27.0	55.0	37.9	61.6

3．人体皮肤对温度的敏感程度不同影响银质针导热的温度　从临床治疗来看，人与人之间对温度的感受差异较大，同一设置温度值，进针点的温度有 3~4℃之差；相同进针点的温度，不同人对温度的承受能力也有所不同。根据人体皮肤对温度的承受能力，进针点温度以不超过 45℃为宜，一般调节为（43±2）℃。

五、银质针导热巡检仪临床使用注意事项

1．按照提供的参考数据设置加热温度（表 4-5、表 4-6）。

2．选用适当长度的银质针，银质针的外露部分掌握在 30~50mm 内为宜，不宜过长。银质针导热巡检仪加热时不存在辐射热，不会灼伤人体皮肤，其好处是减少热量散发，提高加热稳定性；减少外露部分长度的目测误差；减少环境温度变化的影响；临床使用更安全。

3．医务人员应严密观察，及时调整巡检仪设定温度。

4．银质针导热巡检仪具体操作程序和方法，详见产品说明书。

表 4-5　银质针针体不同长度对皮肤进针点温度影响测定

设定温度	探头加热针柄下缘至进针点之间距		
	30mm	40mm	50mm
80℃	41.7~44.0℃	38.7~41.9℃	36.7~39.6℃
90℃	43.7~45.6℃	40.7~42.8℃	38.2~40.7℃
100℃	45.4~47.2℃	42.7~45.3℃	40.7~42.6℃
110℃	46.4~48.1℃	43.8~46.1℃	42.3~44.2℃

表 4-6　银质针针体外露部分与加热温度设置的选择

加热温度设置值	80℃	90℃	100℃	110℃
针体外露部分长度	25~35mm	35~45mm	40~50mm	45~55mm

针体外露部分长度为 40~55mm，针尖温度可达 38~40℃

第五章 临床病症治疗

第一节 软组织性头痛症

一、临床表现和诊断

患者症候表现为后枕部痛、枕顶痛或枕顶额部痛、颞侧痛或偏侧头痛，常伴有眼眶或眼球胀痛、面颊痛或牙痛，少数患者出现头面部或半身肢体麻木、偏侧肢体发凉、躯干上部出汗，视物模糊、心悸、胸闷、气短等。上述症状可为间歇发作，重者持续延绵，影响睡眠与工作。少数病例表现为继发性三叉神经痛（眼支）或舌咽神经痛。

诊断要点：①须排除颅内外众多引起头面痛的泛发性疾病，如脑干肿瘤、大脑颞叶顶叶肿瘤、颅脑外伤后遗症、慢性硬膜下血肿、副鼻窦及牙周病变等。②好发于中年，与职业伏案工作姿势、环境因素有关，无家族遗传史，以枕部、颞侧、前额及眼眶疼痛为多见。③枕后部上项线处椎枕肌肌止，下项线处头夹肌、头最长肌、胸锁乳突肌肌止，$C_{3\sim6}$ 横突前斜角肌肌起，肩胛提肌肌止有明显压痛。④举臂耐力试验（＋）。

应与原发性偏头痛、紧张性头痛、丛集性头痛相鉴别。

1. **偏头痛** 无先兆型和先兆型两大类，无先兆型者发作 5 次以上，头痛持续时间 4~72 小时，特点为偏侧、搏动性、走楼梯加重头痛，重者影响工作与学习。先兆型者至少发作 2 次，特点为有大脑或脑干症状，先兆症状逐渐发展时间＞4 分钟以上、持续时间＞60 分钟，出现头痛与先兆症状的间隔时间＜60 分钟。

2. **紧张性头痛** 以往称之为神经性或功能性头痛，原发性头痛中最常见的类型。分为发作性和慢性紧张性头痛两类，40% 始于青少年。特点是双侧束带样、压迫性钝痛，常整日头痛，甚至会造成药物反跳性头痛；可伴有颈项痛，颞部、枕部肌肉有压痛，肌电图检查有异常变化。

3. **丛集性头痛** 属原发性神经血管性疼痛之一，经研究均发现海绵窦区颈内动脉扩张及血流改变，其继发于神经系统变化，病灶位于下丘脑后部灰质，调控生物钟的神经元功能紊乱。特点为群集发作，一般持续数周至数月；剧烈锐痛而短暂，位于一侧眼眶、球后、额颞部；伴有同侧球结膜充血、流泪、鼻塞、流涕或出现 Horner 综合征。

二、操作步骤（端坐伏案位）

1. 斜方肌肌起、枕后小肌肌起（枕骨上项线、C_2 棘突旁）、肌止处（C_1 横突）。选用小号针（最短规格）距枕外粗隆下及两侧上项线下 1 寸（枕骨大孔两侧）平行进针。

斜向前上方针尖抵达骨膜引出针感即止。约用针 6 枚（左右各 3 枚），针距 1cm。再于 C_2 颈椎棘突旁 0.5cm 直刺至骨膜引出针感即止（左右各 1 枚）。

2. 头夹肌、头半棘肌肌止处（枕骨下项线）。选用小号针、距乳突后 1 寸、针尖斜向前上方抵达下项线骨膜引出针感即止，用针 3 枚，针距为 1cm。

3. 沿 $C_{3~6}$ 颈椎棘突旁椎板处选用小号针，分两行斜向刺入，沿肌肉走行抵达骨膜即止。一行 4 枚，距棘突旁 0.5cm，另一行 3 枚，距棘突旁 1cm，每行进针点针距为 1cm。

上述部位可分 2 次完成，每次用银质针导热温控巡检仪加热 15~20 分钟。

软组织性头痛症布针见图 5-1。

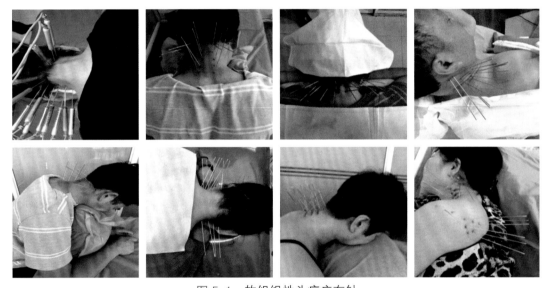

图 5-1 软组织性头痛症布针

三、注意事项

1. 枕部上项线、下项线或颈椎棘突旁银质针治疗须熟悉局部解剖，把握好进针方向与深度，直达骨膜而不致损伤血管、神经。须防将针刺入枕骨大孔而发生意外。初学者需在老师指导下方可施行。

2. 头颈部血供丰富，起针后需以纱布压迫止血 1 分钟，以免发生皮下血肿。针孔消毒后覆盖纱布固定，仰卧位平躺 5 分钟，方可下地。

3. 一个月之内勿伏案工作，也不做颈部功能操或驾车，以免颈背部肌肉过劳导致颈椎失衡。合并有颈肩臂痛者须 2 周后才可再行下颈部及肩胛部银质针治疗。

第二节　颈肩臂痛症

一、临床表现和诊断

此症往往以颈部不适或"落枕"开始发病，尔后出现颈肩痛、肩臂痛甚至颈肩臂痛，患者感觉手指麻木。始发因素为颈背肩胛部软组织损伤，继发因素为由疼痛所致的肌挛缩。疼痛以放射性麻痛、刺胀痛居多，可为持续性或间歇性。颈部活动增加或处于某一个特定体位姿势，疼痛即加剧或减轻。

诊断要点：区分鉴别颈椎管内外病变。颈椎间盘突出症、颈椎综合征神经根炎、椎管内神经根性疼痛特点。①神经根放射性上肢痛多呈闪电样疼痛。痛觉范围与神经根受累特定皮肤区域相一致，远端肢体出现麻木感。②颈部同侧旋转、侧屈、后伸引出肩臂放射性。疼痛上肢感觉减退、肌力减弱与腱反射降低改变同神经根节段性损害分布一致。③压痛部位主要在颈椎横突前外侧、颈椎小关节后外侧并引出根性放射痛。④除颈椎深层肌与前中斜角肌处外，颈肩胛部浅层肌肉无明显痉挛与压痛。⑤颈椎管与椎间孔挤压试验阳性。

颈椎管外软组织（含颈椎小关节）损害诊断要点：①颈背肩胛软组织特定压痛点（+）主要分布在 $C_5 \sim T_1$ 棘突旁椎板处，颈椎 $C_{3\sim7}$ 横突处，肩胛内角、冈上、冈下肌附着处，并可有向上肢的牵涉痛。②颈部前屈、侧屈、向对侧功能活动受限。③颈椎管挤压试验（−），举臂耐力试验（+）。

鉴别诊断：①椎管内肿瘤，常见神经鞘瘤、神经纤维瘤、神经根囊肿。持续性疼痛、夜间疼痛加重，不受头颈部体位姿势变化而改变，影像学检查可提示。②多发性硬化，多见颈段与胸段脊髓灰质发生缺血性病变。表现肩臂疼痛，上下肢肌肉痉挛抽搐，重者可以出现瘫痪，Hoffmann 征（+）。③脊髓空洞症，由脊髓外伤或病变所引起。可有颈肩臂部疼痛，表现痛温觉消失与触觉分离，重者脊髓中央管扩大而下肢肌张力增高、步态不稳。

银质针导热治疗主要针对颈背肩胛部软组织损害性病变，故对颈椎管内外混合型病变者须先控制或消除颈神经根炎症性反应。需做硬膜外腔隙神经营养药物注射或静脉点滴，炎症控制后方可施行银质针治疗。

二、操作步骤（端坐伏案位、头前部垫枕）

1. 颈部沿 $C_4 \sim T_1$ 棘突旁椎板处，选用中号针，分两行直刺穿入肌肉抵达骨膜即止。内侧行针 5 枚距棘突旁 0.5cm，针间距 1~1.5cm，外侧行针 4 枚距棘突旁 1cm，针间距 1~1.5cm。

2. 肩胛骨布针，选用中号针。

（1）提肩胛肌 4 枚，针距 1cm，围绕肩胛内角向下平刺。

（2）冈上窝 3 枚，针距 1cm，向内下斜刺。

（3）冈下窝 6 枚，针距 1cm，向内下斜刺。

（4）小、大菱形肌 5 枚，针间距 1.5cm，沿肩胛脊柱缘向下外平刺。

（5）小、大圆肌 4 枚，针距 1cm，沿肩胛腋窝缘向内下平刺。

3. 背部沿 $T_1 \sim T_6$ 棘突旁椎板处，选用中号针，分两行斜刺穿入沿肌肉走行抵达骨膜即止。针距、布针同颈部进针。

颈部、肩背部、肩胛部软组织布针见图 5-2。

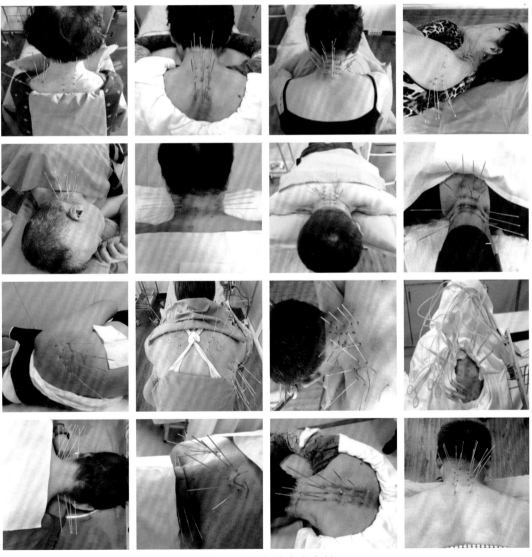

图 5-2　颈肩臂痛症布针

三、注意事项

1. 颈椎棘突旁椎板处行针须与皮肤垂直，切忌将针尖斜向刺入头侧，以免将针刺入椎板孔间隙穿破黄韧带进入椎管腔隙内，误伤脊髓与神经根。

2. 肩胛骨内角、脊柱缘或腋窝缘肌肉附着处的进针点及穿入方向要把握准确，须在治疗前用甲紫液将肩胛骨在体表投影标出并选定进针点，以免因体位改变而误穿胸膜腔。

3. 单侧颈肩臂痛患者，颈部和背部须棘突两侧布针，肩胛部则须一侧布针即可。整个治疗分两次完成为宜，间隔2周。

第三节　颈源性眩晕

一、临床表现和诊断

本证是指由颈椎及相关软组织肌肉、关节囊、韧带、血管神经受累而发生器质性或功能性变化导致椎–基底动脉供血不足所引起的眩晕。是眩晕中最常见的原因。其特点是头部迅即转动或处于某一位置时即刻出现短暂的眼前景物的旋转与自身倾倒，可伴有耳鸣，听力一般正常。目前研究认为，颈椎与椎动脉解剖变异是发病的潜在因素，前庭小血管栓塞是其重要机制，颈椎管外软组织损害引起颈椎失稳及颈交感神经激惹在其发生过程中成为重要发病因素，颈椎间盘病变突出、颈椎增生或椎管狭窄对椎动脉直接构成压迫并非引起眩晕的主要因素，临床治疗基本上可采用非手术疗法。

诊断要点：①眩晕发作与颈椎功能活动密切相关，且多伴有颈部发僵、不适或疼痛，一般无耳鸣。②颈部椎管外软组织压痛特定部位在头枕部上项线（枕后小肌）、下项线（头夹肌头半棘肌）骨膜附着处、寰枢椎侧方关节、$C_{2\sim5}$棘突旁椎板和小关节处、颈椎$C_{3\sim6}$横突前斜角肌肌起处。③颈椎管挤压试验（±）、举臂耐力试验（+）。

鉴别诊断：①梅尼埃病（Meniere's disease），典型三联征发作，即发作性旋转性眩晕，伴有耳聋、耳鸣，约1/3患者有耳堵塞感。听功能检查：早期低频下降，中期高频下降，晚期纯音呈下坡型曲线或听力丧失。②良性阵发性位置性眩晕，由某种特定头部位置诱发的短暂性眩晕发作。向患侧卧位出现旋转性眼震，直立头位时有反向眼震或眩晕减轻、消失，多见于中年患者。一般无耳鸣、听力障碍。③血管性眩晕，指前庭系统血流灌注不足而引起。内耳及前庭神经由椎–基底动脉供血，如短暂性缺血最为常见。眩晕与失衡常为首发症状，可伴有视物模糊、肢体麻木、构音困难等。CT/MRI示脑部腔隙性梗死。

二、操作步骤（端坐伏案位或颈部前屈俯卧位）

1. 沿左右 C$_{3\sim7}$ 颈椎棘突旁颈部深层肌（颈夹肌、颈半棘肌）直线各布针 5 枚，在 C$_{4\sim5}$、C$_{5\sim6}$ 之间两侧各增加 2 枚，由上至下斜向刺入椎板。

2. 沿 C$_{3\sim6}$ 颈椎后侧肌筋膜间隔由外前向内后布针各 4 枚，经横突背面横向刺入至颈椎小关节突后外侧。

3. 在头部枕外粗隆下方枕骨上项线处枕后小肌（头后大直肌、小直肌、上斜肌肌起），C$_1$ 横突背面（上斜肌肌止）与 C$_2$ 棘突旁（下斜肌肌起）；乳突后方枕骨下项线处头夹肌肌止。各布针 4~5 枚，斜向头部前上方刺入骨面。上述各部治疗间隔时间为 1~2 周。

4. 在寰枢侧方关节。寰椎棘突上缘平行横线与颈椎棘突中线旁开约 2cm 直线交点处向上左右各布针 2 枚，间隔 1cm，针尖对准寰枢侧方关节直达关节囊。

颈源性眩晕布针见图 5-3。

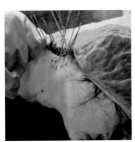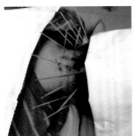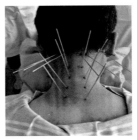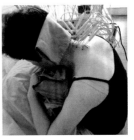

图 5-3　颈源性眩晕布针

三、注意事项

1. 头枕后小肌进针要把握斜刺方向，切勿刺入枕骨大孔，以免伤及脊髓神经。寰枢侧方关节刺入须对准关节囊处。

2. 颈椎棘突旁深层肌斜刺与棘突正中连线平行由后上方向前下方进针，如此不会刺入椎管引起脊髓或神经损伤。

3. 头颈部肌肉筋膜间隔血供丰富，起针时应用纱布压迫片刻，待止血完全。

第四节　胸背肌筋膜损害

胸背痛是临床比较常见的病症。以往均放在颈背痛、腰背痛或肋间神经痛序列叙述，其实胸背部有原发性特征性损害部位及症状。中医典籍经络学说中足太阳膀胱经是描述较为完整的功能解剖。原发性胸背部疼痛除了脊椎结构性变化（肿瘤、结核、骨折后遗、畸形）外，现代医学分解为背伸肌、胸背肌筋膜、胸椎小关节、肋横突关节、棘上棘间韧带各部损害性缺血挛缩。从而引发相应的脊神经后支、胸交感神经、肋间神经疼痛和功能障碍。

一、临床表现和诊断

胸背痛最常见的发病因素是背部肌筋膜炎和胸椎小关节损害,主要在肩胛间区部位,从生物力学角度分析,$T_{3~7}$ 是背部应力集中之处,临床上也是深部压痛点。凡是有肌筋膜和小关节损害大多表现为背痛或胸背痛,夜间明显,疼痛也可放射至肩胛;伴有胸闷、阵发性心悸、呼吸不畅、血压波动、呃逆。

须与动脉硬化、高血压、肺部疾患、慢性胆囊炎、反流性胃炎等疾病做鉴别。依据胸背疼痛,特定的压痛点及诊断性点穴按摩后疼痛缓解,MRI辅助检查提示肌筋膜间隔变性粘连、小关节囊肥厚可作出诊断。

胸背部是调节心肺功能,肝胆功能,脾胃及三焦功能的重要部位,系人体交感神经中枢所在地,也是颈部和腰部通达要道。胸背部 $T_{1~12}$ 节段由内向外有 4 条纵向线与相关组织对应。督脉、华佗夹脊、膀胱经内支、膀胱经外支,分别与棘上棘间韧带、背伸肌筋膜椎板附着处、脊椎小关节囊、胸背肌筋膜横突及肋横突关节附着处相对应。外支延伸为十二经筋与背伸肌、背阔肌、菱形肌、上后锯肌、肋间内外肌相联络;内支延伸为十二经别与心肺、心包、膈肌、肝胆、三焦等脏器或组织相联络。可见人体足太阳膀胱经之重要,腰背及下肢疼痛、麻木、无力离不开此经的壅阻,再加之督脉与夹脊(经外奇穴)的不通达,病症会更加严重。

二、操作步骤

1. $T_{1~7}$ 椎板背伸肌及筋膜附着处自上至下成行,相当于华佗夹脊,左右各布针 5~7 枚,每个椎板处布针 1 枚;T_4 棘突和 T_7 棘突处各布针 1 枚,斜刺将针埋入棘上韧带。

2. $T_{3~7}$,4 个小关节囊(额状位),相当于膀胱经内支大杼、风门、肺俞、厥阴俞、心俞、督俞、膈俞穴位。左右各布针 8 枚,每个关节左右平行布 2 枚针。

3. 胸痛、心悸、胸闷明显者,加补肋横突关节部位。由 $T_{3~6}$ 肋骨下缘内侧端布针,左右各 4 枚,针向内前方直达相应的肋横突关节囊。

胸背肌筋膜损害布针见图 5-4。

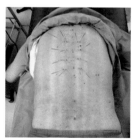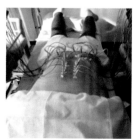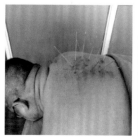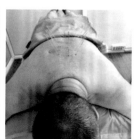

图 5-4 胸背肌筋膜损害布针

三、注意事项

1. 胸背区域深部有心、肺、纵隔等重要脏器，操作前须熟悉应用解剖。即使是斜刺进针也要注意针刺角度与深度，无论是肩胛骨、脊柱缘、大小菱形肌肌止（相当于魄户、膏肓、神堂、谚语穴），还是胸背筋膜与横突附着区（相当于膈关、魂门、意舍穴），谨防发生气胸或刺伤重要脏器。

2. 治毕后起针，须仰卧片刻，防止深部组织出血而发生血肿。同时观察患者有无呼吸困难，心跳加速，面色苍白等现象，待平稳后方可下地。

3. 银质针治疗部位选择依据病情严重程度而定，间隔时间为1周。此病症通常与腰背肌筋膜损害并存，故需延伸治疗范围，才能取得良好疗效。

第五节　腰背肌筋膜损害

一、临床表现和诊断

腰背部又称为下腰部，是人体三大承重区域之一，又是活动最多最易受到伤害的部位，故腰痛腰腿痛是临床上发病率最高的疼痛病症。病因及发病机制复杂，现今诊断不一，以偏概全有局限性，如第3腰椎横突综合征、腰脊神经后支综合征、腰椎小关节扭伤、腰肌劳损等。从理念上讲，须有一个较为完整的框架。首先疼痛由来是向心性机制，即腰部肌肉及筋膜损害，途经小关节损害，最后累及椎间盘病变；还是离心性机制，即先有椎间盘退变性疾病引发间盘突出，引起小关节损害，最后导致肌筋膜软组织损害。通常前者容易诱导临床症象，慢性经过；后者以急性发病多见，可引发神经根症状。

椎管外腰背肌筋膜范围较大，且与小关节紧密相关，广义而言同属于软组织——肌筋膜组织。临床上表现有所差异，小关节发病疼痛，部位深在，明显影响腰椎负重，支持力下降，腰部功能受限，是其特征。而常见疼痛部位在棘突旁椎板、横突末端及背面、髂后上棘内缘及髂嵴内中1/3（骶棘肌），髂嵴中段1/3（腰方肌）。两者通过腰脊柱屈伸试验做出鉴别，小关节损害此实验为（±），肌筋膜损害则此试验为（−）。慢性腰肌筋膜损害常可引起腰神经后支及外侧支（臀上皮神经）卡压，在$L_{2\sim4}$横突和背面、髂嵴中段腰方肌筋膜附着处及第12肋骨下缘内侧具有明显压痛。

$L_1 \sim S_1$小关节，$L_1 \sim S_4$横突末端及骶骨背面，与足太阳膀胱经内外侧分支线相对应。自上至下为三焦俞、肾俞、气海俞、大肠俞、关元俞、小肠俞、膀胱俞、中膂俞、百环俞；与肾、气海、大肠、关元俞对应的$L_{2\sim5}$横突是腰背肌筋膜深层肌间隔应力点，向内侧贴近骶棘肌深部到达小关节外缘，可触及脊神经后支及外侧支。如此，既松解肌筋膜，又调控经络，改善血供。

二、操作步骤（俯卧位）

1. 骶棘肌及腰背肌筋膜浅层：L$_3$~S$_1$ 椎板处，左右各布针 4 枚；髂嵴后 1/3 和髂后上棘内缘两侧各布针 4 枚。自上至下斜刺进针，直达肌筋膜附着处。

2. 腰方肌及腰背肌筋膜深层（肌筋膜间隔）：左右各两行布针 5 枚，从横突末端及背面在骶棘肌深部向内侧进针，直达小关节囊外侧（脊神经后支附近）。

3. L$_3$~S$_1$ 小关节突于外侧左右各布针 9 枚，每个关节部位上下一行布针 3 枚，由外后向前内直达关节，刺透关节囊后留针。

4. L$_{1~3}$ 棘上、棘间韧带，自上至下布针 3 枚，刺入韧带之间。

腰背肌筋膜损害布针见图 5-5。

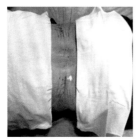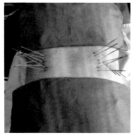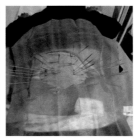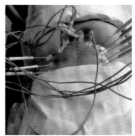

图 5-5　腰背肌筋膜损害布针

三、注意事项

1. 操作步骤前 2 项为必做部位，后 1 项小关节部位可选择施行，在小关节病变严重，腰部支持力下降情况下，须松解该部。银质针有远期松解疗效，无需用针刀切割松解。

2. 横突末端和背面进针，注意切忌刺入横突前方腰背肌筋膜前叶，到达腹膜后组织。该处血供丰富，易发生腹膜后血肿引起不良后果。

3. 腰部肌筋膜损害可并有腰骶髂三角部位关节损害（腰骶关节、骶髂关节和髂腰韧带），必要时一并处置（详见第六节）。

第六节　腰椎间盘突出症

一、临床表现和诊断

下腰部椎管外软组织损害性病变所致的疼痛通常可表现为腰痛、腰骶痛、腰腹痛、腰臀痛、臀腿痛或会阴部痛。软组织损害性腰骶臀腿痛发病机制有两个环节。一是软组织急性损伤后遗或慢性劳损引起的疼痛，此为原发因素，其好发部位多为肌肉与筋膜在骨骼上附着处，形成有规律的、具有无菌性炎症病理变化的压痛点群；二是由疼痛引起持续性肌挛缩。疼痛与肌挛缩互为因果，产生正反馈效应，成为严重难治性腰腿痛病，即谓慢性肌骨疼痛或肌筋膜疼痛综合征。

腰椎间盘突出症临床上可分为椎管内、椎管外和椎管内外混合型三种类型。区分腰椎管内外软组织损害性病变在临床上十分重要，两者治疗原则与方法有明显的不同。单纯腰臀部软组织损害性疼痛均局限于病变区，也能引发非典型的下肢牵涉痛。腰脊柱三项试验，"即腰脊柱屈伸试验、侧弯试验和胫神经弹拨试验"，可区分腰椎管内外病变。临床上规律性肌肉筋膜压痛点是椎管外软组织损害性腰腿痛固有的征象和体征。而检查出现腰脊柱屈伸试验（±），坐骨大孔内上缘坐骨神经出口处（－），且无下肢放射性疼痛者，则考虑为下腰部腰椎小关节损害（小关节囊肥厚变性及骨质增生），除椎板和横突背面肌筋膜附着处外，这是最深层次的软组织损害。

传统诊断标准：①腰痛或腰腿痛病史；②典型或非典型的下肢疼痛或麻木；③直腿抬高试验阳性；④下肢神经检查定位体征：皮肤感觉减退、肌力减弱、腱反射降低或消失。影像学检查 X 线：椎间盘高度变窄或前窄后宽，腰脊柱生理曲线变直；CT/MRI 检查提示椎间盘突出征象（膨出、突出、脱出、游离）。但是直腿抬高试验无明显的特异性，椎管内外损害病变均可检出阳性；下肢神经定位检查晚期才可出现，且椎管内外共有征象；影像学检查椎间盘突出大小与临床疼痛非直线正相关，常常不一致。应更正为如下标准：

临床诊断依据：与腰椎负荷有关的腰痛或腰腿痛特征，持续性复发性。腰椎管内损害病变，腰脊柱屈曲伸展试验、脊柱侧弯试验、胫神经弹拨试验均为阳性或混合型，分清腰椎管内外两种病变，影像学检查须与临床征象符合一致。除了急性炎症期，神经根鞘膜外和硬膜囊外充血、水肿、淤血，需要应用消炎镇痛药物外，一般均可采用日治疗。

二、操作步骤（腰部取俯卧位、臀部取侧卧位、髋前侧部仰卧位）

1. 腰部　①骶棘肌在髂后上棘内侧缘与髂嵴后 1/3 处、沿骨盆髂嵴缘弧形布针两行，针距为 1.5cm，每行为 6 枚针。$L_3 \sim S_1$ 棘突旁椎板处；②骶骨背面附着处棘突旁 1~2cm 直线布针两行，针距为 1~1.5cm，每行为 6 枚斜向进针；③第 12 肋下缘 $L_{2\sim4}$ 腰椎横突末端处每处布针 2 枚，横向斜刺至横突背面及末端；④腰肌筋膜间隔，从骶棘肌外缘 $L_{2\sim4}$ 横突背面布针两行，各 3 枚，分别横向内前方刺入关节突及椎板背面。左右两侧同时进行。

2. 臀部　①臀中小肌、髂胫束／髂骨翼附着处布针 12 枚，分 2 行直刺达骨膜。坐骨大孔内上缘布针 8 枚，分 2 行向前上斜刺达骨膜；②股骨转子间窝布针 6 枚，分 2 行向前下斜刺达关节囊；③髂后下棘与骶髂关节外缘布针 6 枚，分两行内前方斜刺达骨膜；④坐骨结节外上部布针 6 枚，分 2 行呈弧形斜刺达骨膜；⑤臀肌筋膜外缘于臀大肌与臀中肌前部肌腹之间，布针 6 枚，从外上向内下刺入坐骨大孔内上缘处。

3. 髋前部　①耻骨上支布针 6 枚、耻骨下支布针 4 枚，分 2 行沿股内收肌走行向内后方斜刺达骨膜；②髂腰肌股骨小粗隆处布针 6 枚，分两行于腹股沟韧带中点下 3cm 处外侧向后上方斜刺达骨膜；③髂前上棘外下沿阔筋膜张肌与髂胫束布针 6 枚，斜刺直达骨膜。

4. **骶骨外缘部**　在臀部后内侧布针 5 枚，横向内侧，从坐骨大孔内上缘刺入骶骨外缘（骶髂下方）处。

腰椎间盘突出症布针见图 5-6。

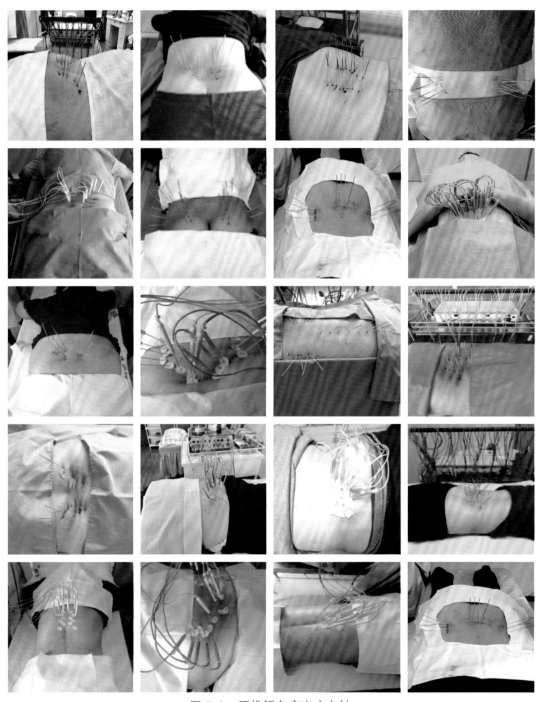

图 5-6　腰椎间盘突出症布针

三、注意事项

1. 银质针导热治疗指征为腰臀部软组织损害性病变，腰椎管内无菌性炎症须得到控制，才能取得最佳效果。

2. 治疗部位选择因人而异，依据病情轻重、压痛部位多少而定。治疗顺序为腰部－臀部－髋前部。间隔时间为1周，须给予所治肌肉筋膜恢复正常肌力的时间。

3. 腰臀部软组织做银质针治疗后，2周内不宜进行腰背肌功能锻炼。大运动量锻炼是不适宜的，仅允许漫步或做些床上关节运动。

4. 骶骨外缘部进针，要注意方向与深度，切勿刺入骶骨前方，损害直肠或子宫等盆腔器官。

第七节　腰椎管狭窄症

腰椎管狭窄症（lumbar spinal stenosis，LSS）指椎管或神经根管狭窄，从而导致对脊神经根或马尾神经刺激和压迫，引发一系列临床症状。

1976年国际分类：

1. **先天性（发育性）椎管狭窄症**　①特发性；②软骨发育不全性。

2. **获得性椎管狭窄症**　①退变性：分主椎管，侧椎管，脊柱滑脱。②混合性：先天性（发育性），退变性，椎间盘突出症，三者有其二。③椎弓骨折滑脱。④医源性：椎板切除术后，脊椎融合术后，或髓核溶解术后。⑤创伤后晚期改变。⑥其他：畸形性骨炎，氟骨症等。

基于椎间盘突出症、椎弓崩裂滑脱均已单独成为临床病症，目前则分为三大类：①先天性或发育性椎管狭窄；②继发性椎管狭窄，主要是退变性、医源性椎管狭窄；③混合性椎管狭窄。但是，临床上骨性椎管狭窄出现较晚且较少，大多为软组织退变性椎管狭窄，这是认识上的一次飞跃。

软组织椎管的组成：前壁为后纵韧带，后方左右侧壁为黄韧带，后外侧为小关节面内侧关节囊，两侧壁为椎弓根与椎间孔，椎管内充填脂肪结缔组织。主椎管狭窄是由于椎间盘膨出、后纵韧带损伤后凸钙化、黄韧带肥厚、小关节囊增厚变硬所引起；侧椎管及椎间孔狭窄是由侧方间盘膨出、椎间隙变窄、小关节囊肥厚及关节突增生所致。尤其是上关节突增生和关节囊肥厚可造成侧隐窝狭窄，直接刺激或压迫神经根。软组织椎管狭窄主要是一个慢性炎症性退变过程，软组织纤维化、变性、增厚、粘连为主要病理改变。

一、临床表现和诊断

1. **临床表现**　60岁以上老年人为多发，渐进性。

（1）主诉：为腰痛或腰腿痛约占70%，劳累后、长时间行走或腰部过伸疼痛加重，休息后、弯腰或下蹲减轻。特征性症状是间隙性跛行，Verbiest（首次提出椎管狭窄概念）报道的195例该症患者其中存在间歇性跛行者142例，占72.8%。发生机制可能为缺血性神经根炎，神经组织充血与缺血，腰部过伸会使椎管容积变小。临床表现为刚起步行走如常，数分钟至数十分钟开始下肢沉重无力、酸麻胀痛，需要改变姿势（蹲坐休息）几分钟后疼痛消失；如继续行走又重复出现疼痛乏力，愈益明显，行走距离缩短，需休息时间延长。

（2）物理检查：与主诉常常不相符合，脊柱椎板与关节压痛不明确，直腿抬高试验正常或轻度受限。

（3）影像学检查：由于CT扫描和MRI临床广泛应用，X线平片和椎管造影已逐渐减少。CT扫描可显示椎管横断面形态，并可直接测量其矢状径及面积，对有无椎管狭窄提供证据。尤其是骨窗CT片，清晰地观察骨性椎管形态，可测量出软组织椎管黄韧带、后纵韧带与小关节囊的厚度进行比较。但CT扫描对硬膜囊的显示不够清晰，轴向断层平面不足是其缺点。MRI矢状位与轴位断层均有良好显示，不仅直接显示椎管狭窄部位、程度与范围，而且对椎管内外不同软组织的来源清晰显示，做出区别。尤其是属于无创性检查，受到医患的青睐。

2. 诊断与鉴别诊断　依据临床腰痛腰腿痛，特征性的间歇性跛行，物理检查无可靠证据，可做出初步诊断。结合影像学提示直接证据，可以确诊。特征性症状间歇性跛行须与下列征象做出诊断：①马尾神经源性间歇性跛行，也可由椎管内占位性病变引起马尾神经损害所致，多有膀胱直肠功能障碍、会阴部与肛周感觉减退或丧失。②血管性间歇性跛行，由闭塞性脉管炎引起。临床表现为下肢足部疼痛、小腿发凉、腓肠肌压痛、下肢抬高时足背动脉搏动消失。③脊髓源性间歇性跛行，高位脊髓压迫（颈胸椎病变）供血障碍及缺氧所致，早期锥体束征不明显，严重者会出现胸腹部束带感、步态不稳、下肢痉挛、病理反射等。关键在于颈胸腰椎多节段椎管狭窄，须确定具体病变部位。此症较为少见。

二、操作步骤

1. 腰背肌筋膜。取中号银质针于$L_{1\sim5}$椎板深层肌附着处，左右各布针5枚，进针直达骨膜；取大号银质针于$L_{2\sim4}$横突背面肌筋膜间隔左右分2行各布针5枚，由外向内横向进针达到小关节外缘。

2. $L_2\sim S_1$左右各4个小关节囊，每侧一个节段关节布针3枚，取中号银质针在关节突外侧进针，向内前方直达小关节囊并刺透后留针。每次做3个节段，左右共18枚针。

3. 黄韧带布针（C形臂X线引导）：取中号银质针于棘突旁左右各布针2枚，向前上方进针，针尖直达椎板间孔上位椎体黄韧带附着处。每次做3个节段，左右共12枚针。

4. 椎间孔外侧布针（C形臂X线引导）：在骶棘肌外缘线与各节段上关节突顶端之间交点处作为进针点，上下各布针2枚，向内前方向对准上关节突顶端进针，针尖触及关节突后慢慢退针至进针点皮下，然后调整方向，沿着上关节突前缘进到椎间孔外侧，患者感到刺痛和放散痛即到达位置。

腰椎管狭窄症布针见图 5-7。

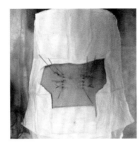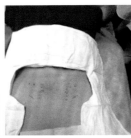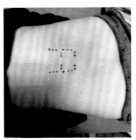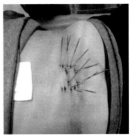

图 5-7　腰椎管狭窄症布针

三、注意事项

1. 椎管狭窄症包含椎管内外软组织损害，总体考虑脊柱力学平衡问题。但治疗重点要放在解决神经根在负重和腰椎过伸姿势下受压缺血之虞。兼顾椎管外软组织损害。椎间孔外侧处接近神经根与背根神经节，须在 C 形臂 X 线引导下布针操作，避免神经损伤。

2. 黄韧带、小关节囊和椎间孔外侧处导热，有增加血供，软组织松解，消除炎症等综合作用，治疗后经过适当时间康复训练，会有一定程度软组织修复作用，减轻挛缩缺血，恢复部分弹性，从而改善神经充血与缺血。此 3 个部位最好同时进行操作，1～2 周后可重复治疗一次（银质针导热治疗后 1 周内人体会有无力感，称谓气血调整期）。

3. 治疗后 5 天（针眼闭合）开始，配合中药热敷 2 周，增加供血，促进修复。和康复训练一并提高腰部及下肢肌力与张力，督脉和膀胱经气血疏通。

第八节　腰椎滑移症

脊柱滑脱（spondylolisthesis）是指脊椎椎弓峡部不连或断裂后椎体、椎弓根、上关节突在下位椎体之上面向前滑移，即谓真性滑移。以区别于因椎间盘退变、挤压骨折后遗、骨质疏松等因素引起的假性滑移。发病年龄儿童少见，至成年后逐渐增加；与职业性质有关，弯腰劳动者（矿工、田间农民、药工）、运动员（举重、排球、网球）、舞蹈杂技等，发病率可高达 20%～50%。发病部位好发于下腰部，峡部不连者 L_5 占 85%，L_4 约占 10%；在不连者中有滑移的占 30%～40%。有无先天性因素未有证据，遗传性因素存在。如北极圈内生活的爱斯基摩人峡部不连发生率接近 45%。

直立位躯干重量经过腰骶传至骶髂关节。骶骨倾斜角使 L_5 椎间关节承受上身重量的向前水平分力，这种分力由椎间盘和韧带承担部分外，L_5 下关节突椎板峡部是承担此分力的主要结构；同时 L_4 椎体下关节突向下垂压，L_5 椎体上关节向上顶压，且 L_5、S_1 之间由腰骶韧带固定，L_4、L_5 与髂后上棘深处有髂腰韧带制动，故椎体峡部受到此分力和剪切应力的反复拉伤与嵌压损伤，造成疲劳性应力性骨折。

一、临床表现和诊断

1. 临床症状和体征 峡部不连者可致使脊柱不稳，其中充填的纤维组织连同周围肌筋膜，发生异常牵拉而损害。在持久站立、弯腰、或劳累后有腰部酸胀钝痛，卧床休息后减轻或消失。如果病情发展，累及小关节及关节囊、髂腰韧带、骶髂后韧带，则疼痛部位扩展为腰背、骨盆及臀部，症状持续反复。椎体一旦有滑移，椎弓分离使椎间关节负荷加重而腰臀部疼痛症状发生概率明显增加。滑移在 I 度以内，疼痛可有可无，但病情会逐渐发展。一旦椎体滑移 II 度以上，产生继发性椎管狭窄，L_5 或 S_1 神经根受刺激或压迫，会有一侧或两侧下肢放射性疼痛与麻木，少数严重患者可致马尾神经损害，产生下肢无力、膀胱直肠功能障碍、会阴部与肛门周围麻木。

检查：腰部外形见腰椎前凸，臀部向后凸起，L_4 或 L_5 棘突处有凹陷，重者出现皮肤横沟状皱褶。单侧或双侧棘突、椎板和小关节有压痛，滑移明显致继发性椎管狭窄和神经根受压症状，应与椎间盘突出症相鉴别。

2. 诊断 依据症状与体征，X 线平片即可做出诊断。由于临床症状与椎间盘突出症、小关节综合征、退变性脊柱滑移相类似，故通过影像学检查可以做出鉴别诊断。

X 线：正位像，明显滑移者棘突上翘，椎体向前下移位与骶骨重影，椎弓峡部可见裂隙，结构不清；侧位像，80% 以上病人可见上下关节突之间有骨质不连，相邻关节突重影。正常 L_5 后下角与 S_1 后上角连成弧线，按照公认的 Meyerding 法：将骶骨上面分成 4 等份，L_5 椎体滑移时其后下角前移在 1/4 之内范围为 I 度，> 1/4 为 II 度，> 2/4 为 III 度，以此类推。侧位片可以区分真性或假性椎体滑移，测量椎体前缘至棘突后缘间距离，前者椎体前滑而棘突原位不变时前后径大于邻近椎体，后者则前后径不变；斜位像，椎弓根、峡部、上下关节突投影恰似狗形，狗体为椎板，狗嘴为同侧横突，狗耳为上关节突，狗眼为椎弓根断面，前足为下关节突。椎板峡部断裂显示狗颈好似戴项链状，如滑移时则狗头与体分离，椎间关节退变严重者还可见邻近的上下关节突相嵌于椎板狭部断裂处。CT 扫描或 MRI 成像往往可显示峡部裂存在和骨质骨髓的变化，但一般不必进行检查。

二、操作步骤

椎体 II 度滑移以上，病情不可逆转者，应选择减压复位、内固定、植骨融合手术。椎体滑移在 I 度以内，尽可能采取非手术疗法，一般传统治疗，如理疗牵引、整骨推拿、腰部支具或石膏腰围制动，但疗效尚不肯定。尤其是整骨推拿可加重椎弓断裂和滑脱。现今，银质针导热与腰背肌训练相结合的适宜治疗，取得了确切的疗效。

1. 在椎体滑移节段的上 2 个节段，下 1 个节段，如 L_4 滑移，需做 $L_2 \sim L_3$、$L_3 \sim L_4$、$L_4 \sim L_5$ 关节布针；L_5 滑移，需做 $L_3 \sim L_4$、$L_4 \sim L_5$、$L_5 \sim S_1$、骶髂关节布针。每一侧小关节囊外缘布针 3 枚，一侧骶髂关节后韧带在髂后上棘、下棘内侧由内后向外前进针直达关节间隙后侧。

2. $L_2 \sim S_1$ 棘突旁椎板背伸肌筋膜附着处左右各布针 5 枚呈一行，于旁开 1cm 间隔增加一行布针 4 枚，两侧共 18 枚。

3. 腰背肌筋膜于 $L_{2\sim4}$ 横突末端分 2 行布针 5 枚，横向进针至横突背面骶棘肌深层筋膜间隔，直达小关节外侧缘；再于髂嵴中段腰方肌起始部上缘布针 3 枚，自上至下刺入髂嵴前唇附着点。

4. 臀大肌外上和外侧缘与臀中小肌交界处呈弧形布针 6 枚，进针至臀部肌筋膜间隔，针尖到达髂后下棘后外侧及坐骨大孔上缘处，留针导热。沿髂嵴下方髂骨翼呈弧形分 2 行布针，自上至下进针刺入臀中小肌深部直达骨膜附着处。臀部肌肉筋膜松解及增加血供，有利于脊柱稳定，减少腰椎前凸。

三、注意事项

1. 上述不同部位及结构需经 4 次银质针导热治疗，方可松解腰臀部肌筋膜与关节挛缩，改善供血，增强脊柱稳定，有利于矫正腰椎前凸，臀部后凸体形，控制病情发展。按此顺序操作，先腰后臀，间隔时间为 1 周，4 次为 1 个疗程。2~3 个月可酌情重复一个疗程。

2. 作者开展此疗法 40 年，其中发现对腰椎滑移症早期或 I 度以内患者有确切的临床效果，能调整肌筋膜与关节张力，维系脊柱的力学稳定，控制椎体滑移的进一步发展。治疗后须与腰背肌及臀肌筋膜康复训练紧密结合，恢复腰椎和骨盆功能。

第九节　青少年型脊柱侧弯症

青少年型脊柱侧弯称为青少年特发性脊柱侧弯（adolescent idiopathic scoliosis, AIS），是一种病理状态。轻者使脊柱失稳，临床上可无症状，或仅有腰部疲劳感、酸痛。重者则有胸闷、心悸，甚至导致脊髓受压而瘫痪。

脊柱侧弯症是常见的腰背痛病，分为原发性和继发性两大类：青少年型属于原发性，大多有遗传倾向。继发性脊柱侧弯源自先天性畸形，胸部疾病（胸廓成形术），神经源性疾病（脊髓灰质炎、脑瘫、脊髓肿瘤），脊柱疾患（结核、椎体滑移、陈旧性挤压骨折、骨质疏松），退变性椎间盘疾病等。

一、临床表现和诊断

1. 早期并无疼痛症状和脊柱活动障碍。一般年龄在 12-14 岁突发脊柱侧弯（胸段），以后逐渐出现代偿性弯曲。成年后或侧弯较重者可产生腰背痛，随病程发展疼痛变得明显。疼痛多半在脊柱凸侧部位（右侧居多），因背伸肌牵张力过大，尔后出现凹侧疼痛，重者由于畸形加重，身高不会增高，18-20 岁椎体发育停止，侧弯亦基本停止发展，仅出现代偿曲度。

2. 检查。轻度者，站立时两肩不等高，脊柱棘突连线偏离背部正中线，双手臂上举时胸段脊柱侧弯可有所矫正。向前弯腰时两侧肩背部不等高，直立后尚可自行改观。重度者，弯腰时胸椎侧弯处呈现"剃刀背"，肩胛高耸，而前胸壁塌陷向凹侧，而使乳房高起，胸廓明显畸形。腰部代偿弯曲，凸侧凹陷三角消失或隆起。严重侧弯病例，可有心率快、呼吸急促，甚至脊髓受压征，行走困难，肢体麻木。

X 线检查采用国际标准 Cobb 法。原发侧弯曲度顶部椎体上缘划一条平行线，继发曲度之前椎体呈方形为终椎，在其下缘也划一条平行线，两条线各划一条垂直线，两垂直线相交的交角即为 Cobb 角。上下两个继发弯曲曲度之和等于主曲度角时表示已经代偿；如小于主曲度角则为代偿不全，仍有继续发展的可能。

二、操作步骤（俯卧位）

1. 在胸椎侧弯主弯曲凸侧 6 个棘突旁椎板处布针 6 枚，自上向下进针，直达椎板背伸肌筋膜；凸侧弯曲 5 个胸椎小关节布针 10 枚，每处关节布针 2 枚，自下向上进针，直达胸椎小关节囊。在下方继发弯曲凸侧 4 个棘突旁椎板处布针 4 枚，自上向下进针，直达椎板背伸肌肌筋膜。

2. 在胸椎侧弯主弯曲凹侧 6 个棘突旁椎板处布针 6 枚，自上至下进针，直达椎板背伸肌筋膜；凹侧弯曲 5 个胸椎小关节布针 10 枚，每处关节布针 2 枚，自下向上进针，直达胸椎小关节囊。在下方继发弯曲凹侧 4 个棘突旁椎板处布针 4 枚，自上向下进针，直达椎板背伸肌肌筋膜。

3. 骶棘肌起始部：髂后上棘及髂嵴后 1/3 处左右两侧各布针，分成二排，每排 3 枚，共 12 枚针；于 $L_{4\sim5}$，$L_5 \sim S_1$ 左右小关节外侧布针，每个关节布针 3 枚，共 12 枚针。

三、注意事项

1. 特发性脊柱侧弯有遗传倾向，发病较早，不失时机在半年之内施行银质针导热配合脊柱矫正治疗，疗法较好，可能制止疾病发展，越晚效果越差。

2. 治疗重点放在侧弯的主弯曲部位，兼顾下方继发弯曲。还要对 $L_{4\sim5}$、$L_5 \sim S_1$ 小关节囊进行导热治疗，以利增强下腰段脊柱稳定性。

3. 治疗完毕后间隔 1 个月再重复银质针治疗一个疗程，休息 1 周后胸背部配合中药热敷 2~3 周，然后制订脊柱矫正康复训练计划，实施小关节牵伸与背伸肌肌力训练。

第十节　强直性脊柱炎

强直性脊柱炎（ankylosing spondylitis）是以骶髂关节和脊柱慢性炎症为主的自身免疫性疾病。其病理特征为肌腱、韧带附着点及关节囊的炎症。常见症状为腰背疼痛和脊柱僵硬，尤其是晨僵，活动后可以有所缓解。常见于青年男性，约占 90% 以上，家族遗传倾向明显，直系亲属遗传并不少见。发病多在 15 岁以后，20-40 岁居多。起病缓慢，表现为腰痛，晨僵，活动以后减轻。逐渐向胸椎发展，少数还侵犯颈椎。部分病例呼吸动度减少，伴肋间神经痛。至晚期脊柱、骶髂关节或髋关节发生强直，脊柱畸形，功能严重受损，髋关节常呈内收或外展屈曲畸形位。少数病例可有外周关节肿痛表现。

一、诊断和鉴别诊断

1. 临床检查　脊柱棘突旁小关节及软组织僵直变硬，如同坚实平板。腰椎及骨盆活动度部分或全部受限。若病变尚未累及髋关节，则患者的屈髋功能可以补偿腰部的前屈活动度。骶髂关节、腰椎椎板小关节部位有压痛或叩击痛体征。

X 线或 CT 扫描检查：骶髂关节为最早累及，两侧关节大致相仿。特征性改变是关节面骨质边缘不齐，模糊不清，出现硬化，典型者呈锯齿状破坏。最后关节间隙消失、骶髂关节融合。腰椎和胸椎骨质疏松、增生、椎间隙变窄。前后纵韧带均有钙化，而使邻近椎体相互连接呈竹节状。部分病例髋关节也被病变侵犯，股骨头颈区骨质破坏及同时出现索条状硬化骨，关节间隙变窄、消失、骨性融合。骶髂关节病变程度分为 5 级：0 级为正常，Ⅰ级为可疑，Ⅱ级为轻度骶髂关节炎，Ⅲ级为中度骶髂关节炎，Ⅳ级为关节融合强直。

免疫学检查：人类白细胞抗原亚型 B27 绝大多数为阳性，仅有 10% 左右为阴性。而类风湿因子（RF）常为阴性，C 反应蛋白升高，少数患者免疫球蛋白（IgG、IgA、IgM）可升高。

2. 诊断标准

（1）临床标准：①腰部发僵 3 个月以上，活动后缓解；②腰椎侧屈和屈伸活动受限；③胸廓活动度低于同年龄、性别正常者。

（2）影像学标准：双侧骶髂关节大于 2 级以上或单侧为 3~4 级。

（3）诊断标准：①确诊。符合影像学标准，临床标准 1 项以上；②疑似。符合 3 项临床标准或符合影像学标准而不具备任何临床标准。

3. 鉴别诊断　慢性腰痛不适、脊柱僵硬临床十分常见，原因多种复杂。如脊柱侧弯、陈旧性脊柱挤压骨折、椎间盘退变性疾病、脊柱结核、原发性骨质疏松症、盆腔炎性疾病、脊椎原发性肿瘤等应引起注意。

临床上两大类腰痛即炎症性腰痛和压迫性腰痛，有必要作出鉴别：前者发病年龄＜40岁，起病缓慢，症状持续＞3个月（后者＜4周），晨僵＞1小时（后者＜30分钟），常有夜间痛，活动后改善（后者加剧），骶髂关节压痛或叩击痛阳性（后者无），腰背部活动各个方向受限（后者仅屈伸受限），胸廓活动度常减少（后者正常），少有神经症状（后者多见），血沉增快（后者多无），C反应蛋白升高（后者正常），X线检查骶髂关节有异常改变（后者常无）。

二、操作步骤（仰卧位或俯卧位）

1. $T_{10} \sim L_2$、$L_2 \sim S_1$ 腰椎椎板及小关节区域腰部深层肌及小关节囊，左右各布10～12枚成二行（一侧）针刺方向、深度直刺2～3cm。

2. 骶髂关节后长韧带，左右各布6枚成两行，斜刺2～3cm。

3. $L_{1 \sim 4}$ 骶棘肌外缘，左右各布针6枚成两行，朝内前方横向刺入骶棘肌深面腰背筋膜间隔，直达小关节及椎板背侧。

4. 髂后上棘内缘及骶骨外缘，骶棘肌起始、臀大肌起始部。左右各布针8枚成二行（一侧），斜刺约3cm，直达骨面。

三、注意事项

1. 银质针导热治疗前应先采用牵压整脊疗法，松解腰部深层肌及小关节，一般松解 $L_3 \sim S_1$ 三个节段即可明显改善腰部活动度。整脊松解手法每周一次，手法后静滴胞二磷胆碱、三磷酸腺苷、肌苷、地塞米松等药。连续3天。

2. 银质针导热疗法与药物治疗并用才有良好疗效。首选柳氮磺吡啶（SASP），用药4～8周后可有显效，剂量为每日1.5～3g。非甾体抗炎药（NSAID）、雷公藤制剂、硫唑嘌呤等药也可酌情选用。

3. 治疗后一周开始用自制中药外敷3～4周。中药主要成分为川乌、草乌、透骨草、红花、防风、土鳖虫、地龙、蜂房、杜仲等。每剂中药用两层纱布缝制成袋装药备用。每剂药用2天，每日2次。用药期间开始腰髋部功能锻炼。

第十一节　腰椎手术失败综合征

腰椎手术失败综合征是指腰椎管病变如椎间盘突出、腰椎狭窄或腰椎滑移症手术后，虽然解决了神经受压因素，但并未缓解或消除手术前腰痛或腰腿痛征象，或仅有近期一度缓解疼痛症状，然后又有如前的持续腰痛症状。国外报道称为FBSS（failed back surging syndrome）。主要原因为诊断和手术扩大化所致，具体常见原因有：手术节段失误，遗漏邻近或移位的间盘突出节段；椎管狭窄扩大减压不够；髓核变成游离死骨再次突入椎管；硬膜周围纤维化及瘢痕形成；脊椎脊终板炎；小关节断裂骨折；继发性椎管狭窄；脊柱失衡等。其实除了出现手术并发症的因素外，往往忽视了脊柱失衡的问题。尤其是有的手术没有做脊柱内固定或脊椎植骨手术，仅仅实施椎板减压。因而，学者们始终认为是脊柱手术出了问题。国内有专家，经大量的临床实践发现其中相当部分手术病例，既无出现术中并发症，又完成了脊柱病变部位的植入物固定，应该说手术是成功的。然而疼痛来自腰椎管内外多种致病因素，尤其是存在大量的椎管外原发性软组织损害性疼痛因素并未得到处置，因而疼痛症状较手术之前可能变得更为明显。而且处置上也变得较为棘手，再次手术确无必要。

一、临床表现和诊断

手术病史比较明确，既往有持续的重度腰痛或腰腿痛病史，确诊为椎间盘突出、椎管狭窄或椎体滑移症，经胸腰椎管减压并植骨固定手术后疼痛症状并无得到缓解，腰部及肢体功能亦无明显改善。要排除经受严重的神经血管损伤、硬膜囊撕裂、脑脊液漏、小关节突断裂、植骨脱出嵌顿、内固定物位置偏斜等手术并发症。

理学检查：胸腰部、骨盆、臀髋部软组织肌筋膜有较大范围压痛点及下肢牵涉痛。腰部与下肢活动功能可以受限。X 线征和 CT 扫描：手术节段部位无明显脊髓和神经受压征象。邻近节段可能显示有椎间盘膨出、椎弓狭窄或椎体滑移征象。

依据手术病史、症状体征特点、影像学提示可明确诊断为此征。

二、治疗思路和方法

此症不同于通常的慢性肌筋膜疼痛，因有较大范围手术创伤，硬膜瘢痕纤维化、骨质缺损、植入金属固定物（钛板、椎弓螺钉）等，或者还可能存在盘源性变化，髓核再次突出。国内报道（徐耀军，2008），椎板间开窗椎间盘摘除或内镜下微创椎间盘切除56 例，术后 56.8 个月发现椎间盘突出复发，如果症状明显，则需再次手术彻底减压，通常采用双侧开窗椎板减压并植骨融合术。倘若术后经腰椎屈伸试验、脊柱侧弯试验、胫神经弹拨试验三项检查，证实是椎管外软组织损害性疼痛，则可考虑施行银质针导热治疗，重点部位选定在腰背肌筋膜与小关节囊，骨盆，臀髋部。松解肌筋，改善供血，从而解除腰腿疼痛。部分有盘源性腰痛患者，必要时辅以相应节段椎间盘内射频热凝治疗。其他治疗如理疗、药物注射是无效的，整骨推拿不仅难以奏效，且有较大风险，应列为禁忌。银质针导热操作顺序如下（俯卧位）。

1. 骶髂三角区。左右腰骶关节（L_5~S_1）各布针 3 枚，沿着关节外缘直刺到达关节突骨膜。骶髂后韧带各布针 3 枚，沿着髂后上棘内侧由后向前进针，直达骶髂关节后间隙。髂腰韧带沿髂后上棘上缘各布针 2 枚，向下前方贴近髂骨进针，直达髂骨骨面。共16 枚针。

2．L$_{2~5}$ 小关节和背伸肌

（1）3个节段关节囊外缘布针，每个节段自上至下各布针3枚。左右双侧共18枚针。由后向前深刺到关节囊，刺透后直达关节突，操作前可局部少量浸润麻醉。

（2）于髂嵴后1/3与髂后上棘内上缘骶棘肌起始处，左右沿着髂骨呈弧形分两排各布针8枚，一排4枚，针距为1.5cm，共16枚针。自上至下向髂嵴后唇进针直达骨面。

3．腰背肌筋膜

（1）L$_{2~4}$ 横突末端及背面，左右各布针5枚。一侧分2行，外侧行3枚，内侧行2枚，针距约1.5cm，沿着横突背面由外向内刺入骶棘肌深部肌筋膜间隔，抵达小关节外侧缘，共10枚针。

（2）腰方肌髂嵴中段肌起处，左右各分2排沿着髂嵴弧形布针，一排3枚针即可，向髂嵴前唇深部进针直达骨面，共12枚针。

4．手术后腰腿痛症状严重者，必要时应用银质针导热治疗。详见"第十四节　臀肌筋膜损害"。

三、注意事项

1．腰椎手术后，多半有椎板缺损，尤其是全椎板切除减压，连同棘间棘上韧带一并剔除，脊柱后柱稳定丧失，硬膜囊和神经根周围粘连明显且骶棘肌筋膜融合而缺少椎管保护。进针定位布针须严格按照局部应用解剖，一般布针须在脊椎小关节纵向连线之外，切勿在脊柱中线两侧布针，损伤脊髓马尾神经。

2．按上述顺序，银质针导热分4~6次一个疗程后1周，患部开始连续做中药热敷2周，巩固疗效。配合进行腰背肌肌力和小关节肌筋膜伸引训练。20年来，作者治疗并观察此症病人278例，显效率达88％以上。

3．如有邻近节段间盘突出，使神经根与硬膜囊受累，可经骶管或椎间孔外注射神经营养药物，5~7天1次，共3次。必要时对突出椎间盘进行视频热凝治疗。银质针导热治疗安排在其后，先控制炎症后针刺导热，恰到好处。

第十二节　纤维肌痛综合征

纤维肌痛综合征（fibromyalgia syndrome，FMS）由 William Gowers（英国）于1904年首先用"纤维组织炎"（fibrositis）描述此病。尽管缺少"炎症"的临床现象，但研究显示纤维组织有炎症病理学改变。现今认为对称性压痛点的存在是FMS的标记性特征，可是仍然在组织活检和实验研究方面缺少炎症的依据。因而Yunus于1981年建议用Fibromyalgia一词来取代以往fibrositis。所以是临床比较常见，且又十分复杂的的疾病。其临床特征是严重的躯体不适和广泛的疼痛，有悖于一般疾病的生物医学模式，或者表现为机体器官的病变，或者表现为精神方面的异常。缺少一种容易确定的生物学功能的异常指标。在诊断和治疗上也难有针对性标准和措施，为医学领域提出严峻的挑战。迄今，FMS 作为一种临床疾病，已在许多国家得到共识。

在美国，每年有 300 万～600 万此病患者，在风湿病专科就诊患者中 FMS 占有 15%～20%，且 90% 是女性。有学者发现患病率随年龄而增加，最高患病年龄段在 60-70 岁。最高群体患病率来自挪威，于 20-49 岁女性统计高达 10.5%。加拿大风湿病专家报道，FMS 常见风湿病中排名第三，仅次于骨关节炎和类风湿关节炎。直至 1977 年，Smythe、Moldofsky 报道所有 FMS 患者均在检查中发现肌肉、肌腱、骨突起部位存在对称性分布的压痛点，位置相对来说是固定的，可与其他关节痛和肌肉疾病区分。

一、症状与体征

全身广泛分布的疼痛和压痛，感到受累的关节与肌肉呈现持续性疼痛，进行性加重，休息后也不缓解。疼痛性质不定，有时钝痛、弥散痛，有时锐痛、针刺样痛、局限痛。通常晨起和深夜痛重，伴有颈腰肩髋明显的僵硬感，与风湿性多肌痛相似。温水浴和肌肉伸展练习有助于缓解关节症状，疲劳也是常见症状，稍微活动后即感到全身乏力，无法从事普通家务和劳动，有的卧床不起，只能留家守候。大多数患者有睡眠浅甚至失眠，持续的疲劳会使患者出现阵发性焦虑、紧张性头痛。还有四肢麻木、刺痛或蚁行感以及发作性眩晕，但神经系统检查往往阴性。较多患者有短期的记忆缺失、抑郁、呼吸不畅、心悸、盗汗等症。

二、诊断与鉴别诊断

（一）诊断

1. 持续 3 个月以上的全身性疼痛。含分布在躯体左右两侧和腰背部及中轴的疼痛。

2. 在 18 个已确定的解剖位点中至少有 11 个位点存在压痛。包含如下部位：①枕骨下方两侧头夹肌附着点；②两侧 $C_{5\sim7}$ 横突前中斜角肌骨折的；③两侧斜方肌上部中点；④两侧肩胛冈上肌近内侧缘肌起；⑤肩胛提肌、肩胛骨内角附着处；⑥两侧第 2 肋骨与软骨交界处；⑦两侧肱骨外上髁远端 2cm 处；⑧ $L_{2\sim3}$ 横突末端；⑨骶棘肌髂后上棘内缘附着处；⑩两侧臀肌筋膜处；⑪两侧大转子后方股骨粗隆间肌附着处；⑫两侧髌韧带边缘髌下脂肪垫处。在同一个患者身上重复检查压痛点不会改变。

（二）鉴别诊断

1. 许多炎症性疾病如 SLE、RA、风湿性多肌痛、多肌炎，都有疼痛、疲劳、全身乏力。这些疾病存在特征性体征：关节肿胀及活动受限，肌无力，黏膜皮肤损伤；实验室检查指标异常：ESR 增快、肌酶水平增高、类风湿因子阳性和贫血。

2. 内分泌疾病中，甲状腺功能减退和甲状旁腺功能亢进均可引起肌痛，弥散性疼痛和疲乏。但这些患者有皮肤粗糙增厚，血压升高，反射迟缓，甲状腺增大。实验室指标促甲状腺激素水平增高，甲状腺素水平下降，钙和氯浓度升高，磷浓度降低。

3.人类免疫缺陷病毒（HIV）引起的疾病，能引起流感样症状、关节炎、炎性肌病、疲劳感等，应注意鉴别，做实验室检查指标异常。

三、临床治疗思路与方式

1."认知行为"（cognitive behavioral），这是目前被公认的最有用的治疗方法。应对每一个组成因素（症状）使用不同的策略进行治疗，在疲劳方面，应着重强调患者正确的平衡训练和休息的关系；从简单地伸展运动开始，逐渐增加活动量，改善精神状态与活力；设计一套适合自己耐受力的分阶段的计划，重要的是应做到循序渐进进行锻炼。锻炼过度会加重头痛和疲劳。指导患者有效地利用休息、睡眠和活动来调整日常生活活动。

2.肌电图生物反馈（EMG biofeedback）、催眠疗法、针刺疗法、肌肉伸展训练和推拿联合疗法等是有效的非药物疗法。三环类抗郁药如阿米替林、环苯扎林均是有效治疗药物，睡前一次服用为好；多虑平从小剂量开始给药，逐渐增加剂量，直至感到休息质量提高，没有不适。NSAIDs药、COX-2、小剂量强的松对FMS的作用不明显。

3.特殊治疗模式——银质针导热疗法。根据作者临床实践经验，摸索出行之有效的银质针导热治疗。在传承中医针灸的基础上，有机地将针刺与热传导两种激发因素通过经络调控，在深部软组织起到良好的治疗作用。

（1）在脊柱中轴线，包含棘上、棘间韧带（督脉），棘肌、多裂肌椎板附着处（夹脊），脊柱小关节囊（膀胱经内支），腰背肌筋膜横突末端附着处（膀胱经外支）四条纵向连线，进行导热治疗。

（2）治疗顺序：腰背部－肩胛背部－头颈部－臀部－下肢－上肢，一般治疗到前4个部位即可。每个部位分2次处置，每次导热时间为30分钟，每次间隔时间5~7天，6~8次为一个疗程。患者疼痛、周身不适、肌力都有明显改善，1个月后再重复一个疗程，疗效会更好，持续时间更长。

（3）联合脊柱平衡训练与中药热敷治疗，如仰卧屈髋屈膝位两手抱双膝，持续1分钟然后放开双手，两下肢伸直，如此重复5分钟，每日早晚各1分钟；

四、操作步骤

参照第八节、第七节、第一节、第二节、第三节操作步骤。

银质针导热疗法是外周和中枢调控的行之有效的微创方法，疏通经络、调整气血、增强机体活力，无论从局部改善血供、消除炎症、促进修复；还是减轻全身乏力、消除疲劳、促进睡眠，均有确实的疗效。这是现代与传统相融合的成果，值得推广应用。

第十三节　骨盆旋移症

骶髂关节损害和疾患是临床腰腿痛的常见病症。骶髂关节由骶骨上部 3 节骶椎与髂骨耳状关节面相合而成。关节面凹凸嵌合甚牢，有坚厚的骨间韧带、骶髂前后韧带、骶结节韧带加强，属于微动关节。人体三个负重区域为脊柱颈胸段、腰骶段及骨盆、髋关节，其中骶髂关节是将脊柱重力均衡地传递至下肢的重要部位。且其前方有重要的神经血管通过，骶髂关节损伤而失稳既可影响下腰部脊柱平衡，又可使髋关节股骨头发生转位，影响下肢支撑作用。

近 10 多年来，对此症的认识逐渐深刻，以往的诊断纷杂，命名为"骶髂关节损伤""骶髂关节错位""骶髂关节炎""骶髂关节病"等。作者认同"骨盆旋移症"（flared pelvis syndrome），因骶髂关节临床症候可来自多种因素，除了原发性外伤后遗外，最多见于由腰背部肌筋膜、小关节损害和椎间盘突出病变引起脊柱力学平衡失稳所导致发病，还受到内分泌与其他疾病的影响。比较常见的是孕妇产后，特别是难产或多胎产后，发生率高且还有耻骨分离现象，分娩后"坐月子"未有足够休息静养，很易致使骨盆不能正常自然归位合拢，以致出现难以忍受的腰部、腿根部及髋部疼痛。

骶骨承受脊柱重力传导，正常腰骶角前倾平均 35°，产生骶骨上端向前下而骶尾部向后上旋转的潜在倾向。骶骨前宽后窄，骶髂关节面成 45° 由前外向后内倾斜，周围韧带肌肉软组织保持这种潜在位置，自然组成一个封闭的交锁系统。限制了骶骨的旋转倾向，使关节紧密而又坚固，成为一个稳定的微动关节。正常情况下，两侧髂后上棘连线通过骶髂关节中心（旋转轴，相当于 S_2 水平），如果因损伤或疾病，关节之间韧带和周围肌肉肌筋膜组织受到损害，产生缺血挛缩，会导致骶髂关节旋转移位，重力传导作用破坏。大致分为以下两种：

1. **骶髂关节前旋位**　仰面摔倒臀部着地或单纯髋关节后伸髋，同时腰部向后伸展，股四头肌强力牵拉（骶棘肌协同）。

2. **骶髂关节后旋位**　髋关节屈曲（同时腹部收紧），骶髂后韧带损害伴有臀中小肌挛缩，腘绳肌与内收大肌强力牵拉（腹直肌协同）。

一、临床表现和诊断

盆移症主要由骶髂关节扭伤、姿势不良、韧带松弛、腰部—骨盆—髋部由于疾病（腰背肌筋膜损害、椎间盘突出、小关节损害）肌力失衡等因素所造成。表现为骶髂关节错位（半脱位）。

1. **急性表现**　脊柱屈伸位突然扭转，关节损伤所致伤侧腰骶部疼痛，有交锁感。同侧下肢不能持重，躯干向前方及病侧弯曲。部分伤者出现牵涉痛或放射痛。来自骶髂关节周围的韧带、肌肉（臀中小肌、梨状肌）可直接刺激臀上神经或坐骨神经引起臀部、大腿后侧、腘窝及小腿后侧放射性疼痛，即所谓腰骶神经痛；比较多见的是上述组织 $L_4 \sim S_1$ 神经后支支配，故发生腹股沟区、大腿内侧、下肢后外侧牵涉性疼痛。跛行明显。

2. **继发表现**　外伤史不明确，下腰部疼痛渐渐加重，也可发生下肢牵涉痛，放射性坐骨神经痛很少见。可以长期反复发作，步态摆动影响行走。

3. **临床体征**

（1）站立姿势。躯干向健侧倾斜，健肢负重，患肢前足掌着地，常以手相扶骨盆减少关节活动，下蹲与起立时疼痛加重。

（2）腰部僵硬，前屈受限，骶髂关节压痛与叩击痛。

（3）骨盆倾斜，髂嵴高低不一。两侧髂后上棘连线也不在同一水平。骶髂前旋移位，使髂后上棘上移，患侧髂嵴降低；后旋移位使髂后上棘下移，患侧髂嵴抬高。

（4）站立位腰部屈曲试验，又称"先走一步"现象。患侧骶髂关节松弛而不稳，随着腰部前屈骨盆会向前下旋移，髂后上棘即会上移高于健侧。对于慢性患者，此项检查阳性率较高。

（5）双下肢不等长。患侧向前旋移，下肢变长，向后旋移则下肢变短。

（6）辅助检查。骨盆分离试验、"4"字试验、冈斯林试验等骶髂关节试验阳性，可大致确定诊断。

4. **X线片**　骨盆正位片可显示两侧髂嵴倾斜高低，髂后上棘连线是否在水平位，骶髂关节面重叠是否对称，耻骨联合有无分离或不平；斜位片可提示凹凸相嵌是否吻合，或是两侧关节间隙宽度不一。但是由于X线拍摄条件高低与摆放位置有差异，仅能作为参考。有意义的是，可排除腰椎和骶髂关节炎症、结核、类风湿等器质性疾患。

二、操作步骤

治疗前先施行脊柱关节整复手法，矫正骶髂关节旋移错位。卧床休息稳定1周，尔后进行银质针治疗。两种旋移错位治疗部位有所不同。

1. **前旋移位**

（1）骶髂三角区。腰骶关节、骶髂后韧带、髂腰韧带。

（2）骶棘肌髂嵴后1/3附着区。

（3）臀大肌髂后下棘骶骨外缘附着区，臀肌筋膜间隔。

（4）臀中小肌髂骨翼肌起，坐骨大孔上缘和股骨大粗隆后侧臀中小肌肌止。

（5）耻骨联合及结节腹直肌、棱锥肌附着处，左右各布针6枚，分2排进针，1排3枚直达骨面。

2. **后旋移位**

（1）骶髂三角区。腰骶关节、骶髂后韧带、髂腰韧带。

（2）内收大肌坐骨结节前上附着处，腘绳肌肌起（半腱半膜肌和股二头肌）坐骨结节后下附着处。

（3）髂腰肌肌止股骨小粗隆附着处，腹直肌耻骨联合上方（耻骨结节）肌止附着处。

（4）股内收肌群在耻骨上下支附着处。治疗后 2 周内，夜间卧床平躺须在膝关节后方垫上一个枕头，避免股四头肌牵拉骨盆，保持骶髂关节稳定。

三、注意事项

1．以独特的腰部—骨盆—髋部整复手法，先行矫正腰椎侧弯和滑移、骶髂关节错位、耻骨分离、股骨头转位，然后施行银质针导热，这样疗效更为满意。

2．银质针导热疗程结束后 1 周，即开始用中药热敷，连续 2 周，以巩固疗效。

3．伴有腰椎间盘突出或腰背肌筋膜损害者，按有关章节的操作方法处理。

4．对产后妇女骨盆松弛者，可予以宽布绷带"8 字"缠绕制动骶髂关节和耻骨联合 3~4 周，尔后方可进行康复训练。

第十四节　臀肌筋膜损害

以往对于臀肌筋膜损害的概念十分模糊，名称不一，各抒己见。按照软组织疼痛理论提示，包含臀部肌肉、筋膜、韧带和神经的慢性损害，相互影响，相互依存。但又各有临床特征，既有联系，又有区别。如梨状肌综合征、臀中肌综合征、臀上皮神经损伤、臀肌筋膜炎、骶结节韧带损伤等。作者经长期临床观察，臀部软组织损害的重中之重是臀中小肌及其筋膜的慢性挛缩缺血，发病比例最高，占 85% 以上，对此以往认识不足。

下腰部屈伸、起坐动作乃腰椎—骨盆—髋关节三者共轭运动，依赖腰臀部众多肌群及筋膜协同作用，一旦诸肌意外失调即可发生损伤。臀中小肌贴于髂骨翼外侧面，起自髂嵴后缘、内侧至髂后上棘前外方 5cm，外侧至髂前上棘呈翼状向下，分为前后两部分肌腹。前部肌腹止于股骨大粗隆外面及后上角；后部肌腹止于坐骨大孔内上缘。此肌功能复杂，前部肌腹为髋关节内旋肌，后部肌腹为外旋肌，均为髋外展主要肌肉，并参与伸髋动作。臀中小肌在站立时可稳定骨盆与躯干，行走时单侧下肢着地尤为重要。人体完成弯腰直立、行走下蹲系列动作臀中小肌都起着不可替代的作用。神经支配为骶丛臀上神经，该神经是坐骨神经最高分支（尸体解剖检出率约为 94%），故臀中肌后部肌腹损害而挛缩变性可引起类似于坐骨神经受累的症状，误认为梨状肌综合征或坐骨神经盆腔出口狭窄综合征。

臀部肌筋膜向上延伸至腰背肌筋膜，在髂嵴部连接，中部起于骶骨后中线棘突，向外移行于阔筋膜。起源于腰丛的臀上皮神经穿出臀筋膜分布于臀上部皮肤；起源于骶丛的臀中皮神经出骶后孔，穿出筋膜支配臀中部皮肤。起源于股后皮神经的臀下皮神经支配臀下部皮肤。当臀大肌与臀中小肌之间筋膜间隔发生炎性粘连挛缩，除了上述神经外，重者还可以刺激或卡压臀上神经、臀下神经、阴部神经引起多种症状。临床上，有学者提出坐骨神经盆腔出口狭窄综合征一词，认为由骨盆后壁多层肌肉、韧带、结缔组织构成的骨纤维管道发生狭窄，对坐骨神经造成压迫产生坐骨神经痛，目前尚有争议。至于单纯的梨状肌综合征，临床实属少见，往往与臀肌筋膜损害并存，治疗时一并处置。

一、临床表现和诊断

1. 臀肌筋膜损害发生在坐位或久站工作姿势的中老年患者，有外伤史者不足 1/4。一侧或双侧臀部酸胀疼痛，久坐弯腰、久站行走、劳累跑跳、天气寒湿痛重，卧床休息则减轻。臀中小肌与阔筋膜张肌髂骨翼处慢性牵拉而致损害，常常引起髂胫束挛缩变性增厚，做下蹲起立动作会出现弹响髋。臀痛多半牵涉到髋部及股外侧，少数可放射至股后侧及膝部；骶结节韧带与腘绳肌变性短缩还会引起膝关节后侧疼痛。大多可在臀大肌与臀中小肌交界筋膜处触及痛性结节或纤维筋束。

2. 诊断要点。依据病史特点，确定压痛部位：臀中小肌在髂骨翼肌起、前部肌腹在股骨大粗隆顶部肌止、后部肌腹在坐骨大孔上缘肌止；阔筋膜张肌在髂前上棘外缘附着点；臀大肌与臀中小肌交界筋膜处（臀肌间沟）；骶骨外缘臀大肌与骶结节韧带起始部；或有梨状肌下孔及肌腹压痛并下肢放射痛。坐骨神经紧张试验（股内旋试验）一般为阴性。

3. 鉴别诊断

（1）梨状肌综合征。单发者较少，且发病就有真性坐骨神经痛，梨状肌肌腹和下孔压痛及下肢放射痛，坐骨神经紧张试验阳性。

（2）坐骨神经盆腔出口综合征，此病症尚属争议。作者认为，此乃臀部深层肌筋膜损害所致，臀大肌与臀中小肌之间、臀中肌与臀小肌之间、深层臀肌筋膜与梨状肌之间结缔组织若发生炎性粘连变性和筋膜增厚，必然对高位坐骨神经造成刺激、牵拉或压迫，从而产生典型的坐骨神经痛。

（3）臀肌挛缩症。往往是少年时期，在臀部肌筋膜间隔处被注射抗生素类药物局部损害引起，或受到挫伤而发生急性肌筋膜间隔挤压综合征，经治疗未愈后遗症候。臀肌筋膜纤维变性严重，髋内收内旋功能障碍，下肢并拢下蹲困难。因髂胫束挛缩出现弹响髋，Ober 征阳性，即健侧卧位患下肢屈髋屈膝，然后髋后伸外展伸腿，患者下肢紧绷而不能将其下落。

二、操作步骤

健侧卧位，患侧下肢稍伸直，两膝之间放置薄枕。

1. 髂骨翼臀中小肌肌起骨膜附着处，由内至外呈弧形分两排布针 9 枚，自上至下分别朝深部斜方向进针直达骨膜；坐骨大孔内上缘臀中小肌后部肌腹肌止附着处，呈弧形分两排布针 5 枚，由下向上斜行进针直达骨膜；股骨大粗隆前内侧及顶端臀中小肌前部肌腹、梨状肌肌止附着处，由内上向外下斜行刺入直达骨膜。

2. 沿臀大肌外上肌腹与臀中小肌前部肌腹交界处臀肌筋膜，呈弧形布针 6 枚向内横行刺入臀大肌深层筋膜达到坐骨大孔之上侧；髂前上棘后方阔筋膜张肌及髂胫束，自上至下分两行布针 6 枚，斜向大转子前方刺入骨膜。

臀肌筋膜损害布针见图 5-8。

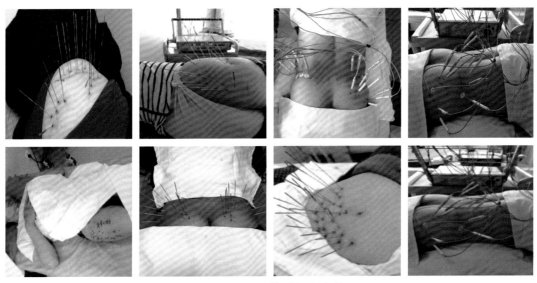

图 5-8　臀肌筋膜损害布针

第十五节　肩关节周围炎

一、临床表现和诊断

肩关节周围炎乃是一组肩部软组织损害的总称，中医称为肩凝症。目前所知该病症与内分泌调节及肩部特殊的解剖结构有关，如肩峰下狭窄空间限制肱骨大结节的外展上举与旋转功能，肩峰下滑囊和旋转肌腱袖易受损伤且缺乏血供，故难以修复而导致长期损伤性炎症反应，组织增厚与粘连。肱二头肌长腱及腱鞘的炎症致使肱骨结节间沟发生肌腱滑脱与腱鞘狭窄而限制盂肱关节的活动。肱二头肌短腱在肩胛骨喙突外缘的附着处损伤性炎症反应及挛缩也可使肩关节活动受限（肩后伸内旋）。此病的发生与颈交感神经活动增强有关，而肩部撞击、扭闪损伤是常见的前置因素。

发病过程一般经历肩部软组织炎性肿痛期、肌挛缩期、变性粘连期。少数病情较重者发展为肩部功能严重受限，其特征为肩峰外间隙消失并外展受限，肱二头肌长腱、短腱无明显收缩功能，称作"冻结肩"。

肩周炎发病年龄以 50 岁左右多见，故又有"五十肩"之称。主要病变在肩关节囊及其周围软组织，临床上引起肩关节周围疼痛和活动受限。病程长、痛苦大，一般可自愈。经治疗可减轻疼痛促使肩关节活动恢复。肩关节由肱骨头和肩胛骨的关节盂构成，又称肩肱关节或盂肱关节。肩关节是人体活动度最大的关节。肩关节骨性结构并不稳定，肱骨头为半圆形，关节盂为梨形，其关节面占肱骨头关节面的 1/3~1/4。肱骨头与关节盂的接触面较小，因此肩关节不稳定。肩关节肌肉对其稳定性起重要作用，肩关节的活动是由肩肱关节、胸锁关节、肩锁关节及肩胛骨胸壁关节共同完成的。肩关节的关节囊起于关节盂唇的周缘，止于肱骨解剖颈；关节盂有盂缘，加深关节盂。关节前部滑膜松弛，向内至喙突根部，形成滑膜隐窝。在结节间沟部向下延伸，并反转至肱二头肌长头腱。关节囊松弛也是肩关节活动范围大的因素。关节囊前方有盂肱韧带，上方有肩袖及喙肱韧带，喙肱韧带介于冈上肌与肩胛下肌之间。肩袖由冈上肌、冈下肌、小圆肌和肩胛下肌构成。冈上肌起于肩胛骨的冈上窝，横行向外经肩峰下部与肱骨头顶部之间，与关节囊紧密相连，止于肱骨大结节上部。冈下肱二头肌肌起自肩胛骨的冈下窝，横行向外，长头腱止于肱骨大结节中部。小圆肌起自肱骨肩胛骨的腋缘，与冈下肌并行向外止于肱骨大结节下部。肩胛下肌起于肩胛下窝，止于肱骨小结节大圆肌起自肩胛下角的背面，向外止于肱骨小结节。胸大肌起自锁骨内半，胸骨及上6~7个肋软骨，止于肱骨大结节。背阔肌起自下6个胸椎及全部腰椎棘突，髂嵴后部，止于肱骨小结节。

发病年龄以50~60岁最多，40岁以下少见。女：男为3：1，左侧较右侧多，双侧者不多见，双侧者发病一侧在先，另一侧在后。很少复发，发病缓慢，开始为肩部疼痛，多半是肱二头肌长头腱鞘炎或肩峰下滑囊炎。随病情进展，肩部疼痛加重，肩关节活动受限。肩部疼痛的特点是钝痛，疼痛可局限于肩部，也可有放射痛，向后放射到后头部、肩胛骨区，向前放射到胸部，向下放射到三角肌、肱三头肌、肱二头肌及前臂，还可放射到腕部和手指。患肩因过度活动，可引起剧烈疼痛，疼痛可影响睡眠。

临床过程的特点如下：

1. 急性发作期　2~3周。肩部疼痛向周围呈放射痛。肩关节上举或外旋时疼痛，夜间疼痛加重，可因肩关节活动痛醒。肱二头肌长头肌腱、腱鞘以及喙肱韧带部位有明显压痛，上臂内外旋时疼痛加重而且受限。

2. 慢性缓解期　肩关节活动明显受限，任何活动都能引起肩部明显疼痛。随着病情进展，肩部疼痛有些缓解，肱二头肌长头肌腱压痛也减轻，肩关节有一定范围的活动，似乎有所缓解，实质上是日益加重。此期2~3个月或更长。

3. 僵硬冻结期　肩部疼痛轻重不定，夜间影响睡眠，肩关节任何活动都引起剧烈疼痛。肩关节活动可以完全受限，上肢呈悬垂状内旋位，冈上肌、冈下肌和三角肌明显萎缩。此期数周、数月甚至数年疼痛才慢慢消失。

4. 解冻期　疼痛轻微，肩关节活动有不同程度的恢复，好的可以恢复正常，但上臂外旋恢复很慢，差的也可能恢复困难。

诊断：①慢性发病，进行性；② 50~60岁最为多见；③肩部疼痛，夜间加重，影响睡眠，疼痛向肩臂或肩背部放散；④肩关节功能明显受限，肩外展外旋受限更为明显；⑤压痛部位多在肩峰下、结节间沟、喙突下、肩胛骨冈上肌、冈下肌和大、小圆肌附着处。

鉴别诊断如下：

1. 颈椎病　①颈椎病病变在颈椎，肩周炎病变在肩关节及其周围软组织。②颈椎病的疼痛与颈神经根的分布一致，而肩周炎的疼痛与神经的分布一致。③颈椎病颈椎活动受限，而肩周炎肩关节活动受限。④肱二头肌长头肌腱试验，屈肘90°前臂旋前位，患者用力旋后结节间沟处疼痛为阳性。肩周炎为阳性，颈椎病为阴性。⑤肩关节造影关节囊缩小。而颈椎病（神经根型）关节囊无此变化，颈椎病X线片显示滑膜关节和椎间隙变窄，颈椎生理前凸消失。受累的椎间隙变窄，相邻的两个椎体的前缘和后缘有唇样增生。CT或MRI显示椎管狭窄，椎间孔缩小或椎间盘退变、膨出或突出，压迫神经根。

2. **肱二头肌长头腱鞘炎** ①肱二头肌长头腱鞘炎肩部疼痛部位在前方，也可向三角肌或上臂放射，而肩周炎疼痛范围比较广泛。②肱二头肌长头腱鞘炎，压痛点在结节间沟内的肌腱及腱鞘处；而肩周炎压痛比较广泛，如肩峰下、喙突下、结节间沟及肱骨大小结节等处。③肱二头肌长头腱鞘炎多数患者肩关节活动无受限，少数病人肩关节上举及旋转受限。④肩周炎肩关节造影显示肩关节囊缩小，而肱二头肌长头腱鞘炎肩关节。

3. **肩峰下滑囊炎** ①有外伤史，多为年轻人。②肩部疼痛主要在肩峰部、肩峰下有压痛，当肩关节外展超过120°时，滑囊移至肩峰下，原压痛点消失。③肩关节前部明显肿胀，三角肌前缘处向外突出呈哑铃形。从三角肌后缘处加压时，三角肌前部膨出，反之亦然。

4. **冈上肌腱炎** ①肩部疼痛在外侧，三角肌附着点和冈上肌止点处，可向肩部附近放射。②上臂外展60°时，肩部开始疼痛，当上臂外展上举至120°以后疼痛消失，60°~120°为疼痛弧，上臂由外展上举放下时，在120°~60°又出现疼痛。③当冈上肌腱发生钙化时，肩部疼痛加重，冈上肌腱钙化，X线片可见上肌腱有钙化阴影，称钙化性冈上肌腱炎。

5. **肌腱袖损伤** ①肩袖损伤多发生在肌腱止点处，尤其是冈上肌止点处。②中、老年有轻微外伤史，青年人有明显外伤史。③受伤时可听到肩部有响声，肩顶部剧痛，6~12小时疼痛最剧烈。④上臂外展上举60°~120°有疼痛弧，上臂由外展上举放下时，在60°又出现疼痛。⑤肩关节被动活动不受限。⑥肩关节造影显示肩峰下滑囊与关节腔相通，诊断肩袖完全性损伤。

二、操作步骤

取端坐伏案位或仰卧位。

1. 于肩峰下滑囊、肌腱袖与肱骨大结节附着处；肱二头肌长腱及腱鞘与肱骨结节间沟处；肱二头肌短腱与肩胛骨喙突附着处进针。各布针4~6枚。

2. 于冈上肌、冈下肌与大、小圆肌的冈上窝、冈下窝、肩胛骨腋窝缘肌起附着处进针。

3. 肩胛提肌肩胛骨内上角肌止附着处。菱形肌肩胛骨脊柱缘肌止附着处进针。

每个部位进针方向沿着肌腱走行斜行穿入骨膜附着处，引出针感即可。治疗分2次完成，先做肱骨大结节、结节间沟、肩胛骨喙突压痛点治疗。间隔2周后做肩胛骨后侧冈上窝、冈下窝，肩胛骨腋窝缘、脊柱缘压痛点治疗。

肩关节周围炎布针见图5-9。

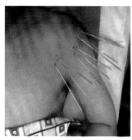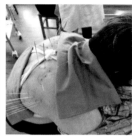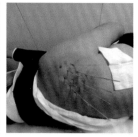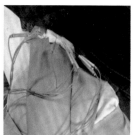

图 5-9　肩关节周围炎布针

三、注意事项

1. 银质针导热对肩周炎软组织痉挛缺血者疗效显著。

2. 对肩周软组织粘连严重者须采用手法解冻术后方可行银质针导热治疗。

3. 肩胛提肌及菱形肌肩胛附着区进针时，须注意进针方向，避免发生气胸。

4. 治疗后 3 天开始肩关节功能锻练，练习姿势有：拱手上举、外展上举、展臂扩胸。

第十六节　肱骨外上髁炎

又称前臂伸肌总肌腱损害。多见于肘关节伸屈时前臂过度或反复旋转作业者，如木工、厨师、家政人员、尤其是网球或羽毛球运动员更易发生，损伤在伸腕肌、伸指肌在肱骨外髁上侧肌起处。由于长期劳损，前臂伸肌总肌腱起始处肌纤维撕裂，局部微细血管出血，产生慢性无菌性炎症，纤维粘连、增厚。进而引起肌痉挛，局部疼痛及向手腕部牵涉痛。伸肌总肌腱深处分布有细小的血管神经束，当该处损伤就会引起卡压导致疼痛。前臂骨间背侧神经发出关节支支配肘部外侧骨膜与关节囊，故要排除桡侧伸腕长短肌筋膜损伤所引起的肘腕痛。

一、临床表现和诊断

起病缓慢，一般无外伤史，但有经常反复使用前臂肘腕旋转动作，如拧衣服、铁锹翻地、扫地，感觉肘部外侧痛。日久会引起前臂及腕部酸胀痛，休息后减轻。肱骨外上髁有明显压痛，肱桡关节间隙或环状韧带也可出现压痛，局部触及软组织结节或索条状物。Mills 征检查阳性。前臂屈肘旋前位，令患者做对抗性旋后动作引发肱骨外髁疼痛。

此症相当部分病例与肩胛骨软组织损害有关联，注意肩胛部冈上下肌和大小圆肌有无挛缩变硬，如查出压痛与向肘部牵涉痛，须一并行银质针导热治疗，局部处置仅有近期或短暂效果。还有少数顽固病例并有近端桡尺关节分离不稳，则需用手法整复和局部手绢捆扎制动 2 周，方能取得远期疗效。

二、操作步骤

坐位或仰卧位，肘部屈曲平放，其下方垫一薄枕。

1. 伸肌总肌腱进针法。用细银针于肱骨外上髁下缘一横指处伸肌总腱，分两行由外向内布针 6 枚。沿着总肌腱朝向肱骨外髁进针，近端 4 枚斜向刺入骨膜连接点，远端 2 枚分别斜向刺向肱桡关节，进针深度约为 1.0cm。

2. 前臂桡侧伸腕长短肌进针法。于前臂上 1/3 段桡侧伸腕肌两侧各布针 2 枚，沿着肌筋膜方向由远端刺向近端骨膜附着处，平桡骨小头，进针深度约 1.5cm。

三、注意事项

1. 体位姿势舒适。进针前要做好 1% 利多卡因 3~5ml 局部浸润麻醉，无痛下操作。

2. 治疗部位组织为肌腱筋膜骨膜，银质针不好竖立固位，针尖处需用消毒棉球或纱布填起，以免针体倾斜接触皮肤引起烫伤。

3. 一般治疗一次即可。2 周内用棉布手绢做近端桡尺关节制动，1 周后配合做局部中药湿热敷，逐渐功能练习康复。

第十七节　腕管综合征

腕管系由腕骨和腕横韧带构成的骨筋膜管道。其顶部为腕横韧带，起自舟骨结节与大多角骨桡侧突，止于豌豆骨与钩状骨，由桡骨远端延伸至掌骨近端。腕管长度尺侧缘为 2.6cm，桡侧缘为 2.2cm；近端宽为 2.cm，厚为 0.8cm；远端宽为 2.0cm，厚为 1.9cm。腕管内有 9 条屈肌腱及腱周组织、正中神经，之间充填着结缔组织。正中神经在腕管远端发出大鱼际肌肌支，其余分支发出支配桡侧三个半手指感觉。1938 年国外报道此症，采用腕横韧带松解术缓解症状。此征见于繁复性手腕活动的劳动者，好发于中老年，以女性发病率高，单侧与双侧发病比例无异。

一、临床表现和诊断

腕管综合征系手内在肌及肌腱损害，使正中神经受累而引起的腕部及桡侧三个半手指麻木疼痛，夜间更为明显。屈腕动作受限，可诱发疼痛。重者屈指肌腱挛缩导致伸指障碍、大鱼际肌萎缩、拇指对掌功能障碍。

特殊检查：① 腕部正中神经压迫试验，用拇指向下指压 30 秒，引出手部正中神经感觉分布区麻木与疼痛。此试验特异性和敏感性均比较高；② Tinel 征阳性，一手托住腕部，用另一手中指叩击正中神经引出分布区反射性麻痛，此试验敏感度低；

③ Phalen 试验，两臂平举，屈肘 90°，腕关节完全掌屈 1 分钟，患侧手腕桡侧手指即可引出麻木或疼痛。此试验最敏感。

此病症通常可采取银质针导热治疗松解、消炎并修复效果明显，无需对局部进行切开、切割。晚期功能障碍严重者，则可选择内镜下腕管松解术或腕管切开软组织松解术。

二、操作步骤

仰卧位，前臂平放，腕部薄枕垫高。

腕管进针法。在腕部近端横纹线近侧，沿着腕部掌长肌腱两侧布针各 2 枚，远端各 1 枚先后分别松解进针。左手纵向指押皮肤做好牵张，右手拇、示、中指夹持小号银质针针柄，在腕横韧带下针尖刺入伸向腕管，进退反复 3~5 次，手感由紧变松。近端各 1 针然后向远端再将针刺到腕管深底处坚韧的结缔组织，进退反复 2~3 次，手感松解即可。

三、注意事项

1. 控温导热：腕管两侧均松解完毕，用消毒棉球或纱布稳住针体后，针柄套上控温巡检仪加热探头，导热 20 分钟。消毒贴敷料后用手绢制动 1 周。

2. 进针松解手法操作，动作要细柔、缓慢，不可粗鲁、使用蛮力。进针方向与深浅要有尺度，切勿过深过远，切忌损伤正中神经和掌浅（深）弓血管。

3. 1 周后逐渐开始进行手腕、手指康复训练，直至恢复神经肌肉功能活动。

第十八节　股骨头缺血坏死

股骨头坏死不是一个独立的发展过程，而是一个多因素相互作用的复杂过程。在一篇对 99 例股骨头坏死患者采用带血管蒂腓骨移植治疗的血管解剖研究报道中，有 93 例存在异常血管模式（对照组仅 30 例），囊上动脉缺失或发育不全最为常见。提示股骨头微循环异常的群体可能存在发生股骨头坏死的风险。ONFH 病理生理研究主要集中于股骨头微循环的易损伤性和阻塞后继发的局部缺血方面。股骨头微循环血流易为血管内血栓或血管外压迫而阻塞，股骨头血流减少，局部氧分压减少。实际上骨细胞往往在缺血后 2~3 小时就会坏死，而脂肪细胞和骨髓造血细胞坏死发生更早。

骨坏死组织小动脉、小静脉样本已证实，近期较一致的观点是，股骨头微循环受到机械性阻断、脂肪栓和血栓形成性阻塞、或者血管外压力影响，均能使股骨头血流量减少，从而导致缺血继而发生脂肪细胞、骨髓造血细胞和骨细胞坏死。骨坏死后机体会激起修复机制，此过程骨吸收会大于骨生成，进而导致软骨下骨小梁结构完整性破坏，最终出现软骨下骨塌陷。

血栓性阻塞与遗传性血栓形成倾向、纤溶系统异常、抗磷脂抗体、高脂血症有关。

3 种具有血栓形成倾向的基因突变，抗磷脂抗体的出现与血液高凝密切相关，已发现应用皮质激素和酒精过量的患者中存在局部的高脂血症与血管内脂质沉积，纤溶酶原激活物抑制剂的增高及组织纤维蛋白溶酶原激活药的减少会导致凝血机制异常形成血液高凝状态。这些与高凝相关的病理因素的存在都意味着微循环血栓形成和骨坏死的潜在遗传缺陷。特定的环境因素和危险因素，如高脂血症、脂肪栓塞、超敏反应和内毒素作用等，与骨坏死密切相关。从不同病因导致的股骨头坏死患者中发现了先天性和后天获得的导致血液高凝状态的危险因素提示，血管内凝血所致微循环阻塞很可能是非创伤性股骨头坏死最终的病理生理学通路。

一、临床表现和诊断

股骨头缺血性坏死是由不同病因，股骨头血供受阻所致的最终结果。本病症因股骨头塌陷导致髋关节病残，早期常无临床症状，髋关节或膝关节疼痛为最先出现的症象，而髋部又以内收肌痛（腹股沟处与股内侧部）为主。疼痛呈间歇性，重者可为持续性，药物止痛难以缓解。外伤后会引起髋痛发作。随着病情加重，下肢行走困难、跛行或持拐。髋关节活动受限以屈髋、内旋、外展最为明显，提示髋部前侧肌群损害性痉挛最严重，髋关节屈曲位旋转功能的部分丧失或疼痛是此病早期体征。

软组织压痛部位：①股内收肌群在耻骨上支、下支骨附着处；②髂腰肌在股骨小粗隆骨附着处；③内收大肌在坐骨结节内下部附着处；④臀中、小肌在髋后部转子间窝与髋臼缘附着处。

X 线检查：可将股骨头缺血分为 4 期。

1．第 1 期　股骨头外型完整，持重区关节软骨下骨质可见 1~2mm 宽的弧形透明带（"新月征"）。

2．第 2 期　股骨头外型完整，关节间隙正常，持重区关节软骨下骨质密度增高，其周围点片状性密度减低。

3．第 3 期　股骨头变扁塌陷，关节间隙存在，持重区关节软骨下骨质有碎裂、塌陷、扁平、密度增高。

4．第 4 期　股骨头持重区严重塌陷变平，股骨头向外上方移位（Shenton 线不连续），关节间隙可变窄，髋臼外上缘常有骨赘形成。

其他早期诊断方法：

1．血液动力学检查　粗隆区基础骨内压 > 4kPa（30mmHg），压力实验 > 1.3kPa（10mmHg），有一条以上骨外静脉充盈不良及造影剂反流到股骨干等结果可视为股骨头缺血坏死。

2．静脉造影　股骨上端的动脉走行与分布较规则，行径弯直曲度自然连续。如有动脉的异常改变（动脉分支减少缺如、栓塞、异常弯曲变细等）可提供诊断依据。

3．骨同位素扫描　常用 ^{99}Tc-MDP（^{99}Tc-Ⅳ甲基二膦酸盐）15~20mCi，经静脉注入病人体内 2 小时后，同位素扫描自动记录股骨上端区域。如股骨头出现放射性缺损区，表明无血供；如在缺损区旁有一条放射性浓集带，表明周边已有新生血管长入；如股骨头出现放射性浓集，表明该区存在血管再生及组织修复（此为后期表现）。

二、临床非手术治疗路径

根据 ANFH 现代理念，其早中期治疗，即股骨头塌陷之前及时的积极处置对改善微循环、保存完好关节具有重要意义。作者近 20 年尝试与观察，验证其科学性和指导价值。采用选择性药物灌注血管介入治疗，银质针导热疗法和活血化瘀、壮骨强筋中药内服三项组合治疗，取得明显功效。药物血管介入发挥扩张血管、溶栓降脂抗凝的作用以达到减轻或消除输入血管血栓形成与栓塞；银质针导热则可消除关节周围髋部肌肉挛缩，改善输出血管的回流，进而降低股骨头内压力及解除小血管外压迫；活血化瘀、壮骨强筋中药内服，进一步保持或增进股骨头血供，启动骨坏死修复过程，最后进入康复程序。

1. 血管介入灌注的药物　1 次量为罂粟碱注射液 60mg/2ml（每支 30mg/1ml），溶于 5% 葡萄糖注射液 8ml 内，总量 10ml；金纳多注射液 35～70mg/10～20ml 或（每支 17.5mg/5ml），溶于 5% 葡萄糖注射液 10～20ml 内，总量 20ml。

灌注方法：①导管注入法。在 DSA 血管造影机监视下，Cobs 导管从健侧股动脉插入，先后由髂外动脉、髂内动脉通入旋股外、内侧动脉与闭孔动脉。灌注之前，要注入小分子肝素 10ml 再碘水造影显示上述血管分布及坏死病灶。然后分别较快地将两种药物匀速推入灌注。②直接注入法。无须影像学定位和麻醉，在患侧股动脉高位点标记，气囊式压力计阻断股动脉与骨深动脉血流，通常充气压力为 200～300mmHg（27～40kPa），以体型与大腿周径大小而定。用双通静脉穿刺针直接穿入股动脉内，固定好穿刺针头，先接通并缓推罂粟碱注射液，后接通金纳多注射液匀速注入。2 分钟后松开气压止血带，平卧片刻。

2. 银质针导热疗法　选用中号针具，套筒式探头针柄加热银质针或特制合金针体内加热均可。选择部位与操作方法：①耻骨上支、下支股内收肌群及闭孔内肌附着处。在大腿根部前内侧，成弧形由下向上进针直达肌附着处。布针 8～10 枚，间距 1.5cm。用银质针导热控温巡检仪（套筒式探头）或经皮骨骼肌松解术治疗仪（针内）加热 15 分钟。②股骨小转子髂腰肌附着处，大腿根部前外侧，成二行向上于腹股沟韧带下方进针达股骨小转子近端肌附着处；髂前上棘外下处阔筋膜张肌，成二行向内下方达股骨大转子前侧。上述两肌各布 4～6 枚，间距 1.5cm，加热同上。③臀中、小肌肌起在髂骨翼附着处、肌止在坐骨大孔上缘（后部）肌附着处与股骨转子间窝肌附着处。上述三处分别布针 8～10 枚、4～6 枚、4 枚，加热同上。操作过程中注意勿伤及神经血管、精索，灼伤皮肤等。

3. 中医药壮骨强筋、补中益气治疗　银质针导热疗程结束之后，才可使用中医药方。一般选择药方服用 3 周后停药 1 周，再选用同一或另一药方服用 3 周即可，不必长期服用，以保护肝肾功能。服用中药期间，可配合腰部和髋关节功能康复训练。

常用药方如下。

（1）加味八珍汤（骨伤科名老中医郑怀贤方）组成：当归 15g，熟地黄 15g，白芍 15g，白术 15g，茯苓 15g，续断 15g，川芎 8g，党参 12g，炙甘草 6g，黄芪 20g。用法：加水煎服，每剂药分 3 次服用，早晚各 1 次，连续服用 3 周。功效：行血补血，强筋壮骨、健脾益气。

（2）壮筋养血汤（《伤科补要》）组成：当归 9g，川芎 6g，白芷 9g，续断 12g，红花 5g，生地 12g，牛膝 9g，牡丹皮 9g，杜仲 6g。用法：水煎服用，每剂药分 2 次服用，早晚各 1 次，连续服用 3 周。功效：活血壮筋。

（3）补肾壮筋汤（《伤科补要》）组成：熟地 12g，当归 12g，牛膝 10g，山萸肉 12g，茯苓 12g，续断 12g，杜仲 10g，白芍 10g，青皮 5g，五加皮 10g。用法：用水煎服，每剂药分 3 次服用，早晚各 1 次，连续服用 3 周。功效：补益肝肾，强筋壮骨。

三、操作步骤

仰卧位、健侧卧位。

1. 股内收肌在耻骨上、下支肌附着处作两行针刺，每行 5~6 枚，间距 1.5cm，沿内收肌向后方斜刺达骨膜。

2. 股骨小粗隆附着处布针两行，每行 4~5 枚，间距 1.5cm，沿股前向上后方斜刺达骨膜。

3. 坐骨结节内上部内收大肌附着处布针 3 枚，斜刺达骨膜。

4. 髋后部。转子间窝与髋臼缘布针，分两行呈弧形 8~12 枚斜刺达至骨膜。

股骨头缺血坏死布针见图 5-10。

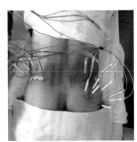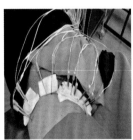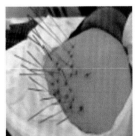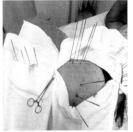

图 5-10　股骨头缺血坏死布针

四、注意事项

1. 病例选择。对股骨头缺血坏死 Ficat 分期为 Ⅱ～Ⅲ 期。股骨头未崩塌变形，关节间隙存在，出现明显骨性关节炎之前，采用银质针治疗能收到明显的髋周肌肉松解、血供改善的作用，从而缓解疼痛与增加髋关节功能。治疗顺序为髋关节－腰椎－膝关节部位。

2．耻骨上下支行针时，切忌将针刺入闭孔或腹股沟韧带下间隙，以免刺伤闭孔血管或旋股动脉引起闭合性大出血。且治疗时须将阴囊（男性）用纱布托起，否则会刺伤精索。

3．操作完毕要在每行银质针之间填好纱布条（约4层），银质针与阴囊之间、与股内侧之间亦须填入纱布条，以免银质针针体接触阴囊和股内侧皮肤而发生灼伤。起针后须压迫止血2分钟，碘酒消毒、纱布覆盖后，还要用小沙袋置于腹股沟行针部位压迫2小时，防止术后肿胀渗血。3天内以卧床为主，以免腹股沟及股内侧皮肤摩擦引起进针点感染。

第十九节　髌下脂肪垫损害

髌下脂肪垫损害是慢性膝关节痛病中最常见的病损。起病缓慢，初起膝部酸痛不适，怕冷发软，关节欠稳，膝前部痛由间歇性发展为持续性。患者多有下蹲痛、上下阶梯痛。重者膝关节不能完全伸直，少数患者可突发膝部肿胀，关节积液而膝部功能障碍，站立和行走困难。久病者，可继发膝后部胀痛与吊筋感，甚至跟腱痛、足跟底痛。

一、生物力学特点

膝关节是全身持重大、结构最复杂的关节，由胫骨、腓骨和髌骨通过关节内外韧带、肌肉肌腱及关节囊联系组成。特点一，胫股关节之间有内外侧半月板，起到维系关节稳定性，保护关节软骨面及减少振荡的衬垫作用。当膝关节屈伸活动，伸时半月板滑向前；屈膝时半月板滑向后。当膝关节屈曲位左右旋转时，半月板固定于股骨髁下面，在胫骨平台上面转动，一侧向前，另一侧向后。特点二，胫股关节中间有前后交叉韧带（十字韧带）联系，呈扇形分开的三角韧带。当伸膝时，前交叉韧带前部与后交叉韧带后部呈紧张状态；当膝关节由伸至半屈曲时，则转变为前后交叉韧带中部紧张；当膝关节完全屈曲时，即为前交叉韧带后部与后交叉韧带前部紧张。从而使膝关节伸直时可防止胫骨向前及股骨向后移位；膝关节屈曲时可防止胫骨向后及股骨向前移位。特点三，髌股关节及髌下脂肪垫。膝关节伸直时髌骨的位置在关的偏外方，其后部的关节软骨面正与股骨外髁相接触。髌下脂肪垫呈三角形，充填于胫股关节前方的楔形间歇之中。其前缘附着于上起髌骨尖部粗面及髌骨下1/2段边缘，向下沿髌韧带上段后侧及止于髌下囊后壁。后方的游离脂肪垫表面全部被滑膜覆盖，并由此滑膜面向后上方发出呈三角形的滑膜皱襞，止于股骨髁间窝。此滑膜皱襞两侧的游离缘即为翼状韧带。

二、诊断和鉴别诊断

诊断要点：①膝部前方痛，上下阶梯、下蹲膝痛；②髌尖部后侧粗糙面明显压痛，髌垫挤压征阳性；③半蹲试验阳性。中立位站立、双目前视、两臂向前平伸，膝关节渐渐下蹲至约90°，引发疼痛为阳性。然后继续完全下蹲位疼痛消失；④ X 线检查：胫股关节间隙轻度变窄，髌股和胫股关节较光滑，可有轻度力线改变。MRI 见髌下脂肪垫水肿（急性）或增厚纤维化。

应与下列膝部病损相鉴别，如膝关节退行性变、半月板损伤、十字韧带损伤、滑膜病变、骨性关节炎等。膝关节退行性变是个自然发生过程，无明确的髌垫压痛与挤压痛，半蹲试验阴性。一般经过股四头肌肌力和关节平衡训练，避免弹跳或爬山即可缓解疼痛。主要与骨性关节炎鉴别点：①膝痛较重，不仅上下台阶均痛，而且走平路也会疼痛；②半蹲下蹲皆困难，出现关节摩擦感和弹响声，关节不能伸直；③膝关节外形变粗大，部分病例浮髌征阳性（滑膜炎关节积液）；④ X 线检查：髌股关节面增生明显；胫骨平台密度增高及增生，关节间隙变窄至消失（一般以胫侧更为严重）。胫骨与股骨力线改变，发生左右、前后位移。MRI 显示关节面软骨剥脱，关节积液，关节间隙变窄，脂肪垫也有纤维化表现。

三、操作步骤

取仰卧位或俯卧位。

1. **髌下脂肪垫进针法**　仰卧位膝部后方垫软枕保持轻度屈曲，从髌骨下缘髌韧带内外两侧相当于膝眼处布针，每一侧成横向两行，每行2~3枚针，针间距为1cm。针尾呈扇状刺入髌骨下1/2段髌尖深部粗糙面，不能有穿透落空感。此处有关节滑膜皱襞附着，针感强烈。

2. **腓肠肌内、外侧头进针法**　俯卧位踝部前方垫软枕保持轻度屈曲，分别于股骨内、外髁后侧附着处布针，每处分两行布针4~6枚，针间距为1cm。斜刺到达骨膜附着处。一般在膝前方髌下脂肪垫治疗后1周施行。

3. **膝关节周围软组织进针法**　依据病情选择于内收肌管、股外侧肌、半腱肌半膜肌及筋膜、髌上囊或胫（腓）侧副韧带等处，沿其走行从近端向远端斜刺直达骨膜附着处。各处布针3~5枚。

髌下脂肪垫损害布针见图5-11。

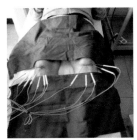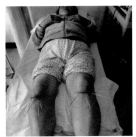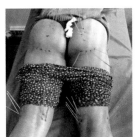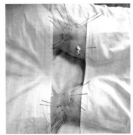

图 5-11　髌下脂肪垫损害布针

四、注意事项

1. 对继发性髌下脂肪垫损害则应对原发性髋关节或踝关节周围软组织损害进行银质针治疗。对由于髌垫附着处滑膜病变严重少数病例，方采用髌下脂肪垫松解手术。

2. 对关节积液及膝关节肿胀反复发作者，须做膝关节积液抽吸、冲洗及关节内注药（地塞米松和抗生素），关节加压包扎制动及静滴抗生素。关节肿胀消退后再行银质针治疗。

3. 治疗后一般 2 周内限于平地行走，不宜上下阶梯。2 周后如能配合中药热敷，疗效更佳。逐渐进行股四头肌锻炼，以增加关节稳定性。

第二十节　膝关节骨关节炎

一、临床表现和诊断

骨性关节炎（osteoarthritis，OA）是影响人类健康最常见的关节疾患之一，超过 50 岁以上者致残率较高，在人群中占 2%~6%。膝关节骨性关节炎是全身的骨关节炎最常见、最典型的部位。易于影响老年患者行走、上下阶梯与下肢功能活动。膝痛原因是多因素的，软骨本身无神经支配，因而不会知觉疼痛。膝痛来源于关节内外非软骨结构，关节内疼痛其来源为边缘骨质增生导致的骨膜刺激、软骨下骨内压升高、骨小梁显微骨折、囊性变、关节内韧带退行性变，以及滑膜绒毛的研磨等因素。症状特点为①膝痛。早期活动后疼痛，晚期静止时关节痛；②晨僵。局限于受累关节，一般在 30 分钟以内，与气候变化有关；③关节摩擦音。下蹲困难，活动受限或突然无力打软。

与膝关节退行性变、髌下脂肪垫肥厚变性鉴别：体征特点为①早期可能在脂肪垫或半月板前角或侧副韧带处有压痛，被动活动关节引出疼痛；②研磨试验阳性；③继发性滑膜炎导致关节肿胀变形；④膝关节屈伸均活动度受限；⑤影像学改变：基本表现为关节间隙不对称狭窄，关节面硬化和变形，边缘性骨质增生及骨桥，关节面下囊性变，关节腔可能游离体。依据 X 线表现可分为四个等级：Ⅰ级，明确有小骨赘；Ⅱ级，显著骨赘，关节间隙存在；Ⅲ级，关节间隙中度变窄；Ⅳ级，关节间隙重度变窄，软骨下骨硬化。骨赘不等同于 OA 的存在，关节间隙变窄是 OA 的特征，但临床表现的概率低于 50%。

二、临床治疗思路

人体下肢站立相是一个闭合的动力环，从生物力学角度而言，腰椎－髋关节－膝关节是一个生物力学整体单位。相互之间存在紧密的内在联系，任何一个部位功能紊乱就能引起其他相应关节功能失偿，进而引起躯干下半部症状，反之亦然。髋和膝关节骨性关节炎至晚期出现屈曲挛缩畸形，会导致下肢长短变化，进而引起腰椎前凸改变，或出现骨盆倾斜和脊柱侧弯。究竟腰椎前凸降低与膝关节病变哪一个是始发因素？难以判定。从腰椎前凸降低多发生在 70 岁以后，而膝关节屈曲挛缩多发生于 60 岁以后来看，膝关节病变很可能导致腰椎前凸消失的一个重要因素，有学者命名为"膝－腰综合征"的概念。这为膝关节骨性关节炎的治疗提示一条比较清晰的临床路径，即综合的、精准的治疗方案。

肌腱、关节囊延续的骨膜、肌筋膜部位的痛点牵伸，NSAIDs 与 COX II 抑制药联合应用，氨基葡萄糖和硫酸软骨素（预防关节炎恶化的效果），关节内和关节周围组织注射透明质酸钠制剂（润滑关节、消炎、提高神经痛阈，但对于关节软骨消失者无效），关节整复手法，股四头肌肌力训练，控制负重及支具护膝，物理疗法（TENS、NMS、冲击波、热敷）等。本文介绍银质针导热疗法，这是一种具有消炎镇痛、改善血供、松解肌筋、调整腰－髋－膝力线的综合治疗作用，还有远期的组织修复作用。不仅治疗膝关节局部病变，而且矫正异常的躯干下半部生物力学单位，对缓解膝关节痛，关节功能改善，提高生存质量收到很好的疗效。

三、操作步骤

仰卧位或俯卧位。

膝关节部位先按髌下脂肪垫损害顺序操作。

按腰椎－髋关节－膝关节力线布针操作。

1. 腰骶－骶髂－髂腰三角区域左右各布针 8 枚。

2. $L_3 \sim L_5$ 小关节囊左右各布针 6 枚，腰背肌筋膜深层间隔左右各布针 3 枚。

3. 臀中小肌髂骨翼肌起布针 8 枚，坐骨大孔内上缘后部肌止布针 6 枚，股骨转子间窝前部肌止布针 6 枚。

4. 髂腰肌股骨小粗隆肌止布针 4 枚，阔筋膜张肌与髂胫束肌起布针 6 枚。

膝关节骨关节炎布针见图 5-12。

四、注意事项

1. 对于髌垫附着处滑膜病变严重，半月板损害的病例，应采用膝关节镜下关节支持带松解术或髌下脂肪垫松解手术。可对半月板病变进行修补或部分切除，游离体摘除，滑膜部分切除等。

2. 对膝关节肿胀反复发作者，须做膝关节积液抽吸、冲洗及关节内注药（地塞米松 5mg，庆大霉素 8 万 U，0.5% 利多卡因 10ml），关节加压包扎制动及静滴抗生素。关节肿胀消退后 2 周再行银质针治疗。

3. 导热治疗顺序为膝部－腰椎－髋部。治疗后 2 周内限于平地行走，避免上下阶梯。1 周后配合中药热敷。逐渐进行股四头肌锻炼，并对下肢肌筋膜部位做牵伸训练，增加关节稳定性（附中药熏洗配方：川乌、草乌、透骨草、红花、土鳖虫、防风、独活、蜂房）。

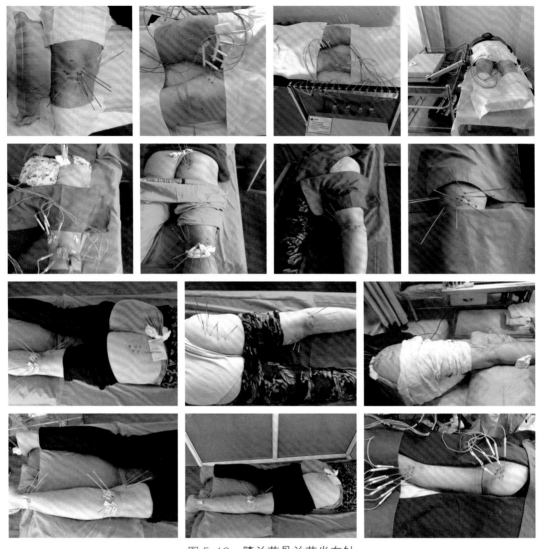

图 5-12　膝关节骨关节炎布针

第二十一节　跗骨窦综合征

踝关节是扭伤中最常见的部位。解剖结构极为复杂，伤后不及时的治疗和关节制动，难以修复治愈。踝关节扭伤主要为内翻位损伤，除了Ⅱ度损伤（关节脱位）、Ⅲ度损伤（胫腓骨或距骨骨折），大多为Ⅰ度损伤（关节囊与韧带撕裂或挫伤）。内翻位损伤的部位主要集中在跗骨窦处，由浅入深有趾长伸肌、趾短伸肌、距跟旁侧韧带（跗骨窦浅壁前方）、距跟前侧韧带（跗骨窦浅壁后方）、距跟骨间韧带（跗骨窦深壁）后壁方即是前方踝关节囊、距下关节间隙。跗骨窦内有脂肪垫及纤维结缔组织充填。

一、临床表现和诊断

一般有踝关节扭伤病史，反复发作，休息后减轻。踝部外前侧可有疼痛与压痛，轻度肿胀；内翻位跖屈疼痛加重，距骨与外踝之间间隙增宽或内外踝之间分离，即超出正常距离。

X 线检查：踝关节影像无骨质改变，排除骨折脱位。

二、操作步骤

足部垫高，在踝关节跖屈及足内收位。

1. 跗骨窦脂肪垫进针法。取最小号银质针，于外踝前方在跗骨窦部位由远端向近端分两行布针 6 枚，一行 3 枚，局麻下针尖斜向趾短伸肌沿跟骨体外上方附着处及跗骨窦脂肪垫。针端可触及距下关节、距跟旁侧和前侧韧带、距跟骨间韧带和距下关节囊附着处。达到趾长屈肌、趾短屈肌、脂肪垫、第 3 腓骨肌、距跟韧带的松解。

2. 为保持足部外侧稳定与平衡，要取得远期疗效，须对腓骨长肌腱、短肌腱肌腱鞘、距腓前韧带、跟腓韧带进行银质针松解治疗（见第二十二节）。

三、注意事项

1. 银质针治疗后，需用纱布加压包扎，防止出血后形成血肿。
2. 布针密度适宜，不可过多，否则易伤及腓浅神经。

第二十二节　踝管综合征

经常弹跳运动，踝关节反复扭伤久治不愈者，踝管内纤维间隔增粗、腱鞘增厚与粘连导致踝管狭窄，使胫后神经血管受压，出现足跟内侧核足底麻木、疼痛，行走加重。此种内踝后方软组织损害，被称为踝管综合征。踝管结构为骨纤维管，内踝后下方，其浅层是分裂韧带，深层为跟骨、距骨及关节囊。踝管内前后依次排列是胫后肌腱、趾长屈肌腱，颈后动脉、静脉、神经和踇长屈肌腱。胫后神经血管在管内发出跟动脉、跟神经，分布于足跟内侧；出踝管后分出跖底内外侧神经和血管。跖底内侧神经为感觉支，分布于足底及部分足趾；跖底外侧神经为运动支，支配足部内在肌。

一、临床表现和诊断

青壮年男性多见，运动员、站立工作者好发，以踝部疼痛和足底灼痛与麻木为特征。

初为踝后方的不适、酸痛，久站或步行会使疼痛重，日久失治，如内外踝软组织同时损害，则可形成跟痛，此种疼痛易误诊为跟骨骨刺。少数病例能引出足趾灼痛，夜眠时，患足不能盖被褥。内踝后下痛也可沿胫骨后肌向近侧放射引起小腿后方深部酸痛，胫后神经受周围变性软组织机械压迫引起足跟、足底和足趾感觉缺失或功能障碍者较少见。

检查有内踝部肿痛、踝管处压痛，叩击痛即 Tinel 征阳性，足背伸与足外翻牵伸肌腱疼痛加重，可有足跟内侧、足底内侧皮肤感觉减退，可以做出诊断。

少数病例踝部疼痛可由膝部疼痛引起，须排除膝关节骨性关节炎、髌下脂肪垫损害。

二、操作步骤

1. 内踝后下方软组织进针法。于内踝后方与下方各一横指交界处，沿踝管由上到下呈弧形布针 3 枚，针距 1cm，取小号银质针由前上向后下方刺入管内，直至骨膜韧带附着处，遇到坚韧的增厚纤维组织予以捻转提插，缓慢有力直至松解；在分裂韧带深处，每针须刺入胫骨后肌腱鞘内，因沿腱鞘走行，可避免伤及胫后神经或胫后动、静脉。针刺入深度为 1~1.5cm。

2. 踝部垫高，于跟腱远端两侧各布针 2 枚，沿着跟腱刺向深部跟骨附着处。跟腱的松解有利于内踝部位的稳定及软组织修复。

三、注意事项

1. 踝管综合征往往同跗骨窦综合征一并存在，因为大多和陈旧性踝关节扭伤后，足部行走失衡有关，故需治疗 1 周后予以处置。

2. 银质针治疗踝管狭窄引发的胫后神经血管受压，使用特殊手法，具有松解作用。要注意固定好足踝，进针手法轻稳缓慢，以免刺伤血管神经。治疗后应用纱布压迫止血，包扎制动 1 天。5 天后方可用热水浸泡。

第二十三节　腓骨长短肌腱炎

踝关节内翻位扭伤在下肢扭伤中最为多见，其中腓骨长短肌腱极易拉伤，造成肌腱及腱鞘损伤性炎症，而致外踝后下方痛，并可沿腓骨肌向近侧放射引起小腿侧酸胀痛。

腓骨长肌起于腓骨小头、腓骨外侧面上 2/3 及小腿深筋膜；腓骨短肌起于腓骨外侧面下 2/3 及小腿前后肌间隔。短肌在长肌前方向下走行，至外踝后下方移行为肌腱，长肌至小腿下 1/3 移行为肌腱。两肌腱在外踝后方有腱鞘包绕，短肌腱止于第 5 跖骨基底背侧；长肌腱经骨至足底，止于第 1 跖骨基底外侧于第 1 楔骨内侧。腓骨长肌使足跖屈外翻，短肌使足背屈外翻。踝关节内翻位扭伤，可有跟腓韧带、腓骨长短肌腱、跗骨窦或小腿十字韧带等处损伤，需做出鉴别。如有先天性外踝发育不良、扁平足则扭伤后不易修复。

如是踝关节急性外翻位损伤（滑雪、滑冰、踢足球），腓骨长短肌强力收缩，致使小腿十字韧带撕裂，肌腱拉伤甚至肌腱滑脱。通常还是踝部内翻位损伤多见。

一、临床表现和诊断

急性损伤表现为外踝处肿痛，踝背伸外翻痛加重，外踝后下方压痛明显，关节活动受限，重者在外踝前方可触及滑脱之肌腱。慢性损伤者，外踝部轻度肿胀疼痛，肌腱与腱鞘压痛，外翻及背屈疼痛加重。

二、操作部位和方法

健侧卧位，足部垫高。

1．外踝后下方腓骨长短肌腱鞘内，取最小号银质针，自上至下布针 3 枚，进针松解肌腱与腱鞘之间粘连，然后留针套筒式套管加热 20 分钟。

2．对陈旧性损伤而言，须同时在跗骨窦处、跟腱外侧附着处施行银质针导热，增强踝关节稳定性。治疗后 1 周行中药熏洗，1 个月后可重复治疗一次。嘱患者避免跑跳、爬坡，尽量少上下阶梯，白昼于内外踝部用棉布手绢捆扎制动 3 周，以利修复。

第二十四节　跟底痛

一、临床表现和诊断

此症比较常见，文献报道称足跟痛、跟骨骨刺或跟痛症。轻者表现为针刺样痛，刚着地时痛甚，迈步片刻后痛有所缓解或消失，连续行走多时又感足底疼痛，以锐痛居多，重者足跟无法踩平或负重，甚至跛行，引起跟底痛的原因非由骨刺形成直接所致，主要因为足底跖筋膜在跟骨棘附着处应力增大而导致的软组织损害引起，造成跖筋膜应力增大的因素有过度肥胖、行走爬山频繁、慢性膝关节痛、陈旧性跟骨骨折后遗、内踝或外踝后下方软组织损害等，为此需分别加以排除。

压痛点检查：医者用拇指指间紧压跟底部跟骨棘的跖筋膜附着处，引出剧痛即为阳性，如果由助手紧压跟骨棘处，引出剧痛而保持拇指尖的压力不变，检查者当即进行同侧膝关节髌下脂肪垫损害的压痛点检查从而能使跟底压痛即刻消失，可认为髌下脂肪垫压痛（损害）与跟骨棘软组织痛有因果关系。同样，内外踝后下方的胫骨后肌、腓骨肌腱鞘压痛及引出踝痛而使跟底压痛立即消失，这说明两者有因果关系。临床证明跖筋膜附着的跟骨骨刺不是跟底痛的致痛原因，不需鉴别。

X 线表现：部分病例跟骨常规 X 线侧位摄片提示，跖筋膜附着处骨棘有骨刺形成。

跟骨棘增生变尖，大小与跟底痛严重程度不相一致，说明跟骨棘骨刺形成，是整个病程发展的一种结果与形态学表现，跟骨棘的大小长短反映发病过程的持续长短。

二、操作步骤

仰卧位，踝部用薄枕垫高。

1. 选定部位　原发性跟底痛选定足底跟骨棘的跖筋膜附着处，继发性跟底痛选定在髌下脂肪垫（同侧膝部）或内外踝后下方踝管胫后肌腱处和腓骨肌腱处，针一般以 4~5 枚为宜。

2. 进针方法　足踝外翻。取内踝后下方两指处，前后一排定针 4~5 枚，间距为 1cm。采用局部麻醉，为保证跟骨棘骨刺的跖筋膜附着处进针时无痛，须在胫后神经跟骨支走行处（内踝后方与跟骨后下端中点）做 2% 利多卡因阻滞麻醉，进针点对准跟骨棘软组织损害压痛区呈扇形逐一进针，深度为 1.5~2cm，刺到骨棘部位有受阻感，患者有酸胀沉觉，提示抵达病变处。

跟底痛布针见图 5-13。

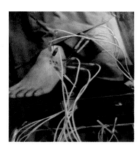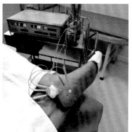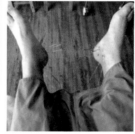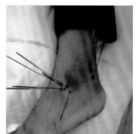

图 5-13　跟底痛布针

三、注意事项

治疗后 1 周内可下地行走。1 周后每日用中药或温热水浸泡（约 20 分钟）。1 个月内勿行跳跑活动。少数病人须施行跗骨窦、跟腱两侧银质针导热，达到距下关节韧带、跟腱松解。

第六章 银质针导热临床与实验研究

一、银质针导热治疗慢性骨骼肌损伤的实验研究

在人们日常生活和工作中，慢性软组织疼痛极为常见，门诊病人中慢性疼痛为主诉者占 50%~60%。热传导银质针对慢性、反复发作的重症软组织损伤有良好的远期疗效，但目前研究只停留在临床观察上，缺乏基础实验研究，初步认为其治疗作用可能的机制是：增加局部血液循环，解除肌肉痉挛，消除炎症。近年来，细胞因子在疼痛中的作用越来越受到重视，已有学者发现炎性细胞因子白介素 -8 在软组织损伤中发挥重要作用，而热传导银质针疗法对慢性软组织损伤中白介素 -8 的影响尚未有报道。本实验旨在通过兔骨骼肌慢性损伤模型，观察热传导银质针对慢性损伤骨骼肌和正常骨骼肌中白介素 -8 水平及组织病理的影响，并与未加任何干预的慢性损伤骨骼肌作对比分析，探讨热传导银质针的治疗机制，为临床治疗提供可靠的理论指导。方法：①将 27 只新西兰雄兔分别在自制屈伸练习器上做单一右膝关节屈伸练习，活动范围 $0°\sim90°$，60/min，60min/d，连续 14 天，制备成股四头肌慢性损伤模型后第 1 天，从中随机选取 3 只，取材做病理和 IL-8 水平检测，并与 3 只正常兔标本做对照。②将 24 只模型兔随机分为两组（A、B 组），每组各 12 只；另有 12 只正常兔为 C 组。在训练 14 天后，A、C 组每只兔右侧股四头肌分别行热传导银质针治疗，治疗后 1、3、7、14 天每组分别处死 3 只兔取材做病理和 IL-8 水平检测，B 组兔不做任何干预自然恢复，与 A 组同期同法取材做对照。结果：① A、B 组骨骼肌中 IL-8 水平高于正常骨骼肌，分别为 408.12 ± 12.71，40.48 ± 26.14（pg/ml），差异显著，$P<0.01$。② C 组 IL-8 水平治疗后升高，3 天时达峰值，7 天下降，14 天时与术前无明显差异，治疗前和治疗后 1、3、7、14 天分别为（单位 pg/ml）：$40.48\pm26.14^{*}$，80.62 ± 20.30，138.07 ± 21.18，95.12 ± 20.49，$68.27\pm20.14^{*}$，$*P>0.05$。治疗后发生的肌纤维萎缩在 14 天时明显恢复。③ A 组 IL-8 水平术后 14 天时低于 B 组，分别为：206.84 ± 12.02，357.25 ± 10.21（pg/ml），$P<0.01$，差异显著；骨骼肌肌纤维萎缩、间质纤维增生的改善优于 B 组。

本实验得出如下结论：

1. 慢性损伤的骨骼肌中 IL-8 水平明显升高，与正常骨骼肌有显著的差异，说明 IL-8 可能在慢性炎症中起着重要作用。

2. 热传导银质针治疗 14 天后能降低慢性损伤的骨骼肌中 IL-8 水平，减轻骨骼肌慢性炎症反应。

3. 热传导银质针可以改善骨骼肌慢性损伤的病理状况。

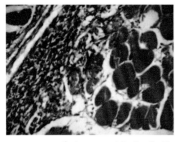 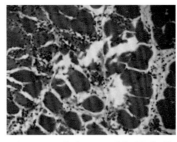 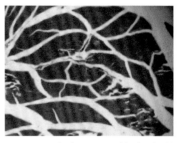

图 6-1　治疗 3 天后组织病理　　图 6-2　治疗 7 天后组织病理　　图 6-3　治疗 14 天后组织病理

（陈　华）

二、温热银质针对骨骼肌热损伤的生物学效应及组织学观察

温热银质针治疗的关键技术加热系统仍然使用传统的艾条加热，存在加热的不确定性，不利于科学地研究其治疗机制。本研究运用可以控制的银质针加热系统，离体找出银质针加热针体温度变化的规律，再现银质针治疗过程；观察骨骼肌热损伤后的变化。

【材料和技术】

1. 温度的调控与监测

（1）数字测温仪（精度 0.1℃，量程 −20~100℃，传感器半导体探头，量制京字 00000334，北京师范大学司南仪器厂）。

（2）温控系统设备：采用 XMT 数显温调仪（精度 1.0℃，量程 −50~150℃，传感器 Cu50，量制浙字 03230285，姚奥特仪表有限公司）控制温度，30W 加热器针尾加热。

2. 银质针介导骨骼肌热损伤效应的组织病理学观察　实验采用成年 SD 大鼠（解放军总医院医学实验动物中心提供）30 只，体重 300~350g，雌雄不限。严格消毒，用长 10cm，直径 1.0mm 银质针对小腿后肌群针刺（针刺方向与肌纤维走向平行）。用自行设计的温控系统对银质针进行加热（温控温度分别为 60℃、70℃、100℃），并记录皮肤进针点温度。动物分别在 24 小时、7 天、14 天、21 天、30 天时，用 10% 水合氯醛腹腔注射麻醉（0.3ml/100g 体重），活组织取材，10% 甲醛溶液固定，石蜡包埋切片，HE 染色，测量小腿后肌群温度损伤范围及观察组织病理情况。

【结果】

1. 温控系统对银质针加热的针体温度的变化规律　室温下（30℃）用温控系统对针（长 10cm，直径 1.0mm）进行加热，使用数字测温仪测量皮肤进针点温度、中点温度（皮肤进针点与针尖的中点）、针尖温度（进针点到针尖的距离 5cm）（表 6-1）。

2. 组织学观察

（1）皮肤组织观察：24 小时皮肤肿胀、进针部位结痂以温控 100℃组较明显，1~2 周结痂开始脱落，但温控 60℃、70℃两组动物肿胀及粘连不明显。温控 100℃组可以触及明显硬结，余两组不明显，两周后硬结缩小、消失，但动物活动自如，无运动障碍。

表 6-1　体外室内（室温 30℃）条件下温控系统加热银质针针身各点温度变化

温控温度	皮肤进针点温度（℃）	体内中点温度（℃）	针尖温度（℃）
60℃组	44.4±1.2	40.8±0.9	37.1±0.6
70℃组	49.3±1.9	42.0±1.1	38.7±1.1
100℃组	62.2±1.4	43.4±1.0	42.0±1.3

表 6-2　反应区病理变化范围的最大截面积

银质针导热后	60℃（mm^2）	70℃（mm^2）	100℃（mm^2）
第 1 天	2.36±0.31	6.28±2.31	18.84±4.36
第 3 天	18.84±4.51	25.12±4.21	204.1±15.21
第 7 天	0.78±0.21	9.42±3.42	62.8±10.86

（2）肌肉组织观察：实验 24 小时，水平切面连续观察显示温热银质针治疗后形成以针道为中心的圆柱形热损伤生物学反应区。

100℃组，在实验 3 天可以观察到反应区内肌纤维凝固性坏死，胞质红染，细胞核消失，坏死区周边被炎症细胞包围。7 天后可见反应中心区骨骼肌细胞消失，呈空泡状；密集分布的梭形或有突起的细胞，比炎性细胞及成纤维细胞大，肌浆嗜碱性，单核且核大，圆形或椭圆形，位于细胞中央，为成肌细胞。14 天后可见很多的单核肌细胞融合而成的肌管，横切面有 3~4 个细胞核，圆形或椭圆形，位于细胞中央区域。21 天后肌细胞呈圆形或椭圆形，肌浆红染呈嗜酸性，肌细胞核的密度较前明显减少，横切面有 1~3 个细胞核，多数位于细胞边缘，少数位于细胞中央。30 天后肌细胞呈圆形，红染，横切面由 3~4 个细胞核，位于细胞边缘，间隙清楚，结构正常。

70℃组，实验 24 小时后反应区内肌细胞变性萎缩，肌细胞周围炎性细胞浸润。3 天后变性的肌细胞细胞核增多，周边可见到较多的成肌细胞。7 天后成肌细胞进一步增多，部分与肌细胞融合，细胞核位于肌细胞中央。14 天后肌细胞结构恢复正常（图 6-4，图 6-5）。

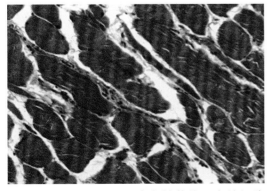

图 6-4　70℃组，肌细胞变性萎缩，炎性细胞浸润

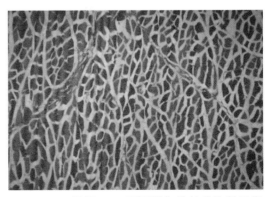

图 6-5　70℃组，14 天后肌细胞结构恢复正常

60℃组，实验24小时后反应区内肌细胞变性萎缩，肌细胞周围炎性细胞浸润。3天后可见成肌细胞增多，与肌细胞融合，细胞核位于细胞中央。7天，肌细胞结构恢复正常。

【讨论】

临床上应用温热银质针治疗软组织性腰腿痛的皮肤进针点最适针身温度为43～51℃，使用温控系统对银质针加热很好再现了温热银质针治疗疾病的过程。实验过程中温控60℃和70℃两组皮肤进针点温度可以控制在43.2～51℃，与临床治疗最适温度相符；温控100℃组的皮肤进针点温度在60.8～63.6℃范围内，高于临床治疗温度。

病理组织学24小时水平切面连续观察显示温热银质针治疗后形成以针道为中心的圆柱形热损伤生物学反应区。温热银质针是密集型针刺疗法，不同于传统的温针灸疗法及物理治疗使用的高频、超高频电疗法，它是银质针介导的热损伤疗法，是一种微创手术。温控60℃和70℃两组，3天热效应反应的最大面积分别为$18.84 \pm 4.51mm^2$和$25.12 \pm 4.21mm^2$，相当于半径2.45和2.82mm的圆形损伤，小于针距1cm，圆柱形热损伤反应区之间存在无热损伤的骨骼肌组织；而温控100℃组，进针点温度60～63℃，24小时热损伤效应最大面积$204.1 \pm 15.21mm^2$，相当于半径8.32mm的圆形损伤，大于针距1cm，热损伤区域连成一片，可以造成大面积的肌肉变性、坏死，如同大面积烫伤一样，引起瘢痕修复。因此，该法治疗后在治疗区域形成立柱样的结构损伤区，损伤区间有正常骨骼肌组织，保留正常骨骼肌血供途径，为损伤骨骼肌的再生提供充足的血供；其次损伤区破坏因软组织损害已经变性的肌肉组织，为再生创造基本条件。

原始的骨骼肌细胞发育成成熟的肌细胞，经历前成肌细胞、成肌细胞、肌管、肌纤维等四个过程。前成肌细胞为稍长的不规则的星状细胞，含少量细胞质，有一个大而圆的核，染色质深，核仁明显；它进一步分化，细胞增大并伸长为梭形，细胞质增加，核为椭圆形，染色质浅，核仁明显，变成成肌细胞。以后成肌细胞增殖、分化，多个成肌细胞相互融合成一个管状细胞，即肌管，散在的成肌细胞可以继续融合在肌管内，使一个肌管内可有数个至数十个圆形或卵圆形的细胞核，呈串珠样排列于中央，并且核较大，随着肌细胞内肌原纤维逐渐增多，胞质也由嗜碱性变为嗜酸性，并逐渐出现肌横纹，成为肌细胞。一般来说进入成年以后，成肌细胞就消失了，在肌管阶段有单个核细胞附着在表面，分化为肌卫星细胞，肌卫星细胞位于肌膜与细胞膜之间，胞核扁圆，核内染色质较稀疏，细胞质较少、在光镜下不易分辨，卫星细胞正常情况下处于静止状态，当肌肉损伤、坏死或负荷过重时，该细胞即被激活，和成肌细胞一样开始增殖（有丝分裂）、分化（功能蛋白的表达）融合成肌管，最后形成肌纤维，因此，有学者认为肌卫星细胞是肌再生期的成肌细胞。大鼠实验模型中的细胞分裂高峰在伤后2～3天、创伤后的数天中，基底板层下即有肌管形成。原位免疫杂交实验显示，肌管的位置与肌浆球蛋白mRNA的分布一致。骨骼肌挫伤修复过程中光镜发现大鼠腓肠肌局部充血、水肿、变性，部分肌纤维和肌丝紊乱、断裂，伤后1天肌纤维崩解、碎裂，许多炎症细胞吞噬碎片。4天后出现大量成肌细胞核，有肌管形成。14天后肌管融合成肌纤维瘢痕形成。本研究酶学染色发现，增生的细胞核呈现肌学表现。

本实验的组织学和超微结构观察结果与上述过程基本相同：伤后第 1 天炎症细胞浸润，3 天后有成肌细胞和肌管形成，7 天后成肌细胞和肌管更多，有肌管融合现象。14 天后仍有肌管融合现象，尚未完全愈合，30 天时光镜下观察骨骼肌细胞多恢复正常。

银质针导热治疗后多数患者痊愈需一段时间，见效多在术后 4~6 周。组织病理学观察发现，银质针术后骨骼肌再生修复过程需要至少 1 个月的时间，可以解释临床中很多患者自觉银质针术后有一段时间无力的现象。一个月的组织病理学观察并未出现"肌肉打孔孔道"现象。因此温热银质针对骨骼肌血供的长期改善作用不是由于针体通道的再血管化作用，尚需进一步的研究。

（王福根）

三、骨骼肌静力负荷损伤的研究进展

1902 年 Hough 第一次描述了缺乏训练的受试者在进行高负荷的工作之后，产生肌肉酸痛。50 年后 Hill 描述了不习惯运动后肌肉产生僵硬现象。而日常生活中许多人都会长期从事高负荷工作（服装行业、会计、IT 产业、学生、汽车司机等）却又缺乏锻炼，运动系统损伤引起肌肉保护痉挛的继发性肌肉损伤（腰椎间盘突出症引起的腰椎管外慢性软组织损害、颈椎间盘突出症引起颈部肌肉慢性软组织损害等），其损伤的主要原因是静态负荷或反复用力，患者大都抱怨损伤部位酸痛、肌肉僵硬发紧、活动障碍及局部肌肉的压痛。以往对该病的认识也仅仅停留在病因学方面的认识，随着现代检测手段的发展，许多学者从角度对肌肉的静力性负荷损伤进行了研究。

正常肌肉组织微循环内血流变化符合 Haagen-Poiseuille 等式规律：血流量 =（平均毛细血管内压 − 微小静脉压）× 局部血流阻力 −1，血流变化同时接受神经系统调控，肌肉组织内的压力在肌肉收缩时可以被认为等于微小静脉内压。根据这一等式规律，肌肉组织内的血供可能与微小动脉压、肌肉收缩产生的肌肉内压力及局部的血流阻力有关。微循环毛细血管靠动脉端的压力为 30~40mmHg，中段压力为 25mmHg，靠静脉端压力为 10~15mmHg。正常肌肉组织间隙内的压力不超过 1.3kPa（10mmHg），如果肌肉组织间隙内压力上升到 30~40mmHg 水平，接近小动脉的临界闭合压，小动脉有可能关闭。血压正常的人，组织压上升到 5.3~8.0kPa（40~60mmHg），组织微循环减慢，甚至会完全停止。

Stify 用连续微管滴定法对骶棘肌内的压力进行了测定，肌肉完全放松时肌肉组织内压力为 6.1±1.4mmHg（未灌注），当以 1.5ml/s 速度灌注时肌肉组织内压力为 8.3mmHg。负重骶棘肌处于最大收缩状态时肌肉组织内压力可以达到 175mmHg，肌肉放松后组织内压力在 0.1 秒内迅速降至收缩前水平，一般在 6 分钟内降至实验前水平。肌肉较大力量的等长收缩会使肌肉组织内压力增高，持续的肌肉组织内压力增高会使肌肉内血流量下降。Sjogaard 对膝关节和手的用力等长收缩后肌肉组织内血流量、肌肉组织内压力进行了观测，发现肌肉组织内血流量随着肌肉收缩力量的加大逐渐降低。肌肉组织内压力随着收缩力量的加大而加大，收缩力量达到最大主动收缩力的 5%

时肌肉组织内压力是 10~45mmHg，达最大主动收缩力的 50% 时肌肉组织内压力达到 70~240mmHg。在肌肉收缩力量较小时，毛细血管动脉压也随着肌肉收缩力的增加而平行加大，但达到最大收缩力的 10% 后，动脉内压力增加的幅度比肌肉组织内压力小，肌肉组织内血流动力逐渐减少；收缩力达到最大主动收缩力的 50% 时，肌组织内的血流动力几乎为零。

长时间的较小力量肌肉等长收缩（力量相当于肢体不拿任何工具在水平方向的运动强度）会出现肌肉的酸痛和疲劳，但是肌肉内的血流量是充分的。Sjogaard 测量了肌肉收缩过程中动脉血和静脉血中钾浓度的变化，静脉血中钾浓度高于动脉血中的浓度，出现了钾丢失。最大收缩力的 5% 力量收缩 1 小时，钾丢失约 5%，可见细胞膜上的钾减少了，细胞的兴奋性会引起肌肉的疲劳；同时肌肉内的水容量增加了 10%，细胞间隙内液体的增多加大营养物质的弥散距离，使肌肉内营养物质的运输出现障碍。这种酸痛和疲劳的原因可能是肌肉组织钾丢失引起肌肉兴奋性降低所致。但是正常肌肉的等长收缩不是持续的，而杂有放松期，对血钾监测的结果是收缩状态的肌肉一放松，静脉血中的钾浓度会迅速降低，这可能是裂隙内钾被肌细胞膜迅速转运吸收的结果，因此说持续收缩时的钾丢失大于间断收缩的肌肉，持续收缩的肌肉更易引起疲劳，这也许是对运动是一种锻炼方法而重复劳动是一种肌肉损伤的说法的合理解释。

骶棘肌肌内压升高使肌肉内的血流量下降，Stify 报道 1 例患者，肌内压分别为：左侧 12.4 和 20.9，此时的血流量分别为 12.4 和 29.8，活动 5 分钟后肌肉松弛时肌内压分别为 29.7 和 33.8，而血流量减至 21.7 和 14.5。由此可见肌内压升高会引起肌肉内血流量的下降导致肌肉动能障碍、缺血性疼痛。

80 年代，一些学者对运动后产生肌肉延迟痛十分重视，在许多方面进行研究，其中对骨骼肌超微结构的观察，发现肌原纤维排列紊乱和肌节短缩。80 年代中期一些学者对肌肉运动后早期的变化进行了观察。郭庆芳等发现运动后肌张力较运动前明显增高，认为可能是早期的酸痛和僵硬的原因。张培苏等用电刺激引发肌肉等长收缩造成运动后肌肉僵硬模型，观察了早期僵硬时的功能变化和形态变化，发现僵硬时肌肉硬度增加，肌小节明显缩短 [僵硬后即刻肌肉的肌小节测量长度为 2.33cm，明显缩短（正常 2.61cm）]，僵硬后 24 小时进一步缩短至 2.03cm，肌原纤维排列正常，未见到排列紊乱现象，肌肉间隙较对照腿明显增加；牵拉肌肉又可使肌肉的硬度降低，同时肌小节长度可以恢复正常水平，认为肌肉早期僵硬与休息状态下肌小节舒张不全有关，肌组织水肿也是造成僵硬的一个原因。王生发现静力性负荷损伤后肌肉内胞质内钙离子浓度明显增加，肌浆网内钙离子浓度明显降低，而肌浆网膜 $Ca^{2+}-Mg^{2+}-ATP$ 酶活力显著降低，进一步解释了肌细胞能量耗竭后出现肌肉舒张不全的原因。

综上所述，以往学者对骨骼肌静力负荷损伤问题研究和探讨，主要集中在以下方面：①正常骨骼肌休息状态下肌肉组织内压力，其与收缩力量大小变化的关系。②骨骼肌组织内压力变化与肌血流量的关系。③组织学水平对损伤肌肉的病理观察。骨骼肌静力性负荷损伤的发病机制：长期保持某种姿势，肌肉等长收缩引起肌内压增高，压迫小静脉，引起小静脉压增高，肌肉微循环静脉回流障碍，出现淤血，引起局部缺氧，骨骼肌进行无氧酵解，细胞内能量大量消耗，代谢产物堆积引起骨骼肌在代谢、结构和功能等方面的一系列病理变化；同时休息期内缺血再灌注产生大量的氧自由基，造成损伤，引起骨骼肌水肿。休息状态下，肌肉舒张不全，出现肌肉僵硬，局部肌肉组织内压力增高，造成骨骼肌微循环静脉性淤血，微循环缺氧。因此骨骼肌损伤的根结所在可能就是组织缺氧，但是以往对缺氧的认识要在动静脉的血液内，由于微循环内存在许多直接通路，血流量的变化有时并不一定反映组织内氧的变化，所以对组织内缺氧的认识也大多是一种间接推测。目前国外学者开始使用微电极（极谱法）测定组织内的氧分压，国内已经制作出了氧分压传感针可以精确地监测组织水平氧分压变化，该针直径只有 0.33mm，无痛苦，易于监测，对缺氧问题的认识在不久的将来会进一步取得成果。

（王福根）

四、腰背痛病临床治疗思路探讨

腰背痛病经过正确的临床诊断程式，排除了由于胸腰部椎管内极端的情况或特异性病变（肿瘤、血管畸形、脊髓病变等）引起的痛症。尔后需要对各种病症做出相应的合理治疗。首先，须确定有无手术指征，这是极其重要的，否则会贻误病情，各种非手术治疗方法的选择与配合要根据病情的变化而定，即不同病症的不同发病阶段提供的治疗手段与方法各异，治疗程序亦有所不同。要做到针对性强，疗程短，疗效好，安全可靠；对因和对症并重，达到损害组织的修复与肢体功能恢复之目的。

【临床治疗的理论基础】

1. *腰椎管内组织损害的病理生理*　腰椎管内的原发性发病因素主要分成两类：①力学性因素。由于椎间盘的突出，黄韧带肥厚变性，后纵韧带增厚，小关节肥大，椎管狭窄等所致的机械性压迫或刺激，可构成对神经根、硬膜囊或马尾神经的挤压性损害。②生物性因素。由髓核突出物产生的神经源性递质（P物质、血管活性肠肽、降钙素基因相关肽等）和免疫反应产生的炎症性介质（缓激肽、前列腺素 E_1、白三烯 B_4、乙酰胆碱等）在椎管内神经根和硬膜囊受到机械性压迫损害出现功能障碍之前，脂肪结缔组织产生了较强烈的无菌性炎症反应。导致硬膜外组织炎性肿胀、缺血、瘀血、纤维化、脱髓鞘等病理变化，从而神经组织受到刺激而激惹。

临床上表现为两种症候：①疼痛。神经超敏感，异位冲动产生，表现为腰痛、腰臀痛或腰腿痛。②下肢麻木和（或）麻痹。感觉缺失或者运动丧失，如肌无力、肌萎缩、腱反射消失等。甚至于引起马尾神经损害症候（大小便功能障碍、下肢瘫痪、会阴部感觉障碍）。对于力学性发病因素，临床上主要采用脊柱整复松解手法（非手术）或手术减压，使硬膜囊及神经根从力学上得到松解、改善血供、恢复功能。对于生物性的发病因素，主要采用硬膜外神经阻滞疗法或髓核化学溶解术（如胶原酶注射），消除无菌性炎症反应的病理改变，阻断病变发展。对症治疗可以酌情采用，如使用消炎镇痛药物，外周经皮电刺激等各种理疗可以缓解疼痛，恢复肌力和神经功能。

2. *腰椎管外软组织损害发病机制*　急性损伤后遗或慢性劳损引起的软组织疼痛是

原发因素，其好发部位主要在骨骼肌及筋膜在骨膜附着处。由于损害组织的炎性肿胀、瘀血、坏死组织的分解，使附着处的神经末梢受到无菌性炎症的化学性刺激而引起疼痛。在局部形成有规律的软组织压痛点，呈立体的致痛区域，还具有向远处牵涉的特点。这些病变组织受到上感、感染、疲劳或者轻微外伤、风寒湿等外界刺激可以诱发疼痛。

疼痛引起的肌痉挛和肌挛缩可与其互为因果。慢性持久的肌肉变性挛缩能机械性地压迫或牵拉周围血管神经，临床上也可以出现肢体放射性的麻感，甚至萎缩无力，血供障碍，如肢体远端发凉、血肿、晦暗、脉弱等症象。病变日久者会发生脊柱及骨盆动力性平衡失调。人体同时会引起对应补偿调节（左右、前后）和系列补偿调节（向上向下），一旦失去补偿调节，一侧的腰痛可继发对侧的腰痛或腹痛，也可向上继发背、颈、肩胛、上肢疼痛或头痛等症象，向下继发骶尾、骶髂、臀髋、膝踝、足底疼痛症象。对于早期软组织损害，可以施行压痛点推拿、药物注射和各种物理治疗；对于中期的病例，可采用脊柱整复手法、银质针松解疗法，辅以中药和各种理疗；对于晚期软组织损害变性挛缩严重者，可施行软组织松解手术。

临床上多数患者兼有椎管内外组织损害，治疗上一般应先消除椎管内发病因素，而后解除椎管外发病因素。如果仅消除椎管内发病因素而不解决椎管外发病因素，甚至会加重椎管外软组织痛。实验证明，刺激脊髓前根产生沿运动神经元逆行传导的冲动，可以使运动神经元兴奋性降低，此现象称为返回性抑制。其机制是由于运动神经元轴突侧支放电兴奋了脊髓灰质腹角第Ⅶ层内的抑制性中间神经元（Renshaw 细胞）并转而抑制运动神经元而引起的。所以单用硬膜外神经阻滞术消除无菌性炎症刺激，反而使上述的返回性抑制过程减弱或消失，从而增强了由椎管外软组织损害引起的肌痉挛，使疼痛加剧。另一方面，现代电生理学认为，刺激低阈值有髓鞘的初级传入纤维，如肌肉Ⅰa和Ⅰb传入纤维可以减弱脊髓背角痛敏神经元的反应，相反，阻断有髓鞘纤维的传导可增强背角痛敏神经元的反应。故这种粗纤维对背角伤害信息传递的抑制主要发生在背角胶质区（SG）。对于腰椎管内外混合型损害性病变不能仅仅采用硬膜外神经阻滞术。

【临床治疗思路探讨】

1. **胸腰椎管内组织损害**　除了各种肿瘤、血管畸形、脱髓鞘病、脊髓空洞等专科疾病外，主要针对椎间盘突出、椎管狭窄及马尾神经损害进行治疗。

手术指征：①间盘突出：巨大型、破裂型或多节段病变。②椎管严重狭窄：主椎管矢状径小于 10mm 或神经根管前后径小于 2mm。③马尾神经损害：会阴部或肛周感觉缺失、膀胱直肠功能障碍和下肢麻痹。

手术方法：①常规的椎板减压术：扩大开窗术、半椎板切除、全椎板切除。②椎板减压术：加内固定术或加植骨融合术。③椎管内多节段软组织松解术。④椎间盘镜下间盘摘除术。⑤经皮穿刺椎间盘切吸术、半导体激光间盘汽化切除术、间盘射频消融术。

腰椎管内病变的非手术疗法：硬膜外腔隙药物注射、脊柱松解手法、胶原酶盘外注射。静脉滴注甘露醇或β-七叶皂苷钠脱水消肿、地塞米松或来比林消炎镇痛、胞二磷胆碱或神经妥乐平营养神经等药物可以作为辅助治疗。

2. **椎管外软组织损害**　一般应采用非手术治疗，因绝大多数患者可以治愈。常用行之有效的治疗方法有①脊柱与关节整复疗法；②神经阻滞疗法；③银质针疗法；④各种理疗（中频、微波、超声聚焦、冲击波等）。

手术疗法指征：①症状顽固（病情严重，持续时间长）；②反复发作（无明显诱因）；③久治不愈（各种非手术疗法未能奏效）；④严重影响工作和生活（丧失自理能力）。

手术方法：①腰部软组织松解术；②臀部软组织松解术；③耻骨联合上缘软组织松解术；④股内收肌松解术；⑤髌下脂肪垫松解术；⑥跗骨窦软组织松解术；⑦内（外）踝后方软组织松解术。

临床上椎管内外混合型病变比较多见，治疗上一般先注重椎管内病变，尤其是把握好手术指征，能够及时消除发病因素，不会贻误病情，然后积极处理椎管外软组织损害性病变，两者不可偏废。对于多数患者宜采用针对性强的、疗效高的、较安全的非手术方法，形成序贯治疗方案。做到内外兼治、筋骨并重，才能获得治愈。根据我们的临床经验，提出腰腿痛病三阶梯治疗思路，治疗前对患者病情进行评估，然后按照病情的轻重程度分为三个阶梯，采取针对性治疗。

表 6-3　临床治疗思路——阶梯治疗

一阶梯	疼痛轻，间断或持续 疼痛部位局限 不影响生活、功能、工作	椎管内：硬膜外注药，脊柱整复 椎管外：神经阻滞，理疗针灸
二阶梯	疼痛较重，持续性 疼痛部位多发 影响生活、功能、工作	椎管内：激光减压，髓核化学溶解，射频热凝，臭氧消融 椎管外：神经阻滞，银质针导热，脊柱整复
三阶梯	疼痛重，持续性，需用药物 范围广泛 严重影响生活	椎管内：椎间盘摘除，内镜手术，椎管成形，内固定 椎管外：银质针导热，软组织松解手术

【临床治疗方案选择】

以下依据腰腿痛病的病程发展、不同病情提供非手术治疗方案。

1.胸腰椎管内组织损害

（1）急性发病患者，因为椎管内神经根鞘膜外和硬膜囊外脂肪结缔组织无菌性炎症反应强烈，组织的炎性肿胀、缺血瘀血明显，各种致痛物质的作用，以疼痛为主要征象，神经受压的力学因素并非主要，因此在卧床或戴腰围辅助下应采用硬膜外腔隙注药，或者加用脊柱松解手法。对于疼痛剧烈不能行走的患者，还可以加用静脉滴注脱水消肿、消炎镇痛、营养神经等药物。

（2）处于慢性期患者，神经受压的力学因素成为主要环节，神经根、硬膜囊可以受到来自椎间盘突出物的挤压或者由于脂肪结缔组织变性挛缩、纤维化、索条作用而发生损害。所以应先采取脊柱松解手法，后进行硬膜外腔隙药物注射，辅助静脉滴注神经营养药物、牵引治疗，也可以采用胶原酶融盘加用硬膜外腔隙药物注射。

2．胸腰椎管外软组织损害

（1）急性发病者，神经阻滞或压痛点注药；病情较重、疼痛剧烈者可采用神经阻滞与脊柱松解手法，迅速缓解疼痛，解除肌痉挛；病情较轻者选用各种理疗，如中频电疗、热磁疗、半导体激光或超短波等。

（2）处于慢性期患者，其特点是组织病变重、发病部位多、肌肉力学补偿功能低下，往往与椎管内病变并存，所以治疗应以解除肌痉挛、肌挛缩为重点。临床上采取脊柱松解手法和（或）银质针针刺疗法，辅助中药外敷、热磁疗等方法，以达到软组织松解和修复的目的。后期还可进行运动疗法，以增强肌力，提高体能，以促使疾病康复。

（3）对于老年或青少年患者，体质虚弱者，有较严重的心脑血管疾病者，在治疗时应慎重对待，在手法的选用、药物的选择、银质针的布局上有所不同，应该针对个体差异确定治疗方案。

（王福根）

五、SP 和 CGRP 神经纤维在膝关节的分布及与膝关节疾病的联系

近年来，多种神经肽被确认存在于周围神经系统，一些证据表明它们主要作为神经调节物质起着传递感觉信息的作用。P 物质（SP）于 1931 年被发现，并通过免疫组织化学的方法证明其存在于脊髓背根神经节的细胞和传入 C 纤维和 Aδ 纤维，其中一些对伤害性刺激有特殊反应。伤害性刺激导致脊髓释放 P 物质，这个结果表明神经肽参与了伤害性信息的传递。

降钙素基因相关肽（CGRP）是 1983 年所发现的神经肽，现已证明其存在于脊髓背根节的细胞和周围感觉神经轴突。在活体猫的脊髓中已证明了 CGRP 的刺激依赖性释放，应用 CGRP 的离子导入在猫的脊髓背角产生缓慢且长时的神经元兴奋并非与上述结果提示的 CGRP 与伤害信息传递过程有联系。许多研究者确认了 CGRP 和 SP 共存于感觉神经节的细胞和初级传入神经纤维中，CGRP 和 SP 同时释放影响其他神经肽和神经调节物的释放和作用。

发现两种神经肽出现在周围传入神经纤维，并在神经支配组织存在神经肽结合点，这一事实提示初级传入纤维不仅仅限于从周围向脊髓中枢传递（伤害）信息，而且在神经支配的周围组织中表现出传出的调节作用。实验中，对初级传入纤维的逆行刺激激发加强了膝关节关节液中 SP 的释放，其作用为调节血管扩张和血浆蛋白和红细胞的渗出，这是炎症过程的主要特征。因此，神经肽如 SP 和 CGRP 的释放可能在调节炎症的神经成分中起着重要的作用。

近年来，国外学者以膝关节为实验对象研究 SP 和 CGRP 神经纤维的分布及与疾病的联系。本文拟对这一问题作一简要概述。

Har 研究了猫膝关节的初级传入纤维中的 SP 和 CGRP 纤维的分布。应用荧光染料快蓝作用于切断的周围神经末端进行逆行标记使关节传入神经的核周体显现。发现 SP 在标记的中部关节传入纤维中占 17%，后部占 16%，而 CGRP 在中部和后部传入纤维

中占 35% 和 32%。考虑到两种神经肽共存的情况，传入纤维中的 SP 和 CGRP 可能不会超过 1/3，对细胞直径的计数表明只存在于小的和中等大小的神经元（< 50μm），这提示这种神经肽主要存在于无髓神经纤维中。CGRP 主要存在于小的和中等的神经元，但也有一些存在于大的神经元中（> 50μm）。提示 CGRP 存在无髓神经元及少量的有髓神经元，这与以前的研究结果相一致。

Marshall 应用免疫组织化学方法研究了猫膝关节十个区域（交叉韧带、侧副韧带、半月板、脂肪垫、滑髌、关节囊和腘肌）的 SP 和 CGRP 纤维的分布。在所有的被检测的关节组织中均发现 SP 和 CGRP 免疫反应阳性的神经纤维。SP 纤维和 CGRP 纤维通常与血管分布有关，但是十个区域中都发现了"自由"的 SP 纤维和 CGRP 纤维，与血管分布没有任何关系。结果表明 SP 纤维和 CGRP 纤维不局限于滑髌组织，两种神经纤维广泛分布于除关节软骨无神经区域的所有关节组织。与 SP 和 CGRP 相互作用的功能相联系，这些发现表明在正常的关节功能和关节的炎症过程中当神经肽发挥作用时，与 SP 和 CGRP 互相作用的功能相联系。

Pieter Buma 在大鼠髌骨下关节腔内注射细菌性胶原酶诱发出关节炎。设对照组，在关节囊、髌骨骨膜、髌骨边缘的滑膜组织、股骨髁间窝、股骨和髌骨的软骨下骨质均发现丰富的细小曲张的 CGRP 和 SP 纤维。而且，在股四头肌、髌腱和股骨髁间窝之间的滑膜皱襞也发现这两种纤维。应用胶原酶处理后，CGRP 和 SP 纤维在皱襞组织显现不明显，在髌下脂肪垫、髌骨边缘与增生的滑膜组织大为减少。

Wojtys 应用 11 名病人的髌骨为标本，其中 8 例诊断为退化性髌股关节病和 3 例正常。通过免疫组织化学技术应用单克隆抗体标记 SP 以确定伤害性纤维，在支持韧带、脂肪垫、骨膜、髌骨软骨下骨板均可分离出受退行性疾病影响的 SP 纤维。这项研究表明在膝关节软组织、周围结构及骨选择性追踪伤害性疼痛纤维是可能的。正常的软骨下骨板没有显现出侵蚀的窦道，但在退行性疾病出现，伤害性纤维在此发现可以解释某些病人的症状。膝关节周围软组织 SP 纤维的分布提示对膝前部疼痛采用外科方法产生满意的疗效其机制有可能是去神经的原因。

Pereiz 应用免疫荧光显微镜观察正常人和类风湿关节炎病人的滑膜的神经支配。免疫反应阳性的神经纤维（包括 SP 和 CGRP 纤维）在类风湿关节炎的滑膜中数量明显下降，这结果与神经肽在类风湿关节炎病人释放到关节液的结论相一致。Mappz 也证明了在类风湿关节炎病人表层滑膜组织 SP 和 CGRP 纤维缺乏及深层组织免疫反应染色的神经肽在病变组织比正常组织要少，这提示在类风湿关节炎病人释放 SP 和 CGRP 及其他神经肽。

Jason 应用银染法和免疫组织化学方法研究了兔、鼠和人的膝关节侧副韧带神经分布及损伤后变化。SP 纤维和 CGRP 纤维在兔、鼠的侧副韧带上均被发现，在韧带损伤区的周围免疫反应阳性的纤维远离正常韧带。提示韧带对神经源性炎症高度敏感，有可能是关节伤害性刺激的关键因素之一。

Lam 研究了应用交感神经刺激和应用 SP 和 CGRP 对鼠的膝关节囊的血流作用。结果发现同正常相比，动物在急性关节炎肘，交感神经的缩血管反应明显下降，而 SP

和 CGRP 的扩血管作用均增强，在正常关节中预先应用 SP 和 CGRP 能够降低交感神经缩血管的作用。在膝关节急性炎症时，交感神经的扩血管作用被神经肽释放所替代。急性关节炎的充血特征可归因于这种效应。Karimian 在大鼠的膝关节腔内注入适量的 CGRP，运用敏感的检测手段在关节滑液中检验出蛋白。这个发现说明 CGRP 能改变血管的通透性而且参与了神经性调节的炎症过程。总之 SP 纤维和 CGRP 纤维广泛地分布于膝关节的各个区域，在膝关节炎症和损伤的病理生理过程中起重要的作用。

（毕　胜）

六、软组织损害性疼痛临床研究进展

【软组织损害性疼痛概述】

慢性软组织损害性疼痛是临床上最为常见的肌肉骨骼疼痛。约占慢性疼痛门诊 80% 以上，骨科门诊疾病的 65%。老年人肌筋膜疼痛、脊柱痛、关节痛大多为此类疑难病症，因为其解剖学与病因学的复杂性，临床症候的多变性，诊断治疗的随意性、非系统性，所以长期困扰着骨科、神经科、康复科与疼痛科临床学界。60 年代初始，我国学者宣蛰人从事人体软组织外科学开创性研究工作，以其严谨的科学态度，翔实的临床研究，冲破传统理论的束缚，提出了椎管内外软组织无菌性炎症致痛的学说，构建了软组织疼痛理论框架并创立了定型的人体软组织松解手术，2002 年 8 月《宣蛰人软组织外科学》问世，这是我国学者独立研究取得的重要成果，已被医学界视为在征服慢性疼痛性疾病历程中树立的里程碑。

人体软组织包含脊柱椎管内外两个相关联部分，椎管内含有后纵韧带、黄韧带、小关节囊、硬膜外／神经根鞘膜外脂肪结缔组织；椎管外含有各层次肌肉及其筋膜间隔、部分小关节囊、棘上韧带与棘间韧带，还有周身关节周围肌腱、韧带、脂肪垫等，共同构成脊柱动力性力学稳定系统。上述软组织受到急性损伤或自体损伤，就会导致长期的慢性疼痛。既往由于对软组织结构与功能认识不足，忽视了软组织疼痛在慢性疼痛性疾病中的重要地位。以至于临床上出现种种"误区"，错将"骨质增生""骨骼畸形"列入器质性腰痛范畴，而把软组织疼痛划为功能性腰痛之列。而今按传统标准诊断为"颈椎病""腰椎间盘突出症"的病例，往往并非引起疼痛的直接原因，其中充斥着慢性软组织损害的发病因素。

20 世纪 30 年代以来，人们认识腰椎间盘突出症的历史大致分为三个阶段，"压迫致痛"，即椎间盘突出压迫神经根致痛的观念；"炎症致痛"，即椎管内的硬膜囊外及神经根鞘膜外脂肪结缔组织无菌性炎症致痛的理念；"失稳致痛"，即脊柱内外力学稳定系统失调，发生脊柱节段性失稳，导致对椎管外周神经血管的刺激与卡压而引起疼痛。学者们对椎间盘退变与损伤前后进行了神经解剖、病理、生化及生物力学研究之后，如今提出"椎间盘退变性疾病"（degenerative disc disease）的概念，其中包含椎间盘退变、椎间盘突出、椎间盘吸收和滑移、椎间盘源性下腰痛（discgenic low back pain）等。按照软组织疼痛学理论，"炎症致痛"之说是普遍存在的，单纯压迫神经根只能引起麻木或麻痹；"压迫致痛"是有条件的，在纤维环大部或全部破裂的状态下，所谓破裂型突出才有可能发生；"失稳致痛"则在久病反复发作或肌肉骨骼功能低下状态时表现的疼痛，脊柱运动功能障碍非常明显。除了少数患者需要施行脊柱内固定外，此时消除肌肉挛缩，恢复与增强椎管外软组织力学稳定功能极为重要。

临床观察发现，老年人椎间盘比较容易吸收，自限性高。也即是说随着年龄的增长，椎间盘退变之结果反而使脊柱趋向于稳定，但前提是肌肉韧带软组织能发挥有力的支撑与保护功能，解决脊柱韧带的松弛问题。通常"机械性压迫"与"无菌性炎症"并非是老年性腰腿痛病的主要矛盾，重要的是要恢复与增强脊柱节段性稳定。由此，作者推出脊柱关节整复、银质针导热、神经传导阻滞三项现代治疗可针对性地发挥积极治疗作用。前者有松解关节，调整脊柱、骨盆与髋关节的力线的作用；银质针导热有松解肌挛缩，改善局部血供，消除软组织无菌性炎症的作用；后者有阻滞神经痛觉传导，消除椎管内神经根鞘膜外炎症及神经营养的功效。以非手术治疗为主导，适当配合药物，增强腰背肌功能练习等康复训练应该是老年人腰腿痛病临床治疗的理念和途径。

【病因学新理念】

1. *原发性疼痛与继发性疼痛*　急性损伤或慢性损害（自体损害）是原发性软组织疼痛的主要发病因素。损害部位病理改变为无菌性炎症。而继发性软组织疼痛的发病因素是肌痉挛和肌挛缩，在肌肉肌腱或肌筋膜与骨膜连接处，即肌止或肌起部位发生长久的粘连、变性与挛缩，形成区域性的甚至全身性有规律的压痛点。由于椎管外肌肉组织是脊柱外在力学稳定系统，任何一条肌肉或者一组肌肉发生肌挛缩就会导致脊柱功能障碍。

软组织压痛点与激痛点。原发性软组织损害性疼痛系一种慢性炎症过程，临床主要特征为表现在人体多部位相关联的软组织压痛点（tender painful point），其分布于肌肉或肌腱（含筋膜、脂肪垫）连接骨膜的附着点内，其病理学基础为无菌性炎症。软组织压痛点比较深在，要用力施压才能引出疼痛及牵涉痛，针刺与药物难以消除。以感觉神经及血管缺血性损害为显，肌挛缩一般较重。而继发性软组织疼痛，所谓"肌筋膜疼痛综合征"临床特征是表现骨骼肌肌腹内众多的激痛点（triger point），相对浅在分布于运动终板附近周围，往往表现为急性炎症反应，而急性过后成为潜在的激痛点。较轻的施压就会引发疼痛及牵涉痛，针刺与药物注射可以消除，与感觉与运动神经受累关系均较为密切，肌无力较明显。

肌痉挛与肌挛缩。肌痉挛是肌肉与神经受到损伤性刺激后的短暂抽搐或收缩反应，与阵挛不同，属于等长收缩，一般认为是可逆的，肌电图可记录密集的动作电位。临床上针刺与药物可以得到缓解，通常不会引发关节疼痛；而肌挛缩则是较长时间肌肉处于缩短状态，且有病理改变，难以可逆恢复。肌电图表现为无动作电位。因肌挛缩长期累及支配相应关节的神经，故常有关节疼痛，针刺与药物难以缓解疼痛。

继发性疼痛及肌挛缩形成后，脊柱左右前后对应的肌肉或躯干上下系列的肌肉就会进行力学补偿调节。脊柱短肌即腰背部深层肌肉（棘肌与多裂肌）完成躯干之间对应补偿调节；连结脊柱与头颅、脊柱与胸廓（含锁骨、肩胛骨）、脊柱与骨盆的长条肌肉则完成躯干与头颅胸廓骨盆之间的系列力学补偿调节。一旦对应或系列力学补偿调节发生障碍，导致脊柱侧弯、骶髂关节移位及股骨头转位。久而久之，就会形成头颈胸背肩胛部及锁骨上窝处等躯干上半部大范围疼痛；或者形成腰骶臀髋部及耻骨上下支处等躯干下半部大范围疼痛，并常伴有上肢或下肢周围神经血管受累症候，诸如肢体畏寒、发木或异样感觉等，进而导致人体全身广泛性慢性软组织疼痛。此刻，往往会伴有或加剧脊柱关节、椎间盘病变，成为持续性、顽固性的慢性疼痛及复杂的关节肌肉牵涉痛，最终发展成为临床"疑难痛症"。

2. 椎管内椎间盘病变和椎管外软组织损害　脊柱椎管内外损害性病变是客观存在的，脊柱椎管内病变是以椎间盘损害为基础，并通过神经调节机制，引起椎管外软组织损害，即所谓"离心性模式"；脊柱椎管外损害是以软组织损害为基础，并通过力学补偿调节机制，引起或加重椎间盘损害，即所谓"向心性模式"。椎间盘损害–退行性变病理过程的"离心性模式"为起先引起前纵韧带与后纵韧带损害，继而发生小面关节退变及黄韧带增厚变性，通过窦椎神经（间盘内）的作用调节，导致棘上韧带与棘突间韧带损害，最后引发椎管外肌肉筋膜在骨附着处的应力性损害。越来越多的学者认为，尽管椎间盘退行性变较其他组织更早，但是并无临床症候，倒是椎管外肌肉及其筋膜等软组织发生损害后所引起的脊柱运动功能障碍，几乎与椎间盘损害同时发生在青少年病例身上。也即是脊柱周围慢性软组织损害，通过力学补偿调节机制，不断增加椎间盘承载的各种应力，并使髓核逐渐丧失平均分布应力到纤维环的能力，椎间盘随时可能发生应力性损伤，这就是"向心性模式"。

两种损害模式，互为因果，临床上往往两者同时并存，不过是在具体病例发展进程中，椎管内外病变表现轻重程度不同而已，可以先表现为椎管内椎间盘病变的症状，亦可先表现为椎管外软组织损害的症状。即可此轻彼重，亦可不分伯仲，均为严重，成为临床难治之症。据作者长期临床观察，椎管外软组织损害性疼痛症状出现每先于椎间盘损害性疼痛。临床上采用特异性理学检查，如腰脊柱屈曲伸展试验、脊柱侧弯试验和胫神经弹拨试验可以区别椎管内外两类不同的损害性疼痛。

临床上脊柱椎管内损害性疼痛包含椎间盘源性窦椎神经分布范围和神经根及其分支范围引起的痛性肌痉挛，可认为系继发性软组织疼痛。主要表现为神经走行径路上及肌肉肌腹中的激痛点或"卡压点"，同时通过脊髓灰质内 Renshaw 神经细胞（中间细胞）"返回性抑制"作用，也抑制或减轻了肌挛缩引起的疼痛。故临床上脊柱椎管内外损害均较严重的腰腿痛病例，通过硬膜外隙神经传导阻滞，或者椎间盘摘除及神经根减压松解后，部分病例仅少许缓解，并未使腰痛腰腿痛消除，甚至于还有加重趋势，突显椎管外软组织损害性疼痛，因而被误认为"腰部手术失败综合征"。相反，脊柱椎管内外混合性损害病例，如果一味采用药物、理疗、针刺治疗软组织压痛点部位，不仅徒劳无功，反而会加重临床疼痛。对于此类病例须"双管齐下"针对性治疗。

3. 肌肉对脊柱稳定与失稳的作用　关于脊柱稳定问题。疼痛、功能障碍、脊柱外形异常与脊柱稳定之间有何关系，已经成为临床医生的思维定式。脊柱的稳定状态依赖其复杂结构行使正常功能，脊柱和周围肌肉复杂结构的改变或者功能障碍则会导致其处在失稳状态。

肌肉对脊柱额状面与矢状面的稳定作用。脊柱能否稳定在静态稳定或动态稳定状态，除了脊柱固有的韧带、关节、椎间盘结构，主要取决于躯干肌肉能否发挥正常的功能，即正常而又强健的肌肉是维持脊柱稳定与平衡的重要因素。当然，脊柱关节、韧带、椎间盘等结构也影响着肌肉的正常功能发挥，同时还有支配肌肉的神经（前后支及其分支）参与协调。

从额状面分析，脊柱旁两组肌肉对称的正常功能使脊柱处于直立位，当两组肌肉失去平衡时，就会发生脊柱侧弯，并相继因补偿调节而出现向上或向下邻近部位甚至远隔部位的失稳，引起疼痛范围增大、功能障碍以及骨盆或肩胛倾斜。

从矢状面分析，脊柱前后肌肉所维持的脊柱生理弧度（曲线），主要为颈椎和腰椎的生理曲线有其正常范围，一旦脊柱前后诸肌失去平衡，颈椎或腰椎则可发生弧度消失（变直、向后成角），弧度加深（过伸）。脊柱生理弧度的改变与临床疼痛的关系比较密切。

维持脊柱稳定功能的肌肉，大致可分为局部系统构组肌肉和整体系统构组肌肉两种类型。前者肌起与肌止均在腰椎范围内（以下腰部为例），是维持脊柱弧度使其前后与侧向处于稳定状态。属于整体系统构组的肌肉包含骶棘肌、腰大肌、腰方肌、腹内斜肌、腹外斜肌和腹直肌；躯干上部的上肢带肌肉肩胛提肌、大小菱形肌等，它们是直接作用于肩胛、胸廓和骨盆的肌肉群。背阔肌传递腰背部与肱骨之间的应力，腰大肌与内收肌群则传递腰部、骨盆带与股骨之间的应力。整体系统构组肌肉应力作用线常通过腰椎间盘前缘或中点，起到部分抵消脊柱局部系统肌肉群的应力作用。反之，局部系统肌肉群也牵制整体系统肌肉群的应力，避免腰脊柱伸屈弧度过分改变而发生不稳定，两者相辅相成，共同维持脊柱的稳定。骶棘肌分为内侧与外侧两部分，其中胸部肌纤维占 2/3，为整体系统范围，腰部肌纤维占 1/3，属局部系统范围。腰部肌纤维内侧部分起自髂嵴内侧及腰肌间腱膜，止于腰椎横突内侧的副突；外侧部分起自髂嵴外侧及腰肌间腱膜，止于腰椎横突背面。腰方肌起自髂嵴中 1/3，横突大部，其外侧部分止于第 12 肋骨，故属于整体系统肌肉范围。从胸廓至骨盆的肌肉是腹内外斜肌，呈弧形的肌肉，构成腹腔内压力。其内压力的形成，由于周围肌肉的作用，前面为腹直肌，两侧为腹内外斜肌与腹横肌，上面有横膈，下面为盆底肌层。临床研究证明，腹内压增高与躯干负重用力密切相关。临床上影像学检查分析，往往注重脊柱、关节与椎间盘的形态学改变，即骨性变化，而忽略了脊柱额状面与矢状面曲线的改变。脊柱生理性弧度加深或变浅，脊柱侧弯有无，恰是与疼痛相关的。属于局部系统构组肌肉的腰部深层肌肉（棘肌、多裂肌）发生肌挛缩，因脊柱节段性失稳，则使生理弯曲变浅变直，如果一侧肌挛缩会有凸向患侧的脊柱侧弯；反之，属于整体系统构组肌肉（骶棘肌、腰大肌、腰方肌等）发生肌挛缩，因脊柱纵向大范围的失稳，则生理弯曲加深加大，如果一侧肌挛缩会有凹向患侧的脊柱侧弯。如果局部与整体两个系统构组肌肉均有损害，则会出现复杂的混合状态。

【老年性腰背痛治疗思考】

1. **老年人腰背痛治疗理念**　美国学者调查 10 年间（1981-1990），60 岁以上正常健康者 1000 例，MRI 结果提示椎间盘突出占 1/3，膨出占 4/5，狭窄占 1/5，而临床并无腰腿痛病史。说明老年人椎间盘的退行性改变极为常见。由此也可推测老年腰腿痛患者更多地表现在椎管外软组织疼痛，尤其是原发性软组织疼痛。

老年患者腰痛腰腿痛有以下特点：①脊柱退行性改变相对较严重，软组织椎管狭窄视为多见；②椎间盘突出具有自限性而吸收；③脊柱位移、脊柱侧弯、椎体楔形变（后凸）等节段性失稳明显；④肌肉软组织应激与适应能力降低。所谓腰椎手术失败综合征，脊椎间内固定带来的邻近节段失稳问题，颈（腰）椎间盘退变吸收或骨赘融合后发生邻近节段位移、脊柱侧弯或后凸等均表明椎管外软组织功能低下或障碍，因而针对性治疗慢性软组织损害，恢复其稳定与支撑功能，保护椎间盘免受应力性损害是极其重要的理念。

确立非手术体系为主导，药物治疗与微创技术并重，临床与康复为一体的临床路径和手段。除了少数病人适用于人体软组织松解手术、显微内镜椎间盘切除术（MED）、椎间盘减压植骨融合术、椎弓根螺钉系统内固定术、自锁式椎间融合器固定术、人工椎间盘置换术、椎间孔入路脊柱内镜技术等外科开放手术外，绝大多数病人可采用现代三项（银质针导热、脊柱关节整复、神经阻滞）疗法、脊柱微创介入技术、经皮椎体成形术获得临床治愈。

2. 现代三项治疗

（1）银质针导热技术源自堪称上海伤科八大家的陆氏伤科银质针疗法。王福根于1992年初始，对其独特功效及作用机制进行系列研究，研制出银质针导热温控巡检仪，一改传统艾灸燃针法，对银质针加热实施温控，创用银质针导热治疗慢性软组织痛。银质针由纯银、铜与其他金属铸制而成，针体粗，直径为1.0mm，具有良好的导热性。皮肤进针点针体温度多在43~45℃，与组织存在温差梯度，组织内针身温度进而会升高。骨骼肌细胞由于轻度热损伤出现炎性改变、细胞凋零、再生修复的病理过程。临床上观察到银质针导热后患者约有2周肌肉无力现象，且骨骼肌张力较治疗前降低，可能与软组织轻微热损伤有关。

适应证：由颈椎管或腰椎管外软组织损害所致的慢性痛症：头面部痛、颈肩臂痛、肩周炎、肱骨髁上炎、腰臀腿痛、骶髂关节痛、膝关节痛、跟底痛。与软组织损害相关的肢体血管神经受累临床症候：躯干半身麻木、发凉、多汗、肢体麻木及肌萎缩、头晕、眩晕、耳鸣、视物模糊、紧张性头痛、头部发木、眼眶胀痛、吞咽疼痛、张口受限。与软组织损害相关的脏器功能障碍症象：痛经、阳痿、会阴痛、胸闷、气短、心悸、腹胀、腹痛、便秘、尿频、尿急、排尿无力等。

临床研究表明，银质针导热疗法功效表现在①消除炎症反应；②增加局部血供；③松解肌肉挛缩。即通过银质针导热的综合治疗作用机制，可解除软组织炎症、缺血、痉挛综合因素致痛的临床问题。王福根教授等（2013）对26例软组织损害性腰腿痛患者，采用高精度插入式半导体测温仪，实测银质针治疗靶区深部软组织温度。自套筒式探头自加热开始至银质针起针后15分钟内每1分钟实时测量，获得加热时与加热后温度变化曲线。观察到加热开始肌肉软组织内温度低于体温36.5~37.0℃，并逐渐下降1.0~3.0℃，加热10分钟后治疗区域温度缓慢上升到体温水平。大多数测试者在起针后15分钟内实测温度高于体温2.0~3.0℃。银质针从体内拔出后，体内测定温度上升速率加快。由此推测，在室内常温下，银质针加热在体内软组织中传导扩散与肌肉的挛缩程度、肌肉血管开放数量及肌内血液流量等因素相关。肌肉的松弛效应和增加局部血供的作用主要发生于起针以后，而非在银质针加热过程之中，纠正了既往的臆测和认识。

（2）脊柱关节整复术：当今无论是中国的脊柱推拿医术，还是西方的整脊疗法，正在不断交融，向深层次推进和广泛应用。在脊柱整骨推拿的基础研究与临床应用结合方面，国内外学者均进行了较深入的探讨。英国骨科学家 Cyriax 集欧美脊柱整骨疗法之大成，详细叙述了脊柱、关节和软组织疼痛性疾病的症状体征和临床治疗，并将肌肉软组织内药物注射疗法与整复手法同脊柱骨关节、肌肉、神经解剖紧密结合，具有极大的临床应用价值与指导作用。国内魏征、龙层花在临床与实验研究基础上提出脊柱病因治疗学理论，认为纠正脊椎关节移位与兼治软组织损害，从而能恢复脊柱稳定性。作者对于脊柱病因相关的诸如自主神经功能紊乱病症也做了专门论述。潘之清对"腰椎–骨盆–髋关节"共轭系统见解及治疗疼痛做了专题论述，并指出颈椎病与血压异常、心律紊乱、头痛头晕、视力障碍等有一定联系，为颈椎源性肩臂疼痛与眩晕的脊柱整骨治疗理清了思路。李义凯对脊柱推拿的各种机制，脊柱源性疼痛的神经解剖学联系，脊柱手法相关的生物力学基础及评价方法等做了较系统的叙述，为脊柱推拿手法临床应用的准确性、安全性提供科学依据。王福根博采众长，推陈出新，创立较完整的脊柱关节整复诊治体系。经临床病例验证，治疗脊柱骨关节损伤和慢性疼痛性疾病疗效卓著。其中颈椎定点伸引手法、腰椎定点牵扳手法对颈腰椎间盘突出症具有松解神经根粘连、椎间盘突出物位移及解除肌肉挛缩的综合作用，达到重建脊柱力学平衡与稳定。因而，此疗法兼备椎管内外病变的双重治疗功效，在慢性软组织损害性疼痛的治疗中发挥了独特的作用。

（3）神经药物阻滞：是治疗急慢性疼痛疾病的主要治疗手段之一，国内外学者均已认同。神经传导主要是通过少量钠离子和钾离子跨越神经细胞膜的急速变化而产生扩布性电信号来完成，而神经细胞内外钾离子与钠离子浓度梯度的维持则依赖神经内钠–钾泵机制来实现。静息状态下，神经细胞膜对钾离子的通透性高于钠离子，使钾离子不断地由细胞内渗漏至细胞外，导致细胞内相对负电荷状态，在神经细胞膜内外形成 $-70\sim-60\text{mV}$ 跨膜电位差。感觉神经末梢伤害感受器（受体），可将各种机械、化学或温度刺激转换成微电流信号，从而使受体周围神经膜细胞的跨膜电位差减少。一旦达到或超出阈电位水平，即可产生动作电位。此时神经细胞膜对钠离子通透性突然增加，使其迅速内流发生去极化，细胞内外电荷短暂逆转；然后随着钾离子通透性逐渐升高，再从细胞内向细胞外流出，恢复至先前跨膜电位差，即为复极化。去极化产生的电流继而使邻近的神经细胞膜发生去极化而激活神经。神经细胞膜外钠离子通道主要允许钠离子通过，为电压门控通道，正是麻醉镇痛药物的作用位点，其通过降低或抑制神经细胞膜对钠离子通透性一过性增加而阻断神经冲动的传导。实验研究报道，急性疼痛患者应用麻醉镇痛药物不仅能阻滞伤害性刺激神经冲动的产生和传导，而且能在一段时间内抑制神经的兴奋性，因而有一定持续效果。多数学者主张慢性疼痛患者亦可酌情应用神经阻滞治疗。对于慢性软组织损害性疼痛而言，颈椎和腰椎硬膜外隙麻醉镇痛药物神经阻滞受到格外关注。

3. 微创介入治疗　对于老年人腰椎间盘突出症，确实为椎管内压迫性因素所引起的腰背痛、腰骶痛，神经根性疼痛或硬膜囊及后纵韧带压迫性损害者，经正规的非手术治疗 3 个月以上者，可选择性采取经皮椎间盘切吸术、经皮椎间盘内电热术或经皮椎间盘激光汽化减压术。而巨大型游离型间盘突出物、重度椎管狭窄、马尾神经功能损害、椎间盘退变严重并有椎体 I 度以上滑移或突出物伴有钙化者则应列入禁忌。通常认为 X 线及 MRI 证实病变椎间盘高度低于正常 50% 不宜接受上述介入治疗。

经皮椎间盘切吸术（APLD）是在经皮腰椎间盘摘除术（PLD）的基础上发展而成，1985 年 Onik 首次报道用切割、冲洗和抽吸一体化的椎间盘自动摘除器完成椎间盘突出症治疗。据不完全统计，临床有效率达 74%~94%。美国矫形外科协会已将 APLD 列为椎间盘突出症安全有效的治疗方法。据相关文献报道，APLD 的并发症总发生率为 0.02%，Onik 的 14 万名患者无死亡病例报道。其并发症主要为血管损伤、神经损伤、椎间盘感染等。其中椎间盘感染是严重并发症之一，有两方面原因：一是穿刺器械消毒不彻底，手术无菌操作不严格；二是穿刺途径选择不当，以致损伤肠道后被污染的穿刺针进入椎间盘。以低毒性感染最为多见，术后 4~20 天表现为腹痛或下腹痛，无寒战、发热，腰背部肌肉痉挛明显，有深压痛与叩击痛。早期血沉增快，白细胞计数与中心粒细胞比例正常。一旦发现，须及早确诊控制感染。

经皮椎间盘激光汽化减压术（PLDD）是指通过高能半导体激光汽化部分髓核组织水分而达到椎间盘减压，使髓核突出物"还纳"并减轻或解除硬膜囊与神经根压力之目的，而非直接汽化突出的髓核组织。被汽化炭化的髓核周边为变性蛋白及空泡样组织，2~4 周后可有纤维组织和软骨细胞生长，8 周后汽化空腔及周边受到热损伤的髓核组织均被纤维组织及软骨细胞替代。1987 年 Choy 首次报道于临床，诸多学者对 PLDD 做了大量的基础和临床研究。激光对周边组织的热损伤是临床医师最为担忧的问题，实验结果表明激光汽化椎间盘时，用 432J 能量的 Nd：YAG 在距激光中心 5mm 处的椎间盘内温度可上升至 91℃，而椎间孔（神经根）、后纵韧带（脊髓）温度检测位点正常。一般不会对周围组织造成热损伤，但不同的激光源、过高的能量及能量释放速度均可影响治疗的安全性。

Choy 报道 518 例患者并发症发生率低于 1%，主要并发症是术后神经根损伤、软骨板穿孔或马尾神经损害。因而，术中应精确定位和严密监视手术过程，以防激光对周围组织热损伤。

经皮椎间盘内电热疗法（IDET）利用射频电热能使椎间盘内胶原组织成分发生固缩，凝固纤维环病变部位，从而也使向内生长的肉芽组织产生变性固缩；射频脉冲电能还可通过灭活分布于纤维环外部的窦椎神经微细分支达到治痛的目的。同时，胶原组织的固缩和纤维环的封闭作用，增强了病变椎间盘的负荷能力和腰椎的稳定性。由于 IDET 相对于传统治疗的诸多优点，迄今愈益广泛地得到应用。MRI 显示病变椎间盘厚度高于正常 50%，且无重度椎间盘突出或椎管狭窄，神经根压迫体征较轻者可考虑采用此项技术。Saal 等对 58 名病程超过 6 个月，经常规非手术治疗无效，接受 IDET 治疗的慢性腰腿痛患者进行了 6 个月、12 个月、24 个月的随访研究。结果表明，在 VAS 评分、躯体疼痛指数 SF-36 评分、疼痛缓解、躯体功能及生活质量方面均有显著改善，且 2 年后改善持续。由于该项技术具有操作简便、定位精确、微创安全及并发症少等优点，特别是对有手术禁忌的患者或是患有多种疾病的老年患者显得尤为突出，有望取代椎体融合手术成为首选的治疗方法。

4. **椎体成形术**（vertebral plasty，VP） 是将椎体增强剂骨水泥等经椎弓根注入压缩的病变椎体，达到缓解疼痛和稳定脊椎的目的。其手术方法已从原先的经皮椎体成形术（PVP）发展到经皮球囊扩张椎体后凸成形术（PKP）。随着社会人口老龄化趋向，50 岁以上的老龄人群中多于 1/4 罹患骨质疏松症，骨质疏松症引起挤压性骨折的风险明显增加，80-85 岁的女性人群中，约有 40% 的骨折发生率，已成为老年人的常见致痛和致死的原因。椎体挤压性骨折引起的剧烈疼痛现已成为临床医生所面临的医学问题，PVP 和 PKP 此两项微创介入技术的推出才使这一问题得以较理想地解决，目前已在骨科、介入科、疼痛科等专科领域广泛开展。

椎体成形术和椎体后凸成形术尽管临床疗效确切，但其疼痛缓解机制尚不清楚，包含了综合作用。可能机制是椎体负荷能力的改善和运动节段力学稳定性的增加，从而减少了椎体的异常动度，缓解了疼痛刺激。椎体后凸成形术通过将双侧球囊置于骨折椎体内，在荧光显像引导下，球囊被持续充盈，抬高了骨折终板，提供了骨折复位，使后纵韧带、前纵韧带恢复到合适的解剖位置而降低了疼痛的传入。目前最常用的骨水泥为聚甲基丙烯酸甲酯（PMMA），是由粉状的固体聚合物及其单体（液体）按比例混合而成的高分子化合物。其注射后，单体是一种有机溶剂，对组织细胞具有直接毒性且会发生热损伤，可能导致神经末梢的直接损害从而起到疼痛缓解的作用。

据目前的文献报道，疼痛性椎体挤压性骨折经 PKP 治疗后疼痛缓解率与功能改善率高达 95%，患者生活质量明显提高。椎体高度（部分或全部）恢复率为 67%，后凸畸形的发生率可减少到 50%。PKP 同 PVP 相比，具有更高的安全性，并发症的发生率低于 6%，尤其是骨水泥渗漏率明显降低。关于存在问题和应用前景，尽管有大量文献报道此种微创手术效果良好，但缺乏严格的随机对照实验研究，术后尚无统一的评估标准，病案缺乏长期随访资料等问题有待积累或解决。在充填材料方面，迄今已研发出 PMMA 替代物多孔天然珊瑚（含骨诱导因子）、碳酸钙骨替代物（Ca-P），具有良好的组织相容性，但其生物力学性能尚待进一步研究。骨质疏松引起压缩性骨折而导致严重老年性腰痛，均存在明显的椎间盘退变，因为椎体成形术脊椎强化后刚度加大，是否会加速邻近节段椎间盘退变或诱发骨折，还需长期观察与研究。

（王福根）

七、肌肉内热刺激对痛觉内源性调控影响——中枢不同类型阿片受体在下行易化及下行抑制中的作用

【摘要】

痛觉内源性调控作用在生理状态下呈现非紧张性状态，且痛觉下行易化作用的激活

阈值显著低于下行抑制作用的激活阈值。因此，在镇痛治疗中如何在不激惹下行易化作用的前提下，能够有效地激活下行抑制作用已成为临床治痛中难以克服的困难和障碍。通过观察大鼠伤害性缩足反射，本课题研究了肌肉内热针刺激对脊髓介导的伤害性反应的可能影响。此外，本研究对痛觉调控作用中涉及的丘脑"伤害性反应辨别器"：丘脑背内侧核（MD）及丘脑腹内侧核（VM）及中枢阿片受体介导的机制给予了深入探索。我们发现，46℃肌肉内热刺激能同时激活痛觉内源性下行易化和抑制作用，丘脑 MD 和 VM 核团分别参与上述易化和抑制作用的激活。而 43℃非伤害性肌肉热刺激仅激活下行抑制作用，丘脑 VM 核团参与该下行抑制作用。丘脑 VM 核团内分别微量注射选择性阿片 μ、δ、κ 受体拮抗药，β-FNA（β-Funaltrexamine hydrochloride）、naltrindole 和 nor-BNI（nor-binaltorphimine）显著降低 46℃内热针肌肉内刺激诱发的下行抑制作用；而 MD 核团内微量注射 β-FNA 明显抑制 46℃内热针肌肉内刺激诱发的下行易化作用。VM 核团内微量注射 δ-受体拮抗药 naltrindole 可以抑制 43℃内热针肌肉内刺激诱发的下行抑制作用，而 μ 和 κ 受体拮抗药对 43℃肌肉内热刺激诱发的下行抑制作用无影响。本研究提示：阿片 μ 受体在丘脑 MD 和 VM 核团中分别参与痛觉易化和抑制作用。此外，本研究结果提示了阿片 δ 受体在非伤害性（非痛性）肌肉内热刺激所介导的有效镇痛作用中的临床应用前景。

近几十年，疼痛的内源性下行调控作用在中枢敏化及病理性痛，如触痛（allodynia）或痛觉过敏（hyperalgesia）的发生和维持中的作用一直是痛觉研究的重点（Treede 等，1992）。从解剖和功能方面而言，目前所广泛接受的是痛觉的下行调控通路分为痛易化和痛抑制两个独立的通路（Fields，1992；Urban 和 Gebhart，1999；Millan，2002；Zhuo 等，2002）。通过药物或非药物方法，可以通过增强痛觉下行抑制作用及减弱痛觉下行易化作用，以缓解临床病理性痛。不过，相对于紧张性存在的本体感觉调控作用而言，痛觉的内源性下行调控作用的一个重要特点就是它在生理状态下处于非活动状态，其激活依赖于足量的外周 C-纤维的有效传入（You 等，2010）。更为重要的是，下行易化作用的激活阈值明显低于下行抑制作用的激活阈值（Lei 等，2011；Lei 和 You，2013；You 等，2013）。由于这一特性，导致在不激活下行易化的前提下，很难通过单独激活下行抑制以有效缓解疼痛。然而，需要接受的是外周 C-纤维的兴奋并不仅仅代表痛，其中，伤害性和非伤害性热刺激均可促使 C-纤维兴奋（Besson 和 Chaouch，1987）。因此，我们之前推测可以通过非痛性热刺激，如灸法，来选择性激活痛觉下行抑制作用（You 等，2013）。相对于阿片类药物在外周和脊髓的镇痛作用而言，阿片类药物在脊髓以上，如皮质和其他区域的作用并不一致。激活痛觉下行调控通路延髓头端腹内侧区（RVM）中的阿片受体可表现出明显的镇痛作用，而激活其他脑区的阿片受体反而出现增强痛觉感受的作用（Bederson 等，1990；Kow 等，2002）。在不同阿片受体中，有关 μ-受体对痛觉作用的争论最多（Marinelli 等，2002）。使用 μ-受体激动药，如芬太尼，在明显镇痛作用后会产生长时程的痛觉过敏，这可能会造成 μ-阿片受体激动药的成瘾和耐受，也为临床使用该类药物带来严峻的挑战（Colpaert，1996）。目前，对于上述阿片类药物在调控痛觉信息中所出现的复杂、矛盾的现象尚没有科学的解释。

在本研究中我们观察了不同温度内热针肌肉内热刺激对疼痛内源性下行调控的影响，以及阿片在痛觉下行易化和下行抑制调控中的机制。我们以全新的证据首次报道了43℃的非痛性热刺激，而非46℃的痛性热刺激引起阿片δ-受体，而非μ-和κ-受体的活动可能是一个具有前景的有效镇痛方法。

【材料与方法】

1. *动物选择* 选用健康雄性SD大鼠，体重260~300g（10周龄），所有动物由西安交通大学医学院动物中心提供。动物成对饲养于饲养笼中，保持室温22~26℃，光照与黑暗节律12 : 12小时，食物与水自由摄取。所有实验均获得西安交通大学医学院生物医学伦理委员会批准，并严格按照国际疼痛学会（IASP）关于清醒动物进行疼痛实验研究纲要的要求实施和完成（Zimmermann，1983）。动物在实验前5天每日置于实验观察箱中适应环境至少1小时。每只大鼠均只使用一次，实验结束后行腹腔注射过量戊巴比妥钠（200mg/kg）处死。实验中尽量减少动物的使用数量，同时尽量减少动物遭受痛苦。

2. *内热针肌肉内刺激大鼠* 通过面罩吸入异氟烷，麻醉起始剂量为4%异氟烷+96%氧气，在肌肉内热刺激期间的维持剂量为1%异氟烷+99%氧气。肌肉内热刺激选用内热针（直径1.05mm，长度30mm）连接于具有反馈调节控制功能的经皮骨骼肌松解治疗仪（型号：NWX-1型，上海曙新科技开发有限公司）（图6-6）。已知，高于45℃的外周组织热刺激可被认为是伤害性热刺激（Hardy，1953），本实验中选用43℃和46℃的内热针刺激分别作为非伤害性和伤害性刺激。本实验选用的每个温度下的热刺激时间为15、30和45分钟。内热针插入大鼠左侧腓肠肌中部，插入深度为0.5cm。除单针刺激外，我们还观察了双针刺激的空间效应，双针的针距为0.5cm。大鼠双侧的伤害性机械和热刺激所诱发的缩足反应作为伤害性反应观察指标。

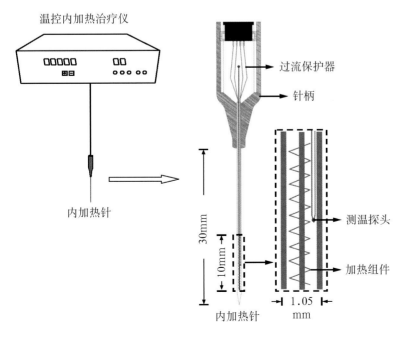

温控内加热治疗仪

过流保护器

针柄

内加热针

30mm

10mm

测温探头

加热组件

内加热针

1.05 mm

图6-6 由经皮骨骼肌松解治疗仪控制的内热式治疗针构造示意图。专为大鼠设计的热针为不锈钢针，直径1.05mm，热针内置加热器及温度传感器，可以精确感受温度变化（±0.25℃）

3. 电毁损对侧丘脑 MD 和 VM 核团　大鼠腹腔注射戊巴比妥钠（50mg/kg）麻醉后，将大鼠头部通过耳棒和齿板固定于脑立体定位仪上（型号：68001，深圳瑞沃德生命科技有限公司）。经利多卡因局麻，切开头皮，颅骨钻孔，对位于肌肉内内热针刺激对侧的丘脑核团行直流电毁损。电毁损采用绝缘不锈钢针电极（针柄直径 200μm，尖端直径 50μm，暴露尖端 50μm）通过立体定位仪定位插入丘脑 MD 核团/VM 核团，MD 核团坐标：前囟后 2.3~2.8mm，中线旁 0.75mm，颅骨下 5.2~5.4mm；VM 核团坐标：前囟后 2.3~2.8mm，中线旁 1.2~1.5mm，颅骨下 7.1~7.2mm（You 等，2013）。由电刺激器产生电极尖端为 150μA 的直流电 30 秒毁损相应的核团组织，通过与电极串联的 100Ω 的电阻，通过示波器测量压降来连续监控毁损电流。电毁损后，缓慢退出电极，伤口经生理盐水清洗，使用抗生素预防感染，牙科水泥封闭颅骨的钻孔，缝合头皮。术后动物恢复 7 天，并评估其行为及运动功能。经 Rota-Rod 转棒仪（型号 755，IITC，Woodland Hills，CA，美国）评估，对于有运动功能障碍的动物则剔除出下一步实验。

4. 脑内微量注射不同阿片受体拮抗药　使用牙科钻行颅骨钻孔以备颅内插管。经立体定位仪定位在丘脑核团插入套管针（外径：0.35mm；内径 0.25mm；深圳瑞沃德生命科技有限公司），核团坐标同上。插管术后伤口经生理盐水清洗，使用抗生素预防感染，牙科水泥封闭颅骨并固定套管针，缝合头皮。术后动物恢复 7 天，出现永久性神经功能损伤或运动功能障碍的大鼠则剔除出下一步实验。有研究显示丘脑内或其他脑区给予 1nmol 的 β-FNA，naltrindole 或 nor-BNI 能够有效影响脊髓伤害性感受（Lund 等，2002；Schepers 等，2008）。本实验所用拮抗药均购自德国 Sigma-Aldrich 公司，实验时使用生理盐水新鲜配制。内热针肌肉内刺激结束后 30 分钟，实验者用手将大鼠轻柔固定，1nmol/0.5μl 的上述不同拮抗药由微量注射器通过套管针匀速缓慢地注入丘脑内，注射时间为 30 秒，注射后 4 小时内观察药物效果。有部分实验也观察了高剂量（5nmol/0.5μl）拮抗药的效果。实验结束后药物注射部位微量注射滂胺天蓝染料（0.5μl；2% 于 0.5M 醋酸钠）用以定位。

5. 实验设计　根据不同实验目的将实验大鼠随机分组，每组 8 只，实验分组采用单盲法，实验者并不知道动物接受何种处理措施，如热针刺激与只针刺不加热，颅内不同阿片受体拮抗药注射与颅内生理盐水注射。

（1）机械及热刺激敏感性测试：测定伤害性机械性刺激诱发的缩足反应时，将大鼠置于带盖的箱底为铁丝网的透明有机玻璃箱中（20cm×20cm×25cm），选用手持式带有硬塑探针的电子 von Frey（2290 Electrovonfrey®，IITC，Woodland Hills，CA，美国）测定机械性缩足阈。探针尖端刺激大鼠足底靠近跟部引起缩足反应时停止施力，此时显示的为机械性缩足阈（克）。选用热刺激器（390G，IITC，Woodland Hills，CA，美国）测定伤害性热刺激诱发的缩足反应。将大鼠置于带盖的透明有机玻璃箱中，底部为可持续温控的玻璃板，以避免鼠爪温度降低。辐射热刺激为高强度光束（设置在 30%~40% 的强度）照射在足跟部。热刺激缩足反应潜伏期是从开始照射到出现缩足逃避反射的时间（秒）。热刺激缩足反应潜伏期的基值控制在 10~11 秒，实验者的手指受到该强度的热刺激 10~11 秒时，可以引起能够忍受的疼痛。为避免组织过度损伤，热刺激的最长时间设置为 20 秒。内热针刺激前 30 分钟，刺激结束后 30 分钟，1~4 小时及 1~7 天分别测定双侧机械性缩足反应阈值及热刺激缩足反应潜伏期。每个测试时间点每侧均测试 3 次，每次测试间隔为 30 秒，取其均数作为机械性缩足反应阈（克）及热刺激缩足反应潜伏期（秒）的值。较内热针刺激前的基础阈值降低或升高分别称作痛觉过敏或痛觉降低。

（2）运动功能评估：将大鼠置于 Rota-Rod 转棒仪（型号 755，IITC，Woodland Hills，CA，美国）上，转速从 5 圈／分钟~ 30 圈／分钟逐渐加速，加速时间为 30 秒；此后，保持 30 圈／分钟的转速 120 秒，记录大鼠在转棒仪上停留的时间。颅内置管术后 7 天以及内热针肌肉内刺激结束后 20 分钟出现运动功能障碍者剔除出下一步的实验。

6. 组织学确认颅内置管部位　行为学实验结束后，接受颅内置管术的大鼠行腹腔注射戊巴比妥钠（50mg/kg）麻醉，经心脏 10% 福尔马林灌流后，取脑置于 30% 蔗糖溶液中 2 天。脑组织行冠状面冰冻切片（厚度 50μm），尼氏染色后在显微镜（莱卡，德国）下观察。对应大鼠脑立体定位图谱（Paxinos 和 Watson，1998）做脑内注射部位的组织学再建图。脑内注射 0.5μl 药物的扩散范围为 0.4mm，此外，注射部位邻近组织的矢状面和冠状面均做了仔细观察，在不知道行为学实验结果的前提下确定颅内套管针针尖位置。

7. 统计分析　所有结果用均数 ± 标准误表示，数据分析使用 SigmaStat^{TM} 软件（Systat Software Inc.California，美国）。不同实验组数据经配对单因素方差分析（paired one-way ANOVA）或双因素重复测量的方差分析（two-way RM ANOVA）以及 Bonferroni 事后检验，$P < 0.05$ 被认为有统计学显著差异。

【结果】

1. 内热针单针刺激对缩足反应的影响　43℃和 46℃内热针单针肌肉内刺激前 30 分钟，15~45 分钟的热刺激结束后 30 分钟，1~4 小时，1~7 天的大鼠双侧后肢机械性和热刺激诱发的缩足反应如图 6-7 所示。以插入内热针 45 分钟而未加热组作为对照组。对照组数据显示，腓肠肌单纯插入内热针而未加热对大鼠机械性和热刺激所诱发的缩足反射显著影响。43℃内热针单针肌肉内刺激 15~45 分钟对双侧机械性缩足阈不产生显著影响。43℃内热针单针肌肉内刺激可以引起双侧热刺激缩足反射潜伏期显著延长，即热痛反应降低（图 6-7a，$P < 0.05$，单因素方差分析）。46℃内热针单针肌肉内刺激 15~45 分钟引起双侧机械性缩足阈降低，即机械性痛敏（图 6-7a，$P < 0.05$，单因素方差分析）。机械性痛敏在 46℃的内热针刺激结束后 30 分钟即可观察到，并可以持续 2~5 天。43℃与 46℃内热针刺激 30~45 分钟均可引起双侧热痛反应降低现象，二者对比 46℃内热针刺激 30~45 分钟引起更强的热痛反应降低现象（图 6-7b，$P < 0.001$，双因素方差分析）。

2. 内热针双针刺激对缩足反应的影响　除内热针单针刺激外，我们也观察 43℃和 46℃内热针双针肌肉内刺激对双侧后足机械性和热刺激所诱发的缩足反射的影响。对照组显示，腓肠肌单纯插入内热针 45 分钟而未加热对机械性和热刺激所诱发的缩足反应无影响。43℃双针刺激 15~45 分钟对双侧机械性缩足阈不产生显著影响（图 6-8a，P

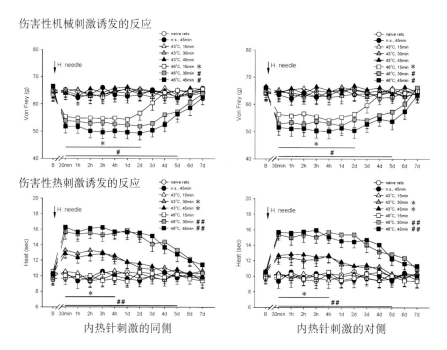

图 6-7 内热针单针单侧刺激前后双侧伤害性机械性及热刺激诱发的缩足反应变化

内热针刺激时间为 15、30 和 45 分钟。与未接受任何干预的大鼠（naïve rat）对比，*$P<0.05$，#$P<0.05$ 及 ##$P<0.001$（B：内热针刺激之前的缩足反应基值；n.s.：插入内热针不加热）（每组 $n=8$）

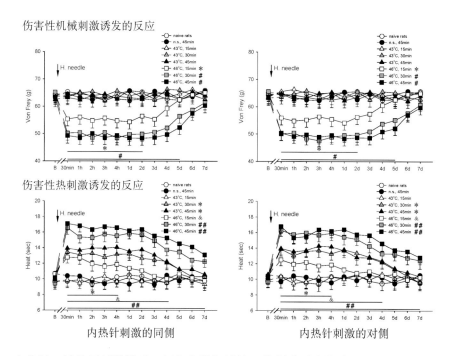

图 6-8 内热针双针单侧刺激前后双侧伤害性机械性及热刺激诱发的缩足反应变化

与单针刺激类似，双针刺激时间为 15、30 和 45 分钟。与未接受任何干预的大鼠（naïve rat）对比，*$P<0.05$，& $P<0.05$，#$P<0.05$，以及 ##$P<0.001$（B：内热针刺激之前的缩足反应基值；n.s.：插入内热针不加热）（每组 $n=8$）

＞0.05，单因素方差分析）。43℃双针刺激30~45分钟，而非15分钟，可以显著延长双侧热刺激缩足反射潜伏期（图6-8b，$P<0.05$，单因素方差分析）。

46℃内热针双针肌肉内刺激15~45分钟显著降低双侧机械性缩足阈（图6-8a，$P<0.05$，单因素方差分析）；与46℃单针刺激相比，30~45分钟的46℃双针刺激引起更大程度的机械性痛敏，且其持续时间最长（6天）。与15分钟的46℃单针刺激不引起显著热痛反应变化相比，15分钟的46℃双针刺激引起双侧热痛反应降低现象（图6-8b，$P<0.05$，单因素方差分析）。30~45分钟的46℃双针刺激引起的热痛反应降低现象持续时间长，双侧热刺激缩足反应潜伏期维持在高位达7天，其后在10天左右逐渐回落。

3. 对侧丘脑MD或VM核团电毁损　对肌肉内热针刺激引起的机械性痛敏和热痛反应降低的影响丘脑MD及VM核团电毁损部位（$n=32$）的组织学再建。对侧丘脑MD或VM核团毁损后7天测试双侧机械和热刺激诱发的缩足反应；之后我们观察了43℃和46℃内热针单针肌肉内刺激30分钟对双侧后肢机械性和热刺激诱发的缩足反应的影响。

对侧丘脑MD或VM核团的毁损未对双侧机械和热刺激诱发的缩足反应产生显著影响（图6-9，$P>0.05$）。但是，丘脑MD核团毁损可以阻断内热针肌肉内刺激产生的双侧机械性痛敏（图6-9a，$P<0.05$，双因素方差分析）；此外，丘脑VM核团毁损使内热针肌肉内刺激产生的双侧热痛反应降低现象消失（图6-9b，$P<0.05$和$P<0.001$）。

4. 于丘脑MD或VM核团内微量注射　不同阿片受体拮抗药对肌肉内43℃内热针刺激效果的影响，丘脑MD和VM核团内微量注射部位的组织学再建如图6-9b所示（$n=128$）。内热针单针肌肉内刺激结束后30分钟，0.5μl含1nmol不同阿片受体拮抗药（β-FNA，naltrindole或nor-BNI）的溶液分别注入丘脑MD或VM核团。

伤害性机械刺激诱发的反应

伤害性热刺激诱发的反应

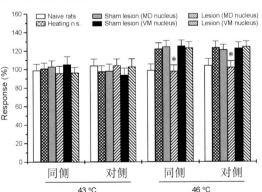
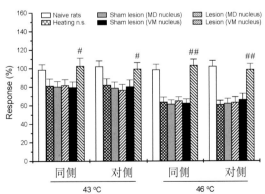

图6-9　对侧丘脑MD及VM核团在30分钟内热针单侧肌肉内刺激引起的双侧伤害性机械性及热刺激诱发的缩足反应变化中的作用。使用150μA直流电电毁损对侧丘脑MD及VM核团。与热针刺激组比较，$*P<0.05$，$\#P<0.05$及$\#\#P<0.001$（naïve rat：未接受任何干预的大鼠；n.s.：插入内热针不加热）（每组$n=8$）

　　5. 于丘脑 MD 或 VM 核团内微量注射　　不同阿片受体拮抗药对肌肉内 46℃ 内热针刺激引起的下行易化和下行抑制的影响，对侧丘脑 MD 核团内注入 μ 受体拮抗药 β-FNA 可以显著抑制伤害性的 46℃ 内热针单针肌肉内刺激引起的双侧机械性痛敏（图 6-10a，$P < 0.05$，单因素方差分析），而 δ 和 κ 受体的拮抗药 naltrindole 或 nor-BNI 对 46℃ 内热针刺激所引起的机械性痛敏无显著影响（图 6-10a，$P > 0.05$，单因素方差分析）。

　　和 κ 受体的拮抗药对 43℃ 内热针单针肌肉内刺激引起的机械性和热刺激诱发的缩足反应变化无显著影响。而对侧丘脑 VM 核团内注入 δ 受体拮抗药 naltrindol 可以抑制非伤害性的 43℃ 内热针单针肌肉内刺激引起的热痛反应降低现象，与生理盐水溶剂微量注射组相比有显著差异（图 6-11b，$P < 0.05$，单因素方差分析）。此外，我们还观察了 5nmol/0.5μl 的 μ 和 κ 受体拮抗药的效果，这一高剂量的阿片受体拮抗药对内热针刺激引起的痛觉下行抑制无显著影响（数据未显示）。

　　对侧丘脑 MD 核团内微量注射阿片受体拮抗药对 46℃ 内热针刺激引起的热痛反应降低现象无影响（图 6-12b，$P > 0.05$）。对侧丘脑 VM 核团内注入阿片受体拮抗药对 46℃ 内热针刺激引起的机械性痛敏无影响（图 6-13a，$P > 0.05$）。对侧丘脑 VM 核团内注射阿片 μ-受体拮抗药 β-FNA，δ-受体拮抗药 naltrindole 或 κ-受体拮抗药 nor-BNI 均可以显著抑制双侧热痛反应降低现象（图 6-13b，$P < 0.05$，单因素方差分析）。

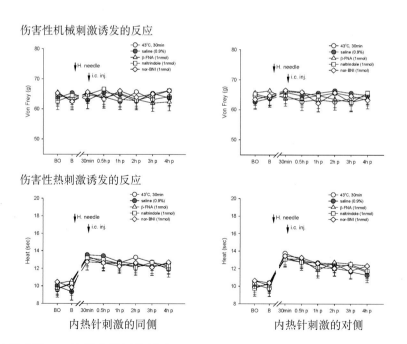

图 6-10　对侧丘脑 MD 核团内微量注射 β-FNA、Naltrindole 和 nor-BNI 在 43℃ 内热针单针肌肉内刺激 30 分钟引起的双侧伤害性机械性及热刺激诱发的缩足反应变化中的作用（BO：颅内置管术前的缩足反应基值；B：内热针肌肉内刺激前的缩足反应基值；n.s.：插入内热针不加热）（每组 $n=8$）

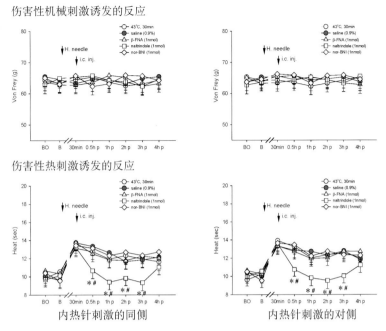

图 6-11　对侧丘脑 VM 核团内微量注射 β-FNA，Naltrindole 和 nor-BNI 在 43℃内热针单针肌肉内刺激 30 分钟引起的双侧伤害性机械性及热刺激诱发的缩足反应变化中的作用。与 43℃内热针单针肌肉内刺激组比较，*P < 0.05；与溶剂（生理盐水）组比较，#P < 0.05（BO：颅内置管术前的缩足反应基值；B：内热针肌肉内刺激前的缩足反应基值）（每组 n=8）

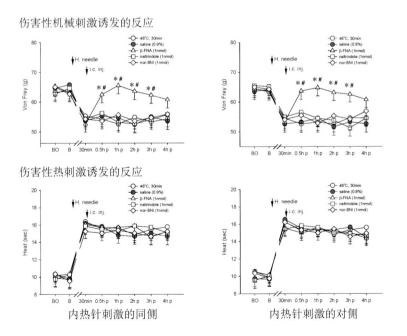

图 6-12　对侧丘脑 MD 核团内微量注射 β-FNA、Naltrindole 和 nor-BNI 在 46℃内热针单针肌肉内刺激 30 分钟引起的双侧伤害性机械性及热刺激诱发的缩足反应变化中的作用。与 46℃内热针单针肌肉内刺激组比较，*P < 0.05；与溶剂（生理盐水）组比较，#P < 0.05（BO：颅内置管术前的缩足反应基值；B：内热针肌肉内刺激前的缩足反应基值）（每组 n=8）相似

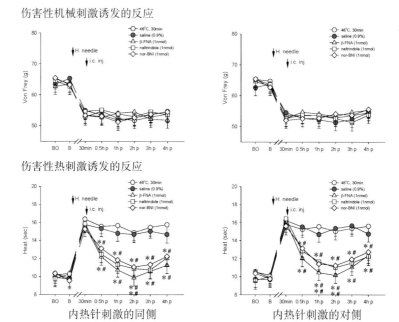

伤害性机械刺激诱发的反应

伤害性热刺激诱发的反应

内热针刺激的同侧　　　　　　　内热针刺激的对侧

图 6-13　对侧丘脑 VM 核团内微量注射 β-FNA、Naltrindole 和 nor-BNI 在 46℃内热针单针肌肉内刺 30 分钟引起的双侧伤害性机械性及热刺激诱发的缩足反应变化中的作用。与 46℃内热针单针肌肉内刺激组比较，*$P < 0.05$ 和 **$P < 0.001$；与溶剂（生理盐水）组比较，#$P < 0.05$ 及 ##$P < 0.001$（BO：颅内置管术前的缩足反应基值；B：内热针肌肉内刺激前的缩足反应基值）（每组 $n=8$）

【讨论】

本研究提供的证据显示，非痛性而不是痛性的热针刺激可以选择性、单独激活生理状态下不活动的痛觉内源性下行抑制作用。丘脑 VM 核团内的 δ-受体参与了非伤害性热针刺激引起的痛觉内源性下行抑制作用。非痛性热刺激诱发中枢 δ-阿片受体的活动同时，可以避免激活下行易化所致的中枢敏化，或许会成为理想的、有效治疗病理性痛的方法。

1. 热刺激引起的下行调控　痛易化和痛抑制，疼痛的感知不仅依赖于外周伤害性传入，而且有赖于复杂的伤害性信息的整合以及中枢神经系统特别是脊髓以上部位的调控。在过去几十年中，众多实验室都相继证实疼痛的下行调控包括两个截然不同的方面：易化和抑制。疼痛的下行调控作用需要感觉皮质和皮质下区域的参与，如前扣带回、丘脑以及一些被认为特异性参与控制运动功能的部位如小脑（Calejesan 等，2000；Hofbauer 等，2001；Saab 和 Willis，2003；Dostrovsky 和 Craig，2009）。尽管疼痛研究已经取得了长足的发展，然而对疼痛的本质及其调控的深入了解仍然是基础研究者和临床医生要面对的严峻挑战。从功能方面而言，相对于非意识、持续存在的本体感觉和姿势的调节，疼痛下行调控是否为紧张性存在的问题一直存在很大争议，并无定论。我们近期报道的痛觉下行调控：易化及抑制，在生理状态下是处于不活动状态；而足量的 C-纤维传入在中枢时间总和与空间总和条件下可以激活痛觉内源性下行调控

（You 等，2010，2013）。基于此，仔细探讨"安静的"或"非活动的"痛觉下行调控的功能学特征，能够对分析各种药物作用于受体所产生的不一致结果以及不同实验条件产生的不同实验结果提供新的线索。从解剖方面看，目前存在质疑的是，中枢神经系统对外周伤害性机械和热刺激诱发的反应的调控通路是否不同。例如，文献中很少报道在非损伤区，如损伤部位的对侧区，观察到继发性热痛敏现象（Lewis，1936；Treede 等，1992；Fuchs 等，2000）。依据其他人体和动物实验（Monconduit 等，1999；Pertervoora，1999；Magerl，2002；Shyu 等，2004；Montes 等，2005；Water 和 Lumb，2008；Wilson 等，2008），我们提出丘脑 MD 及 VM 核团作为伤害性反应辨别器，不但能够特定地参与躯体感觉传入，而且更是精细地调节痛觉下行调控（You 等，2013，Lei 等，2013）。伤害性机械性刺激引起的疼痛由丘脑 MD 核团的活动调节；而丘脑 VM 核团调节外周热刺激诱发的疼痛。本研究中的一个重要发现，即是丘脑特定核团电毁损或核团内注入 μ／δ／κ - 阿片受体拮抗药可以阻断或减弱热针刺激后的疼痛下行调控。从腓肠肌拔出内热针后，可以认为外周的伤害性传入在 4 小时至 7 天的实验观察期内是较少的，尤其是由 43℃内热针肌肉内刺激造成的伤害性传入。因此，有理由假设来自脊髓以上区域的下行调控活动可能并不依赖于持续的外周传入，而是依赖于丘脑"伤害性反应辨别器"的持续性活动。结合之前有关生理性和病理性痛的研究（You 等，2010，2013；Lei 等，2011；Lei 和 You，2013），我们有理由认为丘脑"伤害性反应辨别器"丘脑 MD 及 VM 核团，可能是维持疼痛下行调控的重要控制单位。基于感觉信息在丘脑传递的这些特点，我们认为丘脑 MD 及 VM 核团活动的调节作用可以产生综合效果，导致疼痛刺激诱发的焦虑和其他反应，如痛觉过敏。不过，之前的实验相继证实"静态的"下行易化和下行抑制作用的激活阈值不同：下行易化的激活阈值显著低于下行抑制作用的激活阈值（You 等，2010；Lei 等，2011）。这一较低的下行易化作用的激活阈值已经成为在疼痛治疗中在不激惹下行易化的前提下，单独激活下行抑制作用成为难题。如上所述，静态／非活动的疼痛内源性调控：易化和抑制，可以被外周 C- 纤维传入激活。C- 纤维可以分为低阈值的机械性感受器和热感受器（Besson 和 Chaouch，1987）。这一特性，使得我们利用非伤害性热刺激单独激活下行抑制作用并避开低激活阈值的下行易化作用成为可能。本研究首次报道并确认了非痛性 43℃热针刺激而不是单纯针刺，可以单独激活痛觉下行抑制作用；而 45℃以上的被认为是痛性的热刺激（Hardy，1953）可以既激活痛觉下行易化又激活痛觉下行抑制。有关时间总和与空间总和的特点，长于 30 分钟的热针刺激并没有带来更强的下行抑制作用；而短于 15 分钟的热刺激不会激活痛觉下行抑制。43℃和 46℃的双针热刺激引起更强，持续时间更长的镇痛作用，显示了其具有空间总和的特点。因此，在临床治痛治疗中，建议肌肉内热针刺激的治疗时间为 30 分钟，并采用多针的非痛性热刺激。

2. 中枢阿片受体对痛感知和痛调控的作用　本研究证实丘脑 VM 核团内微量注射 δ - 阿片受体拮抗药可以显著降低肌肉内非痛性和痛性热刺激引起的热痛反应降低现象；在 VM 和 MD 核团内注入 μ - 阿片受体拮抗药可以分别降低肌肉内痛性热刺激引起的热痛反应降低现象和机械性痛敏。这些结果显示 δ - 阿片受体参与痛觉下行抑制调控，而 μ-阿片受体既参与痛觉下行易化又参与痛觉下行抑制调控。阿片受体分为 μ、δ 和 κ 三种类型，对痛觉产生不同的调控作用。实验数据显示阿片受体在脑、脊髓和外周都有密集分布，均参与痛信息的传递和感知（Goodman 等，1980；Lewis 等，1983；Gouardères 等，1985；Stein 等，1989）。更有报道指出，上述三种阿片受体在丘脑 MD 和 VM 核团均有分布，μ-阿片受体在丘脑 MD 和 VM 核团中的密度较 δ 和 κ-受体为高（Mansour 等，1987）。阿片受体除了在外周和脊髓的镇痛作用外，短期或长期使用阿片类药物后还能增强痛觉反应，并产生痛觉过敏和触痛现象（Arner 等，1988；Celerier 等，1999）。上述文献中不一致的实验结果，显示出阿片受体，尤其是 μ-阿片受体，在脊髓以上部位作用的复杂性（Nicoll 等，1980；Gear 和 Levine，2011）。μ-阿片类的先镇痛后痛敏现象被认为可能是导致阿片耐受和成瘾的重要原因（Colpaert，1996；Vanderah 等，2001）。阿片在中枢的不同作用，特别是 μ-阿片类所致的痛敏及其在脑内对痛觉调控的机制尚不明了，推测与药物、受体类型和实验性痛模型的不同有关（Jacquet 和 Lajtha，1974；Leybin 等，1976；Childers 等，1979）。在本研究中有一个未曾预料到的结果，即 μ-阿片受体拮抗药 β-FNA 在 MD 和 VM 核团内对于伤害性热刺激引起的下行易化和下行抑制作用起到了截然相反的作用。在丘脑 VM 核团内，μ-阿片受体参与镇痛作用，而在 MD 核团中 μ-阿片受体参与痛易化，即促伤害性感受的作用。有研究显示，在丘脑 MD 核团中 μ-阿片受体介导的促伤害性感受作用可能依赖于 NMDA 受体介导的痛易化（Mao 等，1994；Larcher 等，1998；Celerier 等，2000；Heinl 等，2011）。形态学研究进一步证实 μ-阿片受体与 NMDA 受体在脊髓背角和脊髓以上部位存在共存现象（Gracy 和 Pickel，1997；Commons 等，1999）。有研究进一步揭示，阿片可以通过 G 蛋白相关的阿片受体及细胞内机制激活 NMDA 受体（Eric 和 Aghajanian，1997；Chan 等，2002；Rang 等，2005）。我们之前的研究也显示在 MD 和 VM 核团介导的痛易化和痛抑制中谷氨酸所起的不同作用。这些看似相互矛盾的结果多与痛调控中丘脑核团本身的功能有关。据此，我们推测 μ-阿片类药物全身给药，如吗啡的镇痛作用主要与外周抗伤害作用有关（Coggeshall 等，1997）；在给药治疗过程，上述外周镇痛作用可以中和由于 μ-阿片受体激活所引起的下行易化作用。而经过药物代谢后，与促伤害感受作用相关的 μ-阿片类耐受现象会随着痛觉内源性下行易化作用的启动而出现。综上所述，本实验首次验证了非伤害性热刺激（43℃），通过引起中枢 δ-受体活化，达到激活痛觉下行抑制作用，为临床有效治疗难治性、病理性痛提供了新窗口和新靶点。今后，针对如何增强丘脑 VM 核团内 δ-受体的功能，并降低 MD 核团内 μ-受体功能，需要开展更多的药物开发实验予以验证。而相对于传统的灸法艾绒燃烧带来的烟雾污染和被灼伤的危险而言，内热针疗法为镇痛治疗提供了一个可调控、稳定、并可定量的治痛新方案。

（尤浩军）

八、银质针治疗颈椎小关节综合征 98 例临床分析

【摘要】

目的：临床观察颈椎小关节综合征所致颈背肩臂疼痛及相关症象，评定银质针导热治疗效果。方法：对 98 例门诊治疗的该症患者，分为银质针导热（A 组 98 例），按照中上颈段和中下颈段小关节病变相应区域部位施行治疗；并与传统针刺（B 组 32 例）进行对照。疗效评分采用疼痛视觉模拟评分（visual analogue score，VAS），颈椎活动功能受限程度，举臂耐力试验。治疗后 6 周评定。结果：疗效优良率，A 组 90.82%，B 组 56.25%，两者组间统计学处理相差非常显著（$P < 0.01$）；A 组中上颈段与中下颈段之间疗效无显著差异（$P > 0.05$）。结论：银质针导热治疗慢性软组织损害所致的颈椎小关节综合征，具有消炎镇痛、改善血供、解肌挛缩的作用，相比传统针刺有较好的远期疗效。

颈背肩臂疼痛是临床常见病症，除少部分由椎间盘病变导致神经根受累所引发外，大多是由颈椎管外肌筋膜挛缩缺血病变所致。颈椎小关节损害与两者关系密切，往往临床上可独立存在而表现一系列症候，一般难以鉴别。对颈椎小关节病变施行针推、理疗、神经阻滞治疗，效果不甚满意，作者自 2013 年 6 月至 2017 年 7 月采用银质针导热治疗该症 98 例，取得了良好疗效。现报道如下。

【方法】

1. 临床资料和方法　年龄 25~70 岁，平均年龄 46 岁；男性 43 例，女性 55 例；病程 3 个月～2 年，平均为 8 个月；职业为办公室人员 50 例、教师 14 例、医生 7 例、运动员 9 例、司机 6 例、其他 12 例。

颈背肩部痛 52 例，颈肩臂痛 46 例。伴有头面痛 27 例、头晕 16 例、眩晕 8 例、耳鸣 5 例、胸部闷胀感 31 例、心跳加快者 14 例。

X 线表现：颈椎生理曲线改变 76 例，椎间盘高度减小 65 例，其中 $C_{4~5}$ 24 例，$C_{5~6}$ 26 例，$C_{4~5}$、$C_{5~6}$ 15 例；动力位侧位相椎体前后移位节段 34 例，其中 $C_{4~5}$ 18 例，$C_{5~6}$ 11 例，$C_{4~5}$、$C_{5~6}$ 5 例；关节增生 49 例，其中 $C_{3~4}$ 6 例，$C_{4~5}$ 12 例，$C_{4~5}$、$C_{5~6}$ 17 例，$C_{5~6}$、$C_{6~7}$ 14 例；齿状突与寰椎侧块间距左右不对称 4 例（图 6-14）。

此病例为中上颈段不稳。A 组 98 例中有颈椎不稳者 64 例；B 组 32 例中有 21 例。

病例选择标准：颈背肩臂软组织疼痛，或伴有头痛、头晕、眩晕、视物模糊、耳鸣、咽部异物感、胸部胀痛、血压升高、心慌气短等症象。

病例排除标准：①颈椎间盘突出病变，有神经根性痛麻；②颈椎管狭窄，且有脊髓受压症象；③神经变性疾患（侧索硬化、多发性硬化、脊髓空洞症）；④颈椎管内占位性病变（神经纤维瘤、神经鞘瘤、动静脉瘤）；⑤X 线摄片有先天性椎间融合（阻滞椎）者。

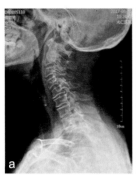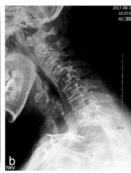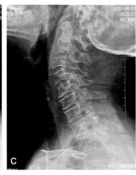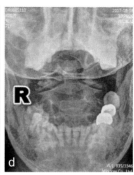

图 6-14　颈椎 X 线片

颈椎 X 线片提示：a. 侧位，颈椎生理曲线向后成角，$C_{4\sim7}$ 椎间盘高度减小；b. 前屈位，$C_{4\sim5}$ 前移；c. 后伸位，$C_{3\sim5}$ 后移；d. 张口位，齿状突与寰椎侧块间距不对称，向右偏移

2. 临床病例分组

（1）银质针导热（A组）：依据临床症象、颈椎活动功能受限、压痛点分布、X线功能动力位摄片进行分组为中上颈段组（$C_{2\sim5}$）和中下颈段组（$C_{4\sim7}$）。与临床疼痛、颈功能受限、小关节压痛反应相符。前者临床症象主要为头颈或肩背部疼痛，伴有头晕、眩晕、视物模糊、咽喉异物感；后者主要为颈背肩胛部或肩臂疼痛，伴有胸闷、胀痛、心悸、手指发木。

（2）传统针刺（B组）：按传统针刺疗法，循经取穴（主穴：华佗夹脊、风池、合谷、玉枕，配穴：大椎、肩井、天宗、肩贞）。每日1次，10次为1个疗程。

3. 疼痛及功能评分

（1）颈椎屈伸与旋转活动功能受限程度评定。

前屈受限为下颏与胸骨柄间距：宽度一指为轻度，二指为中度，三指为重度。

旋转受限为正常 > 45°、轻度 < 45°、中度 < 30°、重度 < 15°。A组98例，中度42例，重度56例；B组32例，中度15例，重度17例。

（2）视觉模拟评分（visual analogue score，VAS）：0分完全无痛；1~3分轻度疼痛4~7分中度疼痛；8~10分重度疼痛。A组98例，中度43例例，重度55例；B组32例，中度14例，重度18例。

（3）举臂耐力试验（raise arm test）：一侧肩臂上举，手掌心朝向前方；另一侧肩臂自然下垂，手掌心向上放于患者大腿上面，作为对照。1分钟之内观察举臂之手掌面皮肤发生颜色变化，由红转黄为（±），由红变白为（+）。此乃前、中斜角肌和肩胛提肌挛缩缺血刺激锁骨上窝交感神经所致，以示颈椎周围肌筋膜与关节血供不足。A组76例为（+），B组25例为（+）。

4. 银质针疗法　使用上海曙新科技开发有限公司提供 YHX-ⅠA型银质针导热温控巡检仪。银质针进针到达病变部位后，以笔筒式套管套置在银质针针柄上加热20分钟，套管长为5mm。每个区域部位仅治疗1次，间隔3~5天。治疗后6周评定疗效。

（1）中上颈段组：进针部位为 $C_{2\sim5}$ 椎板、小关节囊，寰枢侧方关节，上项线（大小直肌、上斜肌肌止），肩胛内角（肩胛提肌肌止）。

（2）中下颈段组：进针部位为 $C_{4\sim7}$ 椎板、小关节囊，颈项部筋膜间隔，$C_{3\sim6}$ 颈椎横突前结节（前斜角肌肌起），下项线（头夹肌、头半棘肌肌止）。

5. 统计学分析　用 SPSS 11.0 软件进行统计分析。计量资料采用 $\bar{x}\pm s$ 表示，组内、组间比较采用 t 检验，以 $P<0.05$ 为差异有统计学意义。

【结果】

疗效评定标准：优为颈背肩臂疼痛消失，关节压痛锐减，颈椎功能正常，举臂耐力试验（−）；良为疼痛缓解（VAP，1～3分），关节压痛明显变轻，颈椎功能基本正常，举臂耐力试验（−）；可为疼痛减轻（VAS，4～7分），关节压痛变轻，颈椎功能改善，举臂耐力试验（±）；差为疼痛、压痛、颈椎功能无变化，举臂耐力试验（+）。

颈背肩臂疼痛和颈椎功能不同程度活动受限 A 组 98 例：消失 53 例，缓解 36 例，减轻 9 例；B 组 32 例：消失 8 例，缓解 10 例，减轻 9 例，无变化 5 例。举臂耐力试验（+）者 A 组 76 例，治疗后为 69 例（−），7 例（±）；B 组 25 例：治疗后为 10 例（−），9 例（±），6 例（+）。

表 6-4　两组疗效评定

组别	病例数	优 /%	良 /%	可 /%	差 /%
A	98	53/54.08	36/36.74	9/9.18	0/0.00
（中上颈段）	32	16/50.00	12/37.50	4/12.50	0/0.00
（中下颈段）	66	37/56.06	24/36.36	5/7.58	0/0.00
B	32	8/25.00	10/31.25	9/28.13	5/15.62

A 组和 B 组优良率，A 组 90.82%，B 组 56.25%，组间比较具有非常显著性差异（$P<0.01$）

优良率中上颈段 87.50% 与中下颈段 92.42%，组间比较无显著差异（$P>0.05$）

【讨论】

1. 脊柱小关节综合征（facet joint syndrone of the spine）。Ghormley（1933）提出椎间小关节可能是发生腰背痛的根源，即脊柱源性疼痛根源之一。理由是滑膜关节结构成对，由弹性软骨连接，关节囊包裹，脊神经后内侧支的支配，随椎间盘退变而移位，承受轴向负载，使椎间盘免受应力损害。与脊神经后支与交感节自主神经密切相关。从生物力学分析，椎间小关节分担了脊椎节段运动部分压力。如果在椎间盘间隙出现退行性变，则椎间小关节则分担更多的负载。会发生多节段双侧小关节退行性变，提示骨关节炎性病理改变。颈部椎间关节疼痛，是由于骨性关节炎与关节囊增厚而关节活动受限所致，但是无神经根紧张性刺激和压迫体征。国内王磊等报道，慢性小关节源性腰痛与小关节囊神经纤维数量及神经肽 Y 表达变化的病例对照研究，提示慢性小关节源性腰痛患者小关节囊中存在丰富的末端神经纤维；当关节囊受压、牵张，组织炎症或化学物质神经肽 −Y 刺激时或者脊柱小关节病变及力学行为改变时，小关节囊神经末梢疼痛介质分布会发生改变，进而参与腰痛的发生发展。目前认为，颈椎活动时，主要是牵拉关节周围增厚并挛缩缺血的肌筋膜组织，从而引发颈背肩臂疼痛。但小关节囊炎性增厚挛缩确也是疼痛来源。

除外颈椎屈曲型或伸展型损伤引起骨折脱位及脊髓神经损害外，大多是由于劳损（椎体重复动作）或自体损伤（不良体位姿势）所造成。加之椎间盘退行性改变引起小关节代偿性损伤，发生关节囊炎症性增厚变性，进而关节突磨损而骨质增生肥大，导致对脊神经后支的刺激与压迫，产生临床疼痛等症象。椎间盘、小关节及其韧带组成的脊柱内在（静力性）力学平衡一旦失稳，必然导致脊柱周围肌肉及其筋膜组成的外在（动力性）力学平衡补偿，久而久之，整个脊柱力学失衡。同时肩胛提肌、前斜角肌等前屈肌群发生肌筋膜缺血挛缩变性、肌肉筋膜间隔粘连，临床表现为病变局部与区域慢性张力性与缺血性疼痛。

2. 为何颈椎积累性损害，无论是劳损性或是姿势性损伤，总是发生在颈椎中段 $C_{4\sim5}$ 和 $C_{5\sim6}$ 节段？脊柱生物力学的临床试验证明，上述两个颈椎节段确是剪切应力集中之处。$C_{4\sim5}$ 由一对屈伸肌肉（头夹肌与肩胛提肌）形成剪切应力，肩胛提肌起自颈椎 $_{1\sim4}$ 横突后结节，头夹肌起自颈椎 $_3$～胸椎 $_6$ 棘突椎板（后伸固定），于过伸位时在 $C_{4\sim5}$ 节段产生剪切应力；$C_{5\sim6}$ 由另一对屈伸肌肉（菱形肌与前斜角肌）形成剪切应力，菱形肌起自颈椎 $_6$～胸椎 $_4$ 棘突椎板（后伸固定），前斜角肌起自 $C_{3\sim6}$ 横突前结节，于前屈位时在 $C_{5\sim6}$ 节段产生剪切应力。故临床上 $C_{4\sim5}/C_{5\sim6}$ 节段损害引起小关节过伸位或前屈位失稳是多发的核心部位。作者观察到，只要是低头伏案、使用手机、电脑游戏、坐位检测、手术操作等，必定发生在此颈椎核心节段。如果是颈椎挥鞭损伤，颈椎屈曲制动，后伸加力，则易发生在中上颈段，常见节段为 $C_{2\sim3}$（头夹肌与前斜角肌之间产生剪切应力）或 $C_{3\sim4}$（头夹肌与肩胛提肌之间产生剪切应力），通过颈椎屈伸动力位 X 线检查可显示颈椎椎体有前后移位而得到证实。依据中医学经络理论，颈椎小关节及周围相关肌筋膜组织损害会经过十二筋经导致足太阳膀胱经、足少阳胆经及手太阳小肠经壅阻，又能通过十二经别与相应脏腑联络，发生功能性障碍而出现临床上诸多与疼痛相关的症象。

3. 治疗问题。经脊神经后支药物阻滞去神经支配、关节手法整复均有疗效，但远期效果不甚满意。顽固性软组织疼痛，症状反复发作者，则采用银质针导热治疗有良好的临床疗效。秦乐、王林等实验报道银质针肌内刺激对 MPS 大鼠中枢神经递质的影响提示，银质针导热治疗作用可能通过抑制脊髓神经性一氧化氮合酶（NOS）及物质 P（SP）的合成和分泌，促进 5-HT 下行抑制性通路，降低大鼠中枢痛觉传递和痛觉过敏而产生镇痛作用。尤浩军等首次报道，肌肉内热刺激对痛觉内源性调控的影响：中枢不同类型阿片受体在下行易化及下行抑制中的作用。于丘脑 MD（背内侧核）或 VM（腹内侧核）核团内微量注射不同阿片受体拮抗药，对肌肉内 43℃针与热刺激产生影响。认为丘脑是"伤害性反应辨别器"，丘脑 MD 及 VM 核团可能是维持疼痛下行调控的重要控制单位。利用非伤害丘脑 MD 及 VM 核团可能是维持疼痛下行调控的重要控制单位。利用非伤害性热刺激单独激活下行抑制作用，并避开低激活阈值的下行易化作用成为可能。该报道首次确认非痛性 43℃热针刺激而不是单纯针刺，可以单独激活下行抑制作用，而 45℃以上被认为是痛性热刺激，则可以既激活痛觉下行易化又激活下行抑制。王福根等报道银质针治疗腰椎管外软组织损害局部血流量变化。通过测定银质针治疗前后及治疗后 1 个月的病变局部深层组织血流变化证实，局部血流量较治疗前增加 50% 以上，最高达 150%，1 个月测定较治疗前增加 20%~40%，具有促进局部组织微循环改善作用。其机制是通过节段性脊髓轴突反射，一是刺激感觉神经末梢使神经释放出少量 SP 和乙酰胆碱等血管活性物质；二是其分支逆行至相应的小动脉壁，引起局部血管扩张。同时银质针将热传至深层，产生较久的热扩散效应。临床上银质针导热对软组织损害性病变所致的颈椎小关节综合征具有消炎镇痛改善血供、松解痉挛的治疗作用，相比传统针刺有较好的远期疗效。

（单云平）

九、银质针导热治疗腰椎间盘突出症 156 例临床分析

【摘要】

目的：通过银质针导热治疗腰椎间盘突出症，进一步认识椎间盘退变性病变与突出的发病因素。方法：针对腰椎间盘突出症临床三种类型病例，A 组：腰椎伸屈试验（+），椎管内病变严重者 42 例，B 组：腰椎伸屈试验（±），椎管内外病变混合型者 78 例，C 组：腰椎伸屈试验（-），椎管外软组织病变严重者 36 例。采用银质针导热控温巡检仪进行治疗，依据 JOA 腰背痛疾病治疗效果标准评分，治疗后 8 周评定效果。结果：治疗优良率 A 组 64.29%，B 组 85.90%，C 组 88.89%。总优良率 80.77%。优良率组间统计学分析 A 组与 B 组、C 组之间 $P < 0.01$，相差显著；B 组与 C 组之间 $P > 0.05$，无明显差异。结论：银质针导热具有消除炎症、解痉祛痛与改善血供的综合作用，恢复肌筋膜和神经功能的功效。

腰椎间盘突出症是引起腰痛及下肢痛的临床常见病症。半个多世纪以来，手术摘除治疗一直被学界所推崇。近 20 多年以来，脊柱微创技术的引进，尤其是脊柱内镜全手术系统的推广应用，已成为临床治疗的技术热点。但文献中关于手术失败及并发症的病例屡见报道。所以，临床上非手术治疗不容忽视，仍然被提倡。为此，我们采用银质针导热技术治疗该病症，取得了满意疗效，本文对其临床治疗作用及机制作一探讨。

【方法】

1. 临床资料　自 2014 年 8 月至 2017 年 6 月，作者应用银质针导热治疗腰椎间盘突出症 156 例患者。男性 92 例，女性 64 例。年龄 22-68 岁，平均年龄为 46.5 岁。病程 2 个月至 1.5 年，平均为 6.8 个月。银质针导热治疗后 1 个月疗效评定，优良率为 80.77%，随访 6 个月至 1 年复发率为 10.4%。其中 CT 扫描前后对照 28 例，结果提示突出的椎间盘影像大小形态及部位均无确认的明显变化。MRI 检查治疗前后 6 个月对照 12 例，有 4 例发现突出物变小，形态由乳头状变为蘑菇状，突出物顶端较圆钝或平坦，疗效的取得是由于间盘突出物还纳的见解受到质疑。

病例纳入标准。患者有持续性腰痛、腰腿痛或臀腿痛合并下肢麻木、无力；腰脊柱伸屈试验（±）、（+）或（-）；MRI 或 CT 扫描符合相应的腰椎间盘突出症临床征象。

病例排除标准。无中重度椎管狭窄，椎体滑移，马尾神经损害及脊柱畸形。

病例分组。按照俯卧位腰椎伸屈试验检查来区分腰椎管内外损害性病变，A组：腰椎伸屈试验（＋），椎管内病变严重者42例，B组：腰椎伸屈试验（±），椎管内外病变混合型者78例，C组：腰椎伸屈试验（－），椎管外软组织病变严重者36例。其中$L_3 \sim S_1$，$L_4 \sim S_1$，$L_{3\sim5}$，$L_{4\sim5}$，$L_5 \sim S_1$间盘突出节段分布如下（表6-5）。

表6-5　各组病例椎间盘突出节段分布

组别	病例数	$L_3 \sim S_1$ (n)	$L_4 \sim S_1$ (n)	$L_{3\sim5}$ (n)	$L_{4\sim5}$ (n)	$L_5 \sim S_1$ (n)
A	42	5	15	7	6	9
B	78	10	28	13	12	15
B	36	3	17	6	4	6

2．治疗方法　使用上海曙新科技开发有限公司研制提供YHX-IA型银质针导热温控巡检仪。银质针进针到达病变部位，以笔筒式套管套置在银质针针柄上加热20分钟，套管长度为5cm。

（1）常规消毒：于每个进针点各做0.5%利多卡因注射液皮内注射，皮丘直径为5mm。

（2）选择不同规格高压消毒的银质针分别刺入进针点，对准深层病变区域方向做直刺或斜刺，经皮下、肌肉及筋膜直达骨膜附着处，即软组织压痛点。

（3）进针完毕后，在每枚银质针的针尾上套置装入一个带有传感器的竹筒式加热探头，连接于银质针导热控温巡检仪。该仪器对加热温度与时间可自动设置、动态显示。

（4）加热20分钟后起针，进针点碘伏消毒，纱布覆盖。

治疗部位：①双侧$L_3 \sim S_1$椎板，髂嵴后1/3及髂后上棘内缘；②双侧$L_5 \sim S_1$小关节囊，骶髂后韧带，髂腰韧带；③$L_{2\sim4}$横突背面腰背肌筋膜，腰方肌髂嵴中1/3段；④臀部髂骨翼，坐骨大孔内上缘，股骨粗隆间窝臀中小肌。每个区域部位仅需治疗1次，共4次，治疗间隔为3~5天。

【治疗结果】

1．疗效评定标准　依据JOA腰背痛疾病治疗效果标准评分，满分15分（骨科临床疗效评价标准．人民卫生出版社，2005，P.117~118）。

自觉症状9分：A.腰痛消失3分，有时轻腰痛2分，经常腰痛1分，经常剧烈腰痛0分；B.下肢疼痛及麻木消失3分，轻度痛麻2分，有时重度痛麻1分，剧烈痛麻0分；C.完成正常步行3分，500m以上2分，界限100~500m 1分，＜100m 0分。客观检查6分：A.直腿抬高试验正常2分，300~700 1分，＜300 0分；B.感觉正常2分，轻度障碍1分，明显障碍0分；C.肌力正常2分，轻度低下1分，明显低下0分。优15分，良＞9分，可＞3分，差0分。

2．治疗后3个月评定结果　银质针治疗效果评定见表6-6。

表 6-6 银质针治疗效果评定

组别	病例数	优 /%	良 /%	可 /%	差 /%	优良 /%
A	42	11/26.19	16/38.10	9/21.43	6/14.28	27/64.28
B	78	30/38.46	37/47.71	8/10.26	3/3.85	67/85.59
B	36	19/52.78	13/36.11	4/0.11	0/0.00	29/88.89
总计	156	60/38.46	66/42.31	21/13.46	9/5.77	126/80.77

优良率组间统计学分析 A 组与 B 组、C 组之间 $P < 0.01$，相差显著；B 组与 C 组之间 $P > 0.05$，无明显差异

案例：男性，52 岁，腰痛及左下肢痛麻 3 个月，腰椎屈伸试验（±），MRI T_2 成像：银质针导热治疗前，$L_5 \sim S_1$ 中央偏旁间盘突出并炎性肿胀，S_1 NR 位移，多裂肌与棘肌筋膜水肿，$L_{2\sim3}$ 间盘膨出。银质针导热治疗后 42 天，$L_5 \sim S_1$ 中央偏旁间盘突出变小并炎性肿胀消退，$L_{2\sim3}$ 间盘膨出缩小。

【讨论】

1. 发病机制　椎间盘突出主要与其本身的退行性病变有关，目前学术界已归类于退变性椎间盘疾病（degenerative disc diseace）。退变的间盘可被压缩，从而因弹性减退使间盘抗负荷能力降低。传统观点认为，腰椎间盘突出引起坐骨神经痛的机制是髓核突出物单纯的机械性压迫腰骶脊神经根所致，但临床事实并非如此。宣蛰人（1976）经椎管探查手术证实髓核突出物压迫神经根引起神经功能障碍，而无硬膜外脂肪结缔组织无菌性炎症病变者，视不同的压迫程度而出现下肢的麻木或麻痹，临床上并无腰腿痛症状。只要神经根鞘膜外和硬膜囊外脂肪组织产生无菌性炎性病变，才会引起腰痛及下肢痛。即无菌性炎性反应是产生腰痛及下肢疼痛的重要因素。影像学上见到的脊柱及椎间盘膨出突出等形态变化，不等同于椎间盘突出症。然而，腰椎管内神经鞘膜外与硬膜囊外炎症反应是如何产生的？其与椎间盘髓核突出有何因果关系？从解剖上分析，椎间盘具有双重神经支配，其外侧部和前纵韧带接受交感神经灰交通支支配，后外侧部及后纵韧带接受灰交通支与窦椎神经双重支配，其感受器呈不均匀分布，大部分分布于外侧与后侧，该区也是椎间盘易损伤部位。组织学观察发现，椎间盘的微损伤不易引起炎症反应和愈合，还有椎间盘无血供的特性也限制其炎症反应，但不良愈合导致组织强度下降，易于反复损伤，最终导致持续的炎症而产生盘源性腰痛。吴闻文等（1996）对 20 例腰椎间盘突出症患者手术中获取的髓核组织进行磷酯酶 A_2 活性测定，研究结果表明炎症是腰椎间盘突出所引起的一系列解剖学改变和病理过程的启动环节。

纤维环外层发现有 P 物质，血管活性肠肽，降钙素基因相关肽。这些神经调质即神经肽通过髓核突出物向椎管内弥散、渗透，从而说明椎间盘中伤害性感受器的致敏通过其神经化学物质的变化表达，国外学者对正常犬和椎间盘损伤犬进行对照研究，结果表明上述神经调质受椎间盘内压力变化的影响。髓核组织是体内最大的，无血供的封闭结构，一旦椎间盘突出后纤维环破裂，髓核基质内的糖蛋白和 β 蛋白质成为抗原，产生局部免疫反应。导致椎管内脂肪组织炎症性反应及局部组织破坏。使炎性细胞因子释放，

如缓激肽、5-羟色胺、组胺、乙酰胆碱、前列腺素等，这样在椎管内神经根受到机械性压迫损害之前，产生了较强烈的无菌性炎症反应，其中炎性细胞因子与神经调质在腰腿痛发生中起着重要介导作用。

间盘致压因素可以导致神经传导功能障碍，临床上表现为感觉和运动的缺失。神经根无神经外膜结缔组织所紧密包裹，外围有鞘膜覆盖，实验证明，神经根营养供应主要来自内部血供系统和脑脊液。神经根毛细血管内血浆蛋白向神经内转运少于背根神经节和周围神经，容易发生水肿，尤其是巨大的椎间盘突出，压迫导致椎内静脉淤血，细血管数量明显减少，动静脉短路开放及毛细管通透性增高，神经根水肿更明显，6.7kPa（52mmHg）压迫2分钟，足以引起水肿。继而阻断毛细血管血流，最终出现神经根营养及功能障碍，临床上表现为麻木或麻痹，由于水肿比压迫本身对神经根的不良影响作用更长，故对于慢性病人神经减压后恢复功能尚需一段较长的时间。

2. 银质针导热作用机制　腰椎间盘突出症患者下腰部深层肌中（棘肌）磷脂酶 A_2 活性升高，并经电镜检查证实该患者均存在椎管外软组织损害所致的炎症反应，证明椎管外软组织损害性炎症反应也是引发腰腿痛的重要发病因素。此种炎症反应可导致肌筋膜挛缩，故临床上治疗腰突症不仅要消除椎管内硬膜囊外与神经根鞘膜外脂肪组织的无菌性炎症刺激，并及时解除对硬膜囊与神经根的机械性压迫，而且还要消除由肌筋膜损害性炎症所致的疼痛和肌痉挛这两个环节。对于椎管内外病变混合型腰椎间盘突出症，以椎管外软组织损害所致腰腿疼痛为主要临床表现者，腰部、骶髂及臀部肌筋膜组织长期处于痉挛缺血，收缩无力状态，尤其是慢性复发性椎间盘突出症，椎管外软组织损害在椎间盘突出症的发病进程中起着十分重要的作用，故治疗椎管外软组织损害应列为首选。秦乐、王林等实验报道银质针肌内热刺激对 MPS 大鼠中枢神经递质的影响提示，银质针导热治疗作用可能通过抑制脊髓 NOS 及 SP 的合成和分泌，促进 5-HT 下行抑制性通路，降低大鼠中枢痛觉传递和痛觉过敏而产生镇痛作用。尤浩军等首次报道，肌肉内热刺激对痛觉内源性调控的影响：中枢不同类型阿片受体在下行易化及下行抑制中的作用。于丘脑 MD（背内侧核）或 VM（腹内侧核）核团内微量注射不同阿片受体拮抗药，对肌肉内 43℃ 针与热刺激产生影响。认为丘脑是"伤害性反应辨别器"，丘脑MD 及 VM 核团可能是维持疼痛下行调控的重要控制单位。利用非伤害性热刺激 43℃可单独激活下行抑制作用，并避开低激活阈值的下行易化作用成为可能。

上述针与热肌内刺激的神经生理动物实验，验证中医经络学说的精辟见解，银质针治疗腰突症其作用部位大致与足太阳膀胱经走行相仿。银质针针刺与非伤害性热刺激的综合作用，在中枢神经系统产生良好安全的治痛效应和解痉作用。本文银质针导热治疗156 例患者疗效，腰椎伸屈试验（±）、（－）者优良率分别为 85.90% 与 88.89%，高于腰椎伸屈试验（+）者 64.28%。表明银质针导热治疗具有明显的消炎治痛、松解痉挛和改善血供的作用，达到恢复肌肉神经功能之目的。尤其是持久的慢性软组织损害会导致腰脊柱-骨盆-髋关节的力学失衡（失去力学补偿），进而加重椎间盘突出。所以，腰脊柱重建力学稳定极为重要，银质针导热可促进肌筋膜和小面关节组织修复与动力学功能恢复。综上所述，椎间盘突出发病因素主要为突出物致压、炎症反应、脊柱失衡三个重要环节，而非单一因素。银质针导热是"针"与"热"的理想结合应用于临床，除了间盘巨大突出而外，可取得满意的临床疗效。

（裴卫东）

十、银质针针刺腰椎 L_1~L_5 横突、关节突治疗腰椎间盘突出症临床观察

【摘要】

目的：观察粗银质针针刺腰椎（L_1~L_5）横突、关节突治疗腰椎间盘突出症治疗前后患者生存质量。方法：以 2011 年 1 月至 2012 年 1 月，收治腰椎间盘突出症的 298 例住院患者为研究对象。按照纳入、排除标准将收集的病例按银质针疗法、传统治疗方法分为二组。观察改良日本骨科学会下腰痛评分（M-JOA）、视觉模拟定级（VAS）、健康状况调查问卷（SF-36 中文版）在治疗前后的变化。结果：两组患者治疗前后 3 个量表评分均改善，差异有统计学意义（$P < 0.05$）；治疗后粗银质针组较传统治疗组改善更明显。粗银质针治疗组总有效率高于传统治疗组，差异有统计学意义（$P < 0.05$）。结论：粗银质针针刺腰椎（L_1~L_5）横突、关节突可明显改善腰椎间盘突出症患者生存质量。

腰痛是一种常见病，其发病率仅次于感冒。腰椎间盘突出症主要表现为腰痛。采用特制的银质针，通过人体体表标志定位和阿是穴选穴法在腰椎（L_1~L_5）之间选取针刺点，使用密集型点刺针刺法，每针相距 1.5~2cm 密集进针，以腰椎横突、关节突骨面为靶点（针尖必须顶到横突、关节突骨面上），一穴 3 针针刺治疗腰椎间盘突出症，达到消除无菌性炎症，松解肌肉痉挛，增加局部供血，促进组织修复和肌细胞再生以达治疗目的，提高患者生存质量。

【临床资料】

1．一般资料　以 2011 年 1 月至 2012 年 1 月在宁夏医科大学附属中医医院骨伤科病房诊断为腰椎间盘突出症的 298 例住院患者为研究对象。将严格按照纳入、排除标准收集的病例按不同的治疗方法分为二组：①银质针治疗组；②传统治疗组。每组各 149 例。

2．诊断标准　结合临床病史、症状、体征和影像学检查对腰椎间盘突出症的诊断应依据如下：①腿痛重于腰痛，腿痛呈典型的坐骨神经分布区域的疼痛；②按神经分布区域的皮肤感觉麻木；③直腿抬高较正常减少 50%，兼或有直腿抬高试验阳性，做弓弦试验即腘窝区域指压胫神经引起肢体的远近两端的放射痛；④出现四种神经体征中的两种征象（肌肉萎缩、运动无力、感觉减退和反射减弱）；⑤与临床检查一致水平的影像学检查发现，包括椎管照影、CT 或 MRI 等。

3．纳入标准　①年龄从 18~65 岁，性别不限；②符合腰椎间盘突出症诊断的患者；③患者能配合研究者完成症状、体征及有关病史资料的完整采集，服药有良好的依从性；④临床辅助检查资料完整。

4．排除标准　①伴有腰椎滑脱、腰椎管狭窄、腰椎结核、脊髓肿瘤等病变以及风湿性、类风湿关节炎的患者；②必须手术治疗的腰椎间盘突出症患者；③合并冠心病、重度高血压、糖尿病等重大心、脑、肺、肝、肾、造血系统疾病、精神病者；④妊娠、哺乳期妇女。

【方法】

1．治疗方案　在确认患者符合入组标准后，指导其阅读"知情同意书"，由患者或直系亲属签名同意后方可入组。①银质针治疗组：给予特制粗银质针导热治疗；②传统治疗组：给予推拿中药理疗＋普通毫针针刺治疗。

2．治疗方法

（1）两组均给予基础对症治疗：①卧硬板床；②五点支撑过伸锻炼腰背肌：仰卧位，屈髋屈膝用双足部、双肘尖及头部五点支撑，将躯干过伸并缓慢抬离床面，到最大幅度后维持约 3 秒钟后缓慢复原为 1 个动作，20～50 个／次，2～3 次／天；③腰围保护下下床活动；④下腰部及患侧下肢拔罐治疗，每次 5～10 罐，留罐 5～10 分钟／次。

（2）银质针导热治疗组：①工具及药物：银质针若干（长度 19cm、17cm、15cm、13cm、11cm，直径 1.1mm）清毒备用，皮肤麻醉药选用 2% 利多卡因。②体位及针刺方法：腰椎（L_1～L_5）横突、关节突针刺：病人俯卧位、腹部垫枕、抬高腰部，对腰$_{1～5}$横突定位划线，消毒麻醉铺巾后，标记进针点并 2% 利多卡因皮下局麻，逐一针刺横突，每一横突第一针选在棘突旁开 3.5～4.5cm 处，针尖到达横突后，再沿横突上缘、下缘探刺，最后紧贴横突缘向前刺入约 1cm 留针。以第一针作为定位，在其外侧 1～1.5cm 处刺第二针，针尖达横突尖后，在横突尖前后上下探刺，留针于横突尖前，针柄连加热瓷管，在 130℃ 恒温下加热 20 分钟。

（3）传统治疗组：①推拿治疗：第一步，仰卧位对抗拔伸，屈髋伸膝，直腿抬高并在最高位置时用力将踝关节背伸；第二步，侧卧位扳腿；第三步，斜扳伸腿法；第四步，俯卧位运腰；第五步，俯卧位对抗拔伸。②毫针针灸：取病变部位腰夹脊穴（双侧，2 穴），腰臀部压痛点（患侧，2 穴）；按循经取穴的方法，病变以足太阳经为主取殷门、委中、昆仑，足少阳经为主取环跳、阳陵泉、悬钟。主穴取 0.4mm×50mm 毫针，采取爪切和夹持进针法进针，深度视患者不同状况而定；在取得酸胀或麻电感后留针，取针时在针眼上按压片刻。配穴取 0.30mm×（40～75）mm 不锈钢毫针，采用爪切和夹持进针法，深度视不同部位而定，取得局部有酸胀或麻电感后留针，每隔 5 分钟予平补平泻法行针一次，持续时间约 30 分钟。3 次／周，6 次为 1 个疗程。3 个疗程为治疗终点。

3．观察项目及评分方法　治疗前、治疗后第 30 天采用院内调查、电话随访的方法，填写观察表格，包括：改良日本骨科学会下腰痛评分法(M-JOA)表、视觉模拟定级(VAS)评分表、健康状况调查问卷（SF-36 中文版）。由 1 名未参与治疗的主治医师和 1 名住院医师进行。安全性指标包括：肝功、肾功、血糖、X-RAY 腰椎片、腰椎 CT。

4．统计学方法　使用 SPSS 13.0 统计分析软件。计量资料表示为 $\bar{x}\pm s$ 的形式，两组计量资料比较采用 t 检验，方差不齐采用近似 t 检验。率的比较采用卡方检验。

【结果】

1. 两组患者治疗前后 VAS 评分比较（表 6-7）　两组患者治疗前 VAS 评分差异无统计学意义（$P > 0.05$），治疗前后两组自身比较，两组均可降低 VAS 评分，差异有统计学意义（$P < 0.05$）；治疗后 VAS 评分银质针组较传统治疗组更低，差异有统计学意义（$P < 0.05$）。

2. 两组患者治疗前后 M-JOA 评分比较（表 6-7）　两组患者治疗前 M-JOA 评分差异无统计学意义（$P > 0.05$）；治疗前后两组自身比较，两组均可改善 M-JOA 评分，差异有统计学意义（$P < 0.05$）；治疗后 M-JOA 评分粗银质针组较传统治疗组更高，差异无统计学意义（$P > 0.05$）。

3. 两组患者治疗前后 SF-36 评分比较（表 6-7）　两组患者治疗前 SF-36 评分差异无统计学意义（$P > 0.05$）；治疗前后两组自身比较，两组均明显提高 SF-36 评分，差异有统计学意义（$P < 0.05$）；治疗后 SF-36 评分粗银质针组较传统治疗组更高，差异有统计学意义（$P < 0.05$）。

4. 两组患者治疗前后总体疗效（表 6-8）　粗银质针治疗组总有效率高于传统治疗组，采用卡方检验两组率的比较粗银质针组疗效有优于传统治疗组的趋势（$x^2 = 2.11$，$P < 0.05$）。

表 6-7　两组患者治疗前后 VAS、M-JOA 及 SF-36 积分比较（分，$\pm S$）

组别	时间	例数	VAS	M-JOA	SF-36
银质针	治疗前	149	6.91 ± 1.18	17.43 ± 3.92	59.67 ± 6.87
	治疗后	149	4.02 ± 0.59	27.40 ± 3.52	91.37 ± 10.73
传统治疗	治疗前	149	6.88 ± 1.03	17.33 ± 3.80	58.53 ± 6.71
	治疗后	149	4.85 ± 1.01	24.03 ± 3.61	72.56 ± 8.41

表 6-8　两组患者治疗前后总体疗效

组别	例数	优	良	可	差	总有效率（%）
银质针	149	35	59	40	15	90.0
传统治疗	149	25	49	25	50	66.4

【讨论】

腰椎间盘突出症引起的腰腿疼痛、麻木，传统的理论认为是机械压迫和炎性因子刺激所致，近几年提出盘源性学说，认为椎间盘内压力过大，刺激纤维环内的神经末梢导致的疼痛，称为盘源性痛。有的学者通过椎间盘造影复制腰痛，已经验证了盘源性腰痛。机械压迫神经根主要是腿痛，产生的是根性症状，即受压迫一侧肢体坐骨神经支配区出现疼痛、麻木等症状，严重的出现神经支配区肌力减退，直腿抬高试验小于 30° 左右，站立位腰不能直立，腰部肌肉痉挛僵硬有侧弯症状，无法正常行走，影响基本生活。从开放手术中可以明显看到受压迫神经根水肿或者神经变细，神经张力较大，周围脂肪组织消失。这类患者出现的症状最多见的是下肢的放射性疼痛、麻木。腰痛症状消失或仅有轻度疼痛。从影像学检查 MRI、CT 可见椎间盘髓核组织突出较大，神经根和硬膜囊明显受到压迫。本组病例在选择上严格按照现代腰椎间盘突出症的诊断标准筛选，病例的症状、体征、影像学检查完全相符合，排除合并腰椎管狭窄的患者。治疗过程中我们分两组：传统治疗组和银针治疗组。结果发现，银针治疗组的患者疗效明显，疗程是传统治疗组时间的 1/3，优于传统治疗组。在银针治疗这组病例中，我们根据王福根教授治疗腰椎间盘突出症椎管内外的理论原则，如果椎管内有炎症，先行骶管内注射药物消除椎管内的炎症，然后用粗银质针针刺腰椎 1~5 横突、关节突导热治疗，如果椎管内没有炎症，直接采用银质针导热治疗，观察发现患者症状明显缓解，1 周内腰腿疼痛症状明显消失，直腿抬高试验大于 60°，腰可以直立行走，腰椎侧弯及下肢麻木症状 3 周内逐渐消失。我们并没有去除致压物髓核组织，症状为什么消失了？这与椎管内外组织结构相互影响、互相转化有关。我认为腰椎间盘突出症引起腰腿疼痛，病因来源于椎管内炎性或机械损伤性刺激突出物周围神经和神经末梢，产生神经刺激痛，机体因刺激神经痛出现保护性体位，结果转化为椎管外腰部肌肉，使腰部肌肉因缓解神经痛而持续收缩，长时间的肌肉收缩导致痉挛、缺血、挛缩，产生不能缓解的腰痛。炎症刺激产生的是短暂症状，随着时间的延长，炎症物质代谢消失，疼痛症状明显减轻，所以这类患者经过卧床休息或者消炎即可缓解症状，如果长时间疼痛不能缓解，肌肉因保护性反应持续剧烈收缩，导致肌肉痉挛缺血变性，产生的是长期症状，不可逆的，而腰肌持续的剧烈收缩可加剧椎间盘的压力，使髓核组织对神经根的挤压持续不能缓解，腰腿疼痛加重，如此反复，疼痛症状不能缓解。我们采用粗银质针针刺腰椎两侧横突、关节突导热治疗腰椎间盘突出症，目的是利用银针良好的导热功能，加热到 130℃ 恒温保持 20 分钟，热量通过银针传递到深部肌肉组织和针尖肌肉起止点，在局部形成一个快速、丰富血液循环区域，阻断腰部肌肉持续痉挛这个环节，改善肌肉的缺血状态，使肌肉恢复正常的收缩功能，缓解腰部疼痛症状。同时也减缓因腰部肌肉持续痉挛对椎间盘的挤压，神经根受压缓解，下肢放射痛症状缓解。治疗过程中我们发现，单纯针刺腰部肌肉组织，虽能改善大部分症状，但仍不满足患者要求，腰腿痛影响患者的正常生活。我们通过查体发现，腰部痛点主要集中在横突、关节突的地方，这些部位又是肌肉的起止点和附着点，肌肉强烈收缩最容易损伤的也是此处，肌肉的腱性部分和起止点在解剖上是血液循环最薄弱地方，持续的肌肉牵拉容易出现缺血、变性，产生水肿粘连，且因缺血自我修复能力较弱，是椎管外疼痛后期的发源地。这组病例我们采用银质针针刺腰椎横突、关节突导热治疗，症状短期内得到了根本的改善，取得了意想不到的疗效，明显缩短了疗程。通过随访发现，复发率较传统治疗明显降低，使过去原本需手术治疗的患者也可达到满意的疗效，为非手术治疗找到了一条可行之路。

（路　刚）

十一、银质针导热治疗髌下脂肪垫损害的临床研究

【摘要】

目的：探讨银质针导热治疗慢性髌下脂肪垫损害性膝关节痛的临床疗效。方法：62例入组患者随机分为2组，34例银质针导热疗法组，28例封闭加微波治疗组作为对照组，对两组病例的疗效进行比较。结果：治疗后两周，两组患者膝痛均有缓解（$P<0.05$），但3个月后封闭加微波治疗组膝痛总有效率为67.9%，银质针导热疗法组总有效率为91.2%；6个月后封闭加微波治疗组膝痛总有效率为64.3%，银质针导热疗法组总有效率为85.3%，治疗组从3个月后疗效明显优于对照组（$P<0.05$）。结论：银质针导热治疗慢性髌下脂肪垫损害性膝关节痛疗效明显，且具有较好的远期疗效。

慢性膝关节疼痛临床常见，本研究选择2003年4月至2004年4月我科门诊治疗的62例慢性膝前痛病人作为研究对象，对髌骨粗面脂肪垫附着处采用银质针导热疗法进行治疗，并同传统的封闭、理疗方法作比较，旨在对该病的临床治疗方法进行探索。

【资料与方法】

1. 一般资料　62例患者按就诊序号随机分成2组。银质针导热疗法组（治疗组）34例，男3例，女31例；年龄32-80岁，平均58.6岁；病程6月～11年，平均2.3年。有外伤史4例，无外伤史30例；单侧28例，双侧6例；上下楼或下蹲感痛32例；关节屈曲受限15例，髌垫挤压痛32例，外侧副韧带压痛9例，内侧副韧带压痛14例，髌骨上端髌腱止点压痛17例，股骨远端外侧压痛8例；臀部髂翼外臀中小肌、臀大肌和阔筋膜张肌附着处压痛5例。膝关节绞锁1例。封闭加微波治疗组（对照组）28例，男6例，女22例；年龄35-76岁，平均53.4岁；病程6月～11年，平均1.8年。有外伤史1例，无外伤史27例；单侧24例，双侧4例；上下楼或下蹲感痛28例；关节屈曲受限8例，髌垫挤压痛28例，外侧副韧带压痛7例，内侧副韧带压痛13例，髌骨上端髌腱止点压痛11例，股骨远端外侧压痛8例；臀部髂翼外臀中小肌、臀大肌和阔筋膜张肌附着处压痛5例。

2. 治疗方法

（1）银质针导热疗法组：病人仰卧位患膝后垫枕，在髌骨下1/2段即髌下脂肪垫的边缘下1cm部位，做出相应的针距为1cm且向上开口成弧形的16~20个进针点标记，常规消毒皮肤，铺巾，用0.5%的利多卡因做进针点的局部麻醉。选用上海曙新科技开发有限公司生产的直径为1.1mm、长13cm的银质针沿髌骨下缘的进针点自前下方向后上方做斜刺，每针均沿髌下脂肪垫髌尖粗面附着处为中心刺入直至粗面对侧，形成一扇面的围刺。银针定位后，用上海曙新科技开发有限公司生产的YRX-1B银质针加热巡检仪加热，仪器设定温度110℃，针所接触的皮肤表面温度为45℃左右，加热时间为20分钟。治疗中注意观察银针周围的红晕，并询问病人有无皮肤灼痛感，如病人感到皮肤灼痛，可将加热套适当拉出至病人能够耐受为度。治疗结束后，拔除银针，用无菌巾按压针眼数分钟，观察无活动性出血，针眼用3%的碘酊消毒，创面不用覆盖。两周

后视病人压痛点情况再做第二次治疗。

(2) 封闭加微波治疗组：病人仰卧位患膝后垫枕，选髌骨下 1/2 段即髌下脂肪垫的边缘下 1cm 内外侧膝眼处为进针点，常规消毒皮肤，铺巾，选 7 号针头，用 0.5% 的利多卡因 7ml 加得保松 1ml 经内外侧膝眼处进针点刺向髌尖粗面脂肪垫止点处，行髌尖粗面浸润性封闭，内外侧膝眼各 4ml。一周后做患膝关节微波治疗（Et 本欧科技研发公司提供的 ME-7250 型微波治疗仪），温热量，每次 15m1，每天一次，10 次为 1 个疗程，共 2 个疗程。

3. 疗效评定

(1) 使用视觉模拟评分法（visual analogous scale，VAS）评定疼痛状况：以 0 分表示无痛，10 分表示患者感受最痛程度。

(2) 膝关节评定量表评估疗效：采用 Insall 膝关节评定量表评估疗效：①治愈：主要临床症状、阳性体征完全消失，功能恢复，能胜任正常工作和劳动；②显效：主要临床症状、阳性体征大部分消失，功能基本恢复，能参加正常工作和劳动；③有效：主要临床症状、阳性体征部分改善，功能部分恢复，能参加一般工作和劳动；④无效：临床症状、阳性体征在治疗前后无变化或加重，功能无改善，影响正常工作和劳动。

4. 统计学分析　采用 x^2 检验和自身对照 t 检验进行比较，$P<0.05$ 表示差异有显著性。

【结果】

1. 近期疗效　治疗组的总有效率为 67.6%，对照组为 75%。经 x^2 检验，两组治疗效果没有显著性差异（$P>0.05$），对照组与治疗组疗效相近（见表 6-9）。

2. 远期疗效　经治疗后 3 个月、6 个月，治疗组的总有效率为 91.2% 和 85.3%，对照组为 67.9% 和 64.3%。经 x^2 检验，两组治疗效果有显著性差异（$P<0.05$），治疗组远期疗效优于对照组（见表 6-10，表 6-11）。

3. VAS 量表比较（见表 6-12）　治疗组与对照组患者经治疗后，疼痛 VAS 评分明显下降，与治疗前相比有显著性差异（$P<0.05$）；治疗组患者 3 个月、6 个月后疼痛 VAS 评分较 2 周有明显下降，有显著性差异（$P<0.05$）；对照组患者治疗后 3 个月、6 个月疼痛 VAS 评分较治疗后 2 周下降不明显，无显著性差异（$P>0.05$），即银质针导热治疗组远期治痛效果优于对照组。

表 6-9　2 周后治疗组与对照组疗效比较

| 组别 | 例数 (n) | 治愈 | | 显效 | | 有效 | | 无效 | | 总显效率 |
		例数	%	例数	%	例数	%	例数	%	%
治疗组	34	8	23.5	9	26.5	6	17.6	11	32.4	50.0
对照组	28	4	14.3	8	28.6	9	32.1	7	25.0	42.9

2 周后治疗组与对照组疗效相比总显效率无显著差异，$P>0.05$

表 6-10　3 个月后治疗组与对照组疗效比较

组别	例数 (n)	治愈		显效		有效		无效		总显效率 %
		例数	%	例数	%	例数	%	例数	%	
治疗组	34	13	38.2	10	29.4	8	23.5	3	8.8	91.2 *
对照组	28	4	14.3	10	35.7	5	17.9	9	32.1	67.9

治疗组 * 与对照组相比疗效有显著差异，$P < 0.05$

表 6-11　6 个月后治疗组与对照组疗效比较

组别	例数 (n)	治愈		显效		有效		无效		总显效率 %
		例数	%	例数	%	例数	%	例数	%	
治疗组	34	18	52.9	9	26.5	2	5.9	5	14.7	85.3 *
对照组	28	6	21.4	8	28.6	4	14.3	10	35.7	64.3

治疗组 * 与对照组相比疗效有显著差异，$P < 0.05$

表 6-12　治疗组对照组治疗后各时段 VAS 评分比较

组别	治疗前	治疗后 2 周	治疗后 3 个月	治疗后 6 个月
治疗组	7.32 ± 1.51	4.38 ± 3.29 *	2.03 ± 2.50 **	2.06 ± 3.13 **
对照组	7.43 ± 1.35	4.00 ± 2.93 *	3.68 ± 3.35 *	3.75 ± 3.74 *

注：治疗后 2 周、3 个月、6 个月两组与治疗前相比 VAS 评分有显著差异，$P < 0.05$；治疗后 3 个月、6 个月两组相比 VAS 评分有显著差异，$P < 0.05$ (silvia needle group compared with control qroup)

【讨论】

1. **慢性膝关节疼痛的发病机制**　传统观点认为，慢性膝关节疼痛的病因除肿瘤、结核、化脓性炎症及风湿类病因外，主要由膝骨关节炎、骨质增生、关节滑膜炎、半月板损伤、交叉韧带损伤、关节内游离体等膝关节内紊乱症造成，故将骨刺治疗、关节内注射透明质酸钠、封闭、理疗直至半月板切除、膝关节截骨矫形术及关节置换作为主要缓解疼痛的方法。而宣蛰人在几十年临床经验的基础上提出了髌骨粗面脂肪垫附着处的慢性无菌性炎症是引起慢性膝关节疼痛的重要原因。本组 62 例病人全部髌垫挤压征阳性，银针导热疗法组中 9 例有严重骨关节炎，内侧间隙极度狭窄，因经济条件无法行关节置换。但在针对髌尖粗面脂肪垫附着处行银质针导热疗法治疗后疼痛均明显减轻，大大改善生活质量，可治疗后骨关节影像学并未发生改变，说明膝关节疼痛的严重程度与影像学的骨质退变不一定成正比。其疼痛的主要原因可能不在关节畸形和骨质增生，而是与髌下脂肪垫无菌性炎症和膝周软组织损害有关。

2. **银质针导热疗法疗效分析**

(1) 银质针导热疗法组和封闭加微波治疗组，2 周后随访疼痛都有明显改善，说明髌尖粗面脂肪垫无菌性炎症确实为慢性膝前痛的主要病因。

（2）但 3 个月后随访封闭加微波治疗组总有效率 67.9%，银质针导热疗法组总有效率为 91.2%；半年后封闭加微波治疗组总有效率 64.3%，银质针导热疗法组总有效率为 85.3%，说明银质针导热治疗慢性髌下脂肪垫损害性膝关节痛的远期疗效优于传统的封闭和热疗。因封闭治疗只有一过性的消炎作用，且不能反复多次使用，当激素作用退去后，由于髌骨粗面的血供未得到彻底改善，故疗效维持不长。而微波治疗由于髌尖粗面解剖因素的影响，热能很难完全、均匀深透到达髌尖粗面无菌性炎症处。

3.银质针导热疗法治痛机制探讨　银质针导热疗法不同于传统的针灸治疗，传统的针灸治疗遵循循经取穴，讲求手法的补泻和组织中的得气感，且针一般不触及骨止点。而银针在髌尖粗面的排布呈密集型的扇形围刺，每针均触及髌尖粗面骨止点，这样保证了髌尖粗面脂肪垫附着处局部血液循环的改善。银质针加热后局部皮肤的红晕出现，说明局部血液循环增加，加快了局部致痛炎性物质的代谢，促进病变组织转化为正常组织。另外银质针较传统针粗（银针直径为 1.1mm），针刺后局部发生的损伤修复反应也有利于局部的血液循环的改善。王福根等在动物实验基础上观察到慢性软组织损伤粘连瘢痕等不可能通过自身机制吸收和消除的病理结构，经过银针治疗后呈现吸收和再生的良性过程，但银针导热治疗的详细机制尚需进一步深入研究。

（叶　刚）

十二、银质针导热治疗安全性实验研究

银质针导热治疗慢性软组织疼痛在临床上已经取得公认，但对于针刺完成后针道和针尖有效温度的设定，以及各种不同温度对组织安全性的影响，一直未见实验报道。本研究探讨银质针导热治疗仪加热温度对软组织的影响，为临床治疗提供可靠的实验依据。

【方法】

1.实验动物和分组　健康雄性（wistar）大鼠 96 只，由上海第二医科大学实验动物中心提供，体重 250～300g。按随机数字表分成 8 组，每组 12 只。实验组：根据治疗仪的不同加热温度分为 38℃组、40℃组、42℃组、45℃组、50℃组、55℃组、60℃组（共 7 组）。先在大鼠小腿腓肠肌后侧用治疗针针刺，然后加热治疗。对照组：用治疗针针刺，但不进行加热治疗。

2.实验仪器　经皮骨骼肌松解治疗仪和治疗针（上海曙新科技开发有限公司研制，Nwx-1 型）。治疗针的直径 1.0mm。

3.实验方法

（1）实验动物准备：将实验组大鼠用 20% 乌拉坦腹腔注射麻醉（10ml/kg），俯卧位固定于鼠板上。严格消毒针刺部位，用治疗针刺入大鼠小腿腓肠肌内，方向均与小腿纵轴方向平行，刺入深度均为 1.5cm，并保证刺入的针体完全位于肌肉内。

（2）加热：将治疗针温度分别设定为 38℃，40℃，42℃，45℃，50℃，55℃，60℃，加热时间均为 20 分钟。

4.血清检测　加热完成后即刻去头取血 3ml，在低温离心机内离心，取上清液

存于 −20℃ 冰箱内，检测 C- 反应蛋白（C-reactive protein），血清丙二醛（serum malondialdehyde），血清谷胱甘肽过氧化物酶（GSH2Px），以及肝功能谷丙转氨酶（alanine amino-transferase）和谷草转氨酶（aspartate amino-transferase），肾功能肌酐（creatinine）和尿素氮（blood urea nitrogen）。

5. 组织形态学观察

（1）肉眼观察治疗针针刺加热后的组织变化。

（2）光镜检查加热 20 分钟后，解剖分离大腿股二头肌，肉眼观察骨骼肌情况。取针道周围直径 0.5cm 高 1cm 的活体组织标本，投入 10% 福尔马林固定液固定，然后进行石蜡包埋、切片及常规 HE 染色，光镜下观察病理形态学变化。透射电镜检查同样取直径 0.2cm 高 0.5cm 的活体组织标本，投入光镜固定液中，用缓冲液漂洗 20 分钟后进行脱水，浸透，包埋，用超薄切片机进行超薄切片染色，电镜下观察。

6. 统计学分析　选用 SPSS10.0 统计软件进行数据分析，数据用均数 ± 标准差（x± ∞）表示，组间比较采用单因素方差分析，$P < 0.05$ 为差异有统计学意义。

【结果】

1. 血清 CRP、GSH、MDA（表 6-13）　血清 CRP 的结果显示，38℃、40℃、42℃、45℃组和对照组比较无显著差异（$P > 0.05$），从 50℃ 开始有显著差异（$P < 0.001$）。GSH 的结果显示：38℃、40℃、42℃、45℃组和对照组比较无显著差异（$P > 0.05$），从 50℃ 开始有显著差异（$P < 0.05$）。MDA 的结果显示，38℃、40℃、42℃组和对照组比较无显著差异（$P > 0.05$），从 45℃ 开始有显著差异（$P < 0.01$）。

2. 血清肝肾功能（表 6-14）　肝功能 ALT 的结果显示，38℃、40℃、42℃、45℃组和对照组比较无显著差异（$P > 0.05$），从 50℃ 开始有显著差异（$P < 0.01$）。AST 的结果显示，38℃、40℃、42℃组和对照组比较无显著差异（$P > 0.05$），从 45℃ 开始有显著差异（$P < 0.001$）。肾功能 BUN 的结果从 38℃ 至 60℃ 实验组和对照组比较均有显著差异（$P > 0.05$）。CBEA 的结果 38℃、40℃、42℃、45℃、50℃ 各组与对照组比较无显著差异（$P > 0.05$），而 55℃ 和 60℃ 组有显著差异（$P < 0.01$）。

表 6-13　血清生化检测 CRP、GSH 和 MDA

指标	对照组	实验组			
		38℃组	40℃组	42℃组	45℃组
CRP	32.8±2.11	32.80±2.74	33.16±3.29	34.13±2.90	34.71±3.18
GSH	460.6±98.7	623.7±187.3	534.9±132.9	512.4±113	483.4±112.73
MDA	3.97±0.77	4.36±1.00	4.03±1.22	3.97±0.92	5.07±1.09
		50℃组	55℃组	60℃组	
		37.79±3.88	38.71±4.06	39.59±4.5	
		43.7±158.1	283.3±138.	301.57±90	
		5.86±1.38	6.97±1.62	9.07±2.41	

表 6-14　血清生化检测 ALT、AST、BUN 和 CBEA

指标	对照组	实验组			
		38℃组	40℃组	42℃组	45℃组
ALT	65.1±9.2	66.7±12.6	65.9±11.2	62.2±14	69.3±21
AST	189.2±47.1	189.2±47.1	195.8±55.6	212.±66	244±51.2
BUN	7.0±1.1	7.0±1.1	6.9±0.8	59.3±0.9	6.33±0.9
CBEA	37.2±7.7	37.2±7.7	36.2±9.5	37.5±8.4	40.7±9.5
		50℃组	55℃组	60℃组	
		90.4±23	148±40.7	178±38	
		317±54.8	337±88.5	379±113	
		6.10±1.1	6.4±1.34	6.50±1.3	
		39.6±13	52±17.98	70.4±20	

3．组织形态学检查

（1）肉眼观察解剖分离小腿腓肠肌，光镜下观察骨骼肌，在55℃，60℃二组发现肌肉纤维和正常组织明显不同。

（2）光镜下组织形态学变化。HE 染色光镜下观察，对照组观察，38℃组、40℃组、42℃组、45℃组显示细胞形态正常，胞核圆形、饱满，核仁清楚，无出血、水肿（图6-15a）；50℃组显示有极少量红细胞渗出（图6-15b）；55℃有红细胞多量渗出，肌间隙水肿、出血，横纹肌变性、溶解（图6-15c）；60℃组显示红细胞渗出，血管扩张充血、出血，肌间隙扩张、水肿，横纹肌变性、溶解。

4．电镜组织形态学观察变化　超薄切片透射电镜观察发现，不同温度条件下组织染色逐渐变深，肌肉纤维逐渐浓缩变形，变形十分紧密。42℃未观察到明显的变化（图6-16a）；从45℃到50℃肌肉纤维有轻微的收缩变形现象（图6-16b）；55℃、60℃开始发现较为明显的肌肉纤维收缩变形现象（图6-16c）。半薄组织切片透射电镜观察发现各种温度条件下，细胞之间变得疏松：细胞核逐渐增多；细胞体积逐渐变小，可能使细胞受热收缩所致。42℃到50℃变化不明显（图6-17a）。55℃开始，红细胞明显收缩变小（图6-17b）。

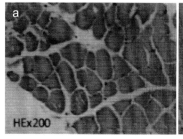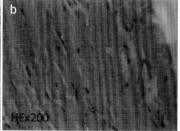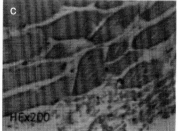

图 6-15　光镜下组织形态

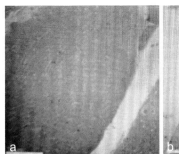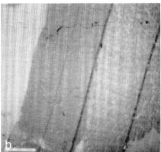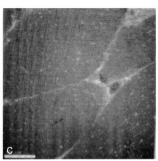

图 6-16 电镜下超薄片组织形态

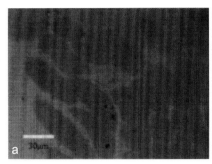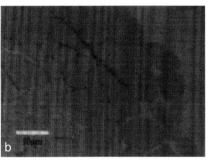

图 6-17 电镜下半薄片组织形态

【讨论】

生物组织热效应的研究发现，各种热效应的临界温度为：正常 37℃ 体温，不得超过 42℃。50℃，酶活性减弱、细胞固定；60℃，蛋白质和胶原蛋白变性、凝结；80℃，生物细胞膜穿透；100℃，汽化、热分解；150℃，炭化；300℃，熔融。经皮骨骼肌松解治疗作为组织内热疗法。本研究将 60℃ 作为治疗的极限温度可能对组织产生一定的热损伤，但不会导致生物组织膜穿透、汽化、分解。

组织烫伤安全检测的生化指标包括：C- 反应蛋白（CRP）、血清丙二醛（MDA）、血清谷胱甘肽过氧化物（GSH2Px）、肝功能（ALT 和 AST）和肾功能（BUN 和 CBEA）。结果：经皮骨骼肌松解治疗仪实施对大鼠针刺加热后的温度设定在 45℃ 以下为安全的。组织形态检查结果显示，肉眼规察骨骼肌在 55℃，60℃ 二组发现肌肉发白，说明组织在此温度发生损伤；光镜结果也说明了加热温度大于 55℃ 会有细胞损伤而加热温度在 45℃ 以下对组织是相对安全的。透射电镜显示，55℃ 以下肌纤维收缩变形，组织形态学实验结果显示，经皮骨骼肌松解治疗仪加热温度在 50℃ 以上对组织会产生损伤，加热温度越高损伤越大，治疗不宜采用。因此，38~45℃ 为相对安全温度，而 42℃、45℃ 为安全有效的最佳加热温度范围，既往临床经皮骨骼肌松解治疗采用的加热套管在银质针针尾实施加热，这种加热办法导致加热的针体温度升高，而针道和针尖部分的热量呈递减趋势。本实验采用的经皮骨骼肌松解治疗仪所配置的治疗针为内热温控治疗针，加热到针尖和针道的温度是一致的，可对皮肤、筋膜、肌肉组织同时加热，说明本治疗仪在临床治疗时针的加热温度比较恒定，可提高疗效，本实验也为临床针刺治疗其他加热方法温度设定提供参考。

（叶　刚）

十三、银质针电子加热留针长度与温度设定关系的临床研究

【摘要】

目的：研究银质针电子加热时不同留针长度与仪器温度设定间的关系，为安全有效使用银质针导热技术提供临床依据。方法：选取下腰痛患者 100 例随机分成留针长度（加热套管下缘到皮肤进针点的距离）2cm、3cm、4cm、5cm、6cm 五组，每组 20 例，用银质针做常规密集型针刺，在患者腰部 L_3、L_4 横突处针刺部位进针，每例患者选择 5 个针刺点，观察不同留针长度在设置温度为 80℃、90℃、100℃、110℃时的皮肤进针点温度以及能够耐受的最高温度。结果：2cm 针长温度设定约为 80℃，3cm 针长温度设定为 90℃，4cm 针长温度设定为 100℃，5cm 针长温度设定为 110℃，患者能够耐受的平均温度为 47.33±1.99℃。结论：银质针针刺电子加热过程中，需对不同长度的留针分别进行不同的温度设定，留针长度最好在 2~5cm 范围内，才能取得满意的加热效果。

关键词：银质针；温度设定；电子加热；留针长度。

银质针导热治疗慢性软组织损害有明显的疗效。研究发现，银质针导热治疗有明确的促进局部血液循环、解痉消炎止痛的作用，而电子加热法由于其加热作用稳定、温度控制方便、无污染等优点，在临床上有逐渐取代传统艾灸燃烧加热法的趋势。但在临床工作中由于人体不同的解剖位置留针长度无法做到统一，因而电子加热器加热温度设定各家医院没有一个统一标准。为了临床合理安全有效使用银质针导热巡检加热仪，我们对银质针留针长度与电子加热器加热温度设定间的关系做研究。

【资料与方法】

1．一般资料　100 例病例均为 2002 年 1 月至 2004 年 1 月我科门诊患者。全部病例均按慢性腰背软组织损伤诊断标准确诊。按照就诊先后顺序，采用随机数字法将患者随机分成留针长度为 2cm、3cm、4cm、5cm、6cm 五组，每组 20 例，每组患者平均年龄为 54.58±0.60 岁；病程 3~56 个月，平均 12.6~13.5 个月。各组患者的性别、年龄、病程经独立样本 t 检验差异无显著性意义（$P > 0.05$），具有可比性。

2．治疗方法

（1）材料：①银质针：银质针都是采用 85% 白银及掺杂少许铜镍合金熔炼而成。针粗约 1.1mm，针端尖而不锐，针体长度分别为 13cm、15cm 和 17cm，银质针针柄长 5cm，直径 1.1mm，针柄轧花，平顶针尾；②电子加热设备：应用 YRX-1A 型银质针导热巡检仪，加热套管长度 5cm；③测温设备：应用 WKC-1300 型数字温度控制仪（浙江）。

（2）针刺方法：①将室温调节在 23℃，完成腰背常规消毒后，再分别选用适当长度的银质针在患者腰部 L_3、L_4 横突压痛点进针，使银针尖抵达横突尖部，留针长度按

不同治疗组分别为 2cm、3cm、4cm、5cm、6cm。②电子加热仪加热法：在针刺操作完毕后，将银质针导热巡检仪加热套管轻轻套入银质针尾部，并保证针尾与加热套管底部密贴。每例患者选择 5 个针刺点，将其中 4 个针刺点的加热温度分别设置在 80℃、90℃、100℃、110℃、120℃，分别将电子测温仪测温电极置于皮肤进针点（银质针与皮肤接触处）进行测温，待皮肤进针点的温度稳定 2 分钟后，记录测温仪上的温度。第 5 个针刺点（随机选取）加热温度设定从 70℃开始，并不断升高加热温度，直至患者感觉皮肤进针点发烫不可耐受时，记录下测温仪上的皮肤进针点最高耐受温度。

（3）统计学分析：选用 SPSS13.0 软件处理，采用 Bivariate Correlations 相关分析及样本 t 检验。

【结果】

1．银质针电子加热留针长度和加热温度的关系由表 6-15 可见。在固定温度的情况下，随着裸露针长的增加，银质针与皮肤接触处进针点的温度呈递减趋势，故裸露的针长与皮肤进针点的温度呈负相关（相关系数 $r=0.907$，$P=0.000 < 0.05$），与加热仪设定温度呈正相关（相关系数 $r=0.163$，$P=0.002 < 0.05$）。

2．不同患者能够耐受的最高温度见表 6-16。

表 6-15　银质针一定加热温度时皮肤进针点温度与留针长度之间关系（℃）

组别	例数	80℃	90℃	100℃	110℃
2.0cm	20	46.53±0.42	49.17±1.09	＊＊	＊＊
3.0cm	20	43.32±0.78	44.90±0.49	46.40±0.57	46.99±0.60
4.0cm	20	40.85±0.76	42.23±0.69	44.22±1.01	44.37±0.98
5.0cm	20	38.85±0.60	39.60±0.65	40.89±0.52	41.63±1.04
6.0cm	20	37.90±0.36	38.16±0.44	37.74±0.64	39.80±0.41

＊＊仪器加热温度在 100~110℃，裸露针长在 2cm 时，加热过程中皮肤进针点温度过高，故放弃测定

表 6-16　100 例患者能够耐受的最高温度（℃）

	总例数	男性	女性	20-40 岁	41-60 岁	61-80 岁
例数	100	39	61	8	66	26
耐受温度（℃）	47.33±0.97	47.50±0.89	47.22±0.76	44.85±0.92	48.38±0.92	47.64±0.85

【讨论】

王福根教授等研究报道证明，银质针治疗有明确的促进局部血液循环作用，单纯针刺而不加热，疗效远远低于针热结合方法，这说明热效应对增加局部软组织血循环的作用，尤为重要。临床实践与前期研究表明，银质针导热巡检加热仪加热比传统艾灸加热达到有效温度时间短，维持有效加热时间稳定，操作简便，但在临床工作中由于人体不同的解剖位置留针长度无法做到统一，因而电子加热器加热温度的设定各家医院没有一

个统一标准，在临床上电子加热仪温度的准确设置与银针针长间的确切关系也未见报道。根据我院的临床经验和观察，患者银针导热治疗体感舒适且能够耐受的温度范围在43℃ ±2℃，在此温度范围内也未见有明显皮肤烫伤现象，患者的临床效果也比较满意，故本研究用测温仪来观察不同银质针针长同银质针导热巡检加热仪温度设置间的关系，以及患者自诉能够耐受的最高温度，但如果测温点温度高于45℃是否会对人体组织造成损伤或产生与该温度（43℃ ±2℃）类似的生物学效应还有待进一步深入研究。人体各部位软组织厚薄不均，且银质针针刺形式有直刺、斜刺、平刺、骨膜下刺、钻刺、围刺六种，所以留针长度必定长短不一，如采用统一的加热温度将难以达到理想加热效果。从表6-15的数据可以看出留针长度越长所测得的有效温度越低，而留针长度越短加热温度越趋于稳定，很容易达到目标温度，但针长最短不得小于2cm，以避免烫伤。建议临床针刺治疗时选取的留针长度不应过长或过短，最好控制在2~5cm范围内比较理想。患者对加热温度的耐受情况从表6-16可以看出，不同年龄、不同性别患者对温度的耐受情况不一样。男性比女性耐受的加热温度高约2℃。老年人对加热温度的耐受性相对比较高，而年轻人则较低。且加热皮肤的红晕比较明显，这可能和年轻人的皮肤代谢比老年人好有关，多数患者银针导热治疗时体感舒适且能够耐受的温度范围在45℃左右，但皮肤测温点加热温度在45℃以上时，表皮下组织会发生什么热效应，是否会造成组织的热损伤还需进一步研究。

（叶　刚）

十四、银质针导热疗法治疗颈源性头痛疗效观察

【摘要】

目的：评判银质针导热疗法治疗颈源性头痛患者的疗效。方法：72例确诊为颈源性头痛患者采用在银质针导热疗法治疗，于治疗后1天、3天、1周、1个月及3个月进行疼痛评估。结果：银质针导热疗法治疗后头痛NRS评分各时点均明显降低，差异有统计学意义（$P < 0.05$）；治疗后3个月的显著有效率为95.83%，无并发症的发生。结论：银质针导热疗法是治疗颈源性头痛的一种有效方法。

关键词：银质针导热疗法、颈源性头痛

【资料与方法】

1.资料　选取我院疼痛科颈源性头痛（CEH）患者72例，均经其他方法治疗效果欠佳。其中男性为22例，女性为50例；年龄30-80岁，其中30-49岁有25例，50-69岁有36例，70-89岁有11例；头痛病程时间在1年以内为30例，1~3年为22例，3~5年为6例；5年以上14例。纳入标准按照颈源性头痛国际研究组（CHISG）的诊断标准（2009年版）：①颈枕部活动或体位不适当时，就可出现头痛症状加重，或压迫到枕部及上颈部时，头痛症状明显加重者；②颈部的活动范围受到限制者；③颈肩部或上肢呈现非神经根性的疼痛者，或偶有上肢根性疼痛症状。只要有患者的症状符合①就可以诊断，若②和③或①、②、③同时出现时均可确诊。所选患者排除标准：①严

重的心脑血管性病变，以及肝肾功能明显衰竭者；②妊娠、月经期或严重贫血者；③血小板严重降低等血液相关性病变或有明显出血性倾向及近期应用抗凝药物而未停止者；④伴有焦虑、抑郁或晕针的既往史者；⑤进针部位皮肤有感染者。

2. **治疗方法**　患者进入治疗室后常规监护血压、心率、心电图、脉搏氧饱和度等，患者取端坐位，头前倾，充分显露枕颈部。其具体治疗步骤为：①针刺部位穿刺方法：按压患者双侧枕下肌群、胸锁乳突肌起始区及颈椎旁的位置做好相应记号。进行常规消毒及铺无菌单，1% 利多卡因注射液在皮肤标记点局麻。选取直径为 1.1mm，针身长度 13cm 规格的银质针沿直行或斜行方向进针，针尖端抵达肌筋膜的骨止点处停止进针，两针之间的距离为 1cm，根据病变部位压痛点范围来确定进针的数量。②穿刺成功后使用银针导热巡检仪（上海曙新科技开发有限公司 YRX160256）对针尾加热 110℃，时间 15 分钟，治疗结束后拔针，局部压迫及无菌敷贴覆盖，观察 15 分钟无异常情况返回病房。

3. **观察指标**　分别于治疗前、治疗后 1 天、3 天、1 周、1 个月及 3 个月进行疼痛评分及评估疼痛缓解率。

（1）NRS 评分：由 0 到 10 共 11 个数字组成，根据在 0 至 10 的数字来描述出患者的疼痛程度，数值越高则疼痛程度就越剧烈。0 分为无痛，1~3 分为轻度疼痛，4~6 分为中度疼痛，7~9 分为重度疼痛，10 分为剧烈无法忍受的疼痛。患者根据个人疼痛感受选择一个数字表示疼痛程度。

（2）疼痛缓解率（%）：采用治疗前 NRS 评分减去治疗后 NRS 评分，除以治疗前 NRS 评分乘以 100%。优：疼痛缓解率 100%~75%；良：疼痛缓解率 74%~50%；中：49%~25%；差：疼痛缓解率 < 25%。

（3）治疗后 3 个月疗效评定：按照"国际划线法"标准：①完全缓解（CR）：治疗后完全不感觉到疼痛；②部分缓解（PR）：疼痛较前明显减轻，睡眠不受明显干扰，生活不受影响；③轻度缓解（MR）：疼痛较前有所减轻，但仍然感觉到疼痛，影响睡眠；④无效（NR）：疼痛较治疗前没有变化。CR+PR 为显著有效。

采用 SPSS17.0 统计软件进行分析，其计量资料采用均数 ± 标准差（$\bar{x} \pm s$）表示；各组数据间的比较采用单因素方差分析，两两数据间比较以 t 检验表示。$P < 0.05$ 为差异有统计学意义。

【结果】

72 例颈源性头痛患者于银质针治疗后 1 天、3 天、1 周、1 个月及 3 个月各时点 NRS 评分较治疗前 NRS 评分均有显著下降，差异有统计学意义（$P < 0.05$）。其中治疗后 1 个月降低最为显著，3 个月后疼痛评分呈上升趋势，但与 1 个月相比较差异无统计学意义（$P > 0.05$）；银质针导热疗法治疗后 1 天、3 天、1 周、1 个月及 3 个月的疼痛缓解率分别为：65%、82%、97%、95%、93%，其中治疗后 1 周疼痛缓解率为最高，治疗后 1 个月及 3 个月的疼痛缓解率较治疗后 1 周有所降低趋势，但差异无统计学意义（$P > 0.05$），见表 6-17。

表 6-17　银质针导热治疗前后 NRS 评分及疼痛缓解率（$\bar{x} \pm s$，%）

评分指标	治疗前	治疗后				
		1 天	3 天	1 周	1 个月	3 个月
NRS 评分	6.52±0.42	4.53±0.52*	2.82±0.53*	1.02±0.41*	0.89±0.54*	1.21±0.42*
缓解率 %	0	65.0	82.0	97.0	95.0	93.0

与治疗前比较，各组 * $P < 0.05$

治疗后 3 个月疼痛完全缓解（CR）56 例，疼痛部分缓解（PR）13 例，疼痛轻度缓解（MR）2 例，无效（NR）1 例，显著有效率为 95.83%。

不良反应及并发症：有 28 例患者于治疗当晚出现针刺部位疼痛，给予口服氨酚双氢可待因片后疼痛明显缓解，其余患者均未见不良反应及并发症。

【讨论】

随着人民生活水平的提升，汽车及微机网络技术普及，工作及生活模式转变，人们长时间维持某一特定姿势，肌肉超负荷工作，使各年龄段颈源性头痛发病率不断增高。

1995 年 Bogduk 指出颈椎退行性变和肌肉痉挛是引起颈源性头痛的原发因素。由于发生上述病变而压迫相应部位的神经时，则亦有"高位神经根性颈椎病"的称呼。颈源性头痛的特点：头痛的同时伴有枕部、上颈部及整个颈部的压痛、僵硬或者活动范围受到限制，既往多发生过头颈部外伤史。然而有些患者低头伏案工作很长时间未适当仰头活动颈部，则颈部周围的肌肉持续性收缩，从而使颈部肌肉的供血逐渐下降，进一步使颈部肌肉产生痉挛、周围的韧带、肌筋膜发生损伤，颈部枕下肌群及双侧斜方肌的硬度及厚度也会产生相应的变化。有观点认为引起颈源性头痛的病因可能与相应部位的颈椎及椎间盘退行性改变而使得相应的椎间孔变窄，或颈椎部位处椎间盘的突出而产生无菌性炎症及周围肌肉发生持续性痉挛有关，认为颈椎部位的神经根主要是前根明显受到炎性物质侵袭或压迫时可反射性引起颈部周围的肌肉发生痉挛；然而持续性痉挛的颈部肌肉会引起局部组织缺血、缺氧及代谢产物的堆积而发生肌筋膜炎症时产生疼痛，并可直接刺激在软组织内穿行的神经干及神经末梢产生疼痛。目前针对颈源性头痛患者的治疗尚没有一个系统性的指导原则，有多种治疗方法，例如：药物治疗、神经阻滞治疗（包括星状神经阻滞、枕神经阻滞、耳颞神经阻滞等）、物理治疗等，但疗效不尽如人意。本组病例观察发现银质针导热治疗后 1 天、3 天、1 周、1 个月及 3 个月各时点均与治疗前 NRS 评分比较呈显著下降，治疗后各时点疼痛缓解率均明显增高，3 个月后末次随访的显著有效率为 95.83%，说明银质针导热疗法治疗颈源性头痛患者在疗效方面具有显著的临床效应。

研究发现，银质针导热疗法对软组织疼痛是通过增加局部肌肉血供、消除局部炎症、缓解局部肌肉痉挛来达到治疗目的。P 物质（SP）、神经生长因子（NGF）、白介素 -1β（IL-1β）、肿瘤坏死因子 -α（TNF-α）等活性因子均参与或介导了无菌性炎症反应和疼痛。徐正涛等通过建立肌筋膜疼痛综合征（myofascial pain syndrome，MPS）

大鼠模型，观察局部肌组织疼痛介质 SP、NGF、IL-1β、TNF-α 表达的影响，通过银质针导热疗法治疗后，上述局部肌肉组织内 SP、NGF、IL-1β、TNF-α 的表达均较治疗前显著下降，从而进一步证实银质针导热疗法治疗软组织可消除局部炎症。同时还发现经银质针导热治疗后 MPS 大鼠局部肌组织形态恢复接近正常组织，并可见有较多新生血管形成，提示银质针导热疗法可能通过促进受损组织局部微血管再生，缓解局部缺血缺氧状态和能量危机，促进组织新陈代谢和再生修复，进而达到长期治疗效果。秦乐等通过观察银质针导热疗法对 MPS 大鼠腰段脊髓水平神经递质的影响，发现 MPS 大鼠腰段脊髓水平脊髓一氧化氮合酶（nNOS）、P 物质（SP）致痛物质的表达增高，而银质针导热治疗后可明显降低大鼠脊髓 nNOS、SP 表达，提示银质针导热疗法可能通过调控脊髓递质的表达发挥镇痛作用。

综上所述，银质针导热疗法对颈源性头痛具有疗效确切，操作简便、安全的特点，对于顽固性颈源性头痛患者是一种值得推广应用的治疗方法。

（王　林）

十五、银质针导热对肌筋膜疼痛综合征大鼠的疗效及 SP、NGF、IL-1β、TNF-α 表达的影响

【摘要】

目的：研究银质针导热疗法对肌筋膜疼痛综合征（MPS）大鼠的疗效及对局部肌组织和血清 SP、NGF、IL-1β、TNF-α 表达的影响。方法：SD 大鼠 24 只，随机均分为对照组、模型组和治疗组。用打击结合离心运动方法建立 MPS 模型，治疗组给予银质针导热治疗。观察大鼠步态、肌电图、热痛敏、肌组织和血清 SP、NGF、IL-1β、TNF-α 浓度、局部肌组织病理变化。结果：①大鼠步态：MPS 模型制备完成时（T1），模型组和治疗组大鼠全部出现右后肢跛行。银质针导热治疗第 3 周时（T2），模型组右后肢跛行发生率 100%（8/8 只），治疗组右后肢跛行率 12.5%（1/8 只）。②肌电图：T1 时，模型组和治疗组与对照组比较，右股内肌自发性电活动（SEA）频率显著增加（$P<0.01$）；T2 时，治疗组与模型组比较 SEA 频率显著降低（$P<0.01$）。③热痛敏：T1 时，模型组和治疗组与对照组比较，热缩足潜伏期时间（TWL）显著缩短（$P<0.01$）；T2 时，治疗组与模型组比较 TWL 显著延长（$P<0.01$）。④ T2 时，模型组与对照组比较，SP、NGF、IL-1β、TNF-α 表达均显著增高（$P<0.01$），治疗组与模型组比较均显著下降（$P<0.01$）。⑤ T2 时，模型组与对照组比较，血清 SP、NGF、IL-1β、TNF-α 浓度均显著增高（$P<0.01$），治疗组与模型组比较均显著下降（$P<0.01$）。⑥局部肌组织病理切片：对照组肌细胞形态规则，肌纤维排列整齐；模型组见增大的梭形结节，肌纤维结构紊乱、肌膜增厚；治疗组肌纤维形态较规则，并见较多新生血管。结论：银质针导热疗法对 MPS 大鼠有显著疗效，其机制可能与下调局部肌组织 SP、NGF、IL-1β、TNF-α 的表达有关。

肌筋膜疼痛综合征（myofascial pain syndrome，MPS）是临床常见的慢性软组

织疼痛，目前国内外对MPS的诊断和治疗尚无统一标准，治疗方法及效果存在很大差异。研究表明，银质针导热疗法治疗慢性软组织疼痛疗效显著。但有关银质针治疗MPS的作用机制研究报道不多。本实验拟通过建立MPS大鼠模型，采用银质针导热疗法进行治疗，观察局部肌组织和血清P物质（SP）、神经生长因子（NGF）、白介素-1β（IL-1β）、肿瘤坏死因子-α（TNF-α）表达的变化以及大鼠步态、肌组织自发性电活动（SEA）、热缩足潜伏期时间（TWL）、局部肌组织病理的变化。以期进一步探讨银质针导热治疗MPS的疗效及其机制，为银质针导热疗法在慢性疼痛治疗中推广应用提供理论依据。

【材料与方法】

1. 实验动物及分组 3月龄健康清洁级SD大鼠24只，质量（238±12）g，由贵州医科大学动物实验中心提供和饲养。随机分为对照组、模型组和治疗组，每组8只。

模型组和治疗组参照赵贞研等打击结合离心运动的方法建立右股内肌MPS模型。1%戊巴比妥钠30~40mg/kg腹腔注射麻醉下，将大鼠仰卧固定于自制打击器底板上，暴露右股内肌，打击器从20cm高处自由滑落击打右股内肌，打击器质量1000g、面积1cm×1cm大小，每次打击后连续两日将大鼠放入-16°下斜坡跑台持续离心运动。速度16m/min，时间90min/d，每周1次。休息4天后重复上述干预，连续8周。

2. 银质针导热治疗 MPS模型建立后，治疗组麻醉后行银质针导热治疗（0.5mm×13cm银质针），针尾连接银质针导热巡检仪（上海曙新科技有限公司，YRX-1A），设定温度110℃，导热治疗15分钟。对照组和模型组与治疗组同期同方法腹腔麻醉和右股内肌区碘伏消毒，不作其他干预。

3. 观察指标

（1）步态：分别于MPS模型制备完成时（T1）和银质针导热治疗后第3周时（T2）观察3组大鼠右后肢步态变化。

（2）SEA测定：T1、T2时右股内肌处置入正极探针，左侧置入负极探针，测试各组SEA。

（3）TWL测定：T1、T2时将大鼠放入底板温度为52±0.2℃的透明罩内，记录四肢足底贴附热板到出现抬腿、舔足的时间。

（4）局部肌组织及血清SP、NGF、IL-1β、TNF-α测定：T2时麻醉下取右股内肌及右心房血液1ml，用ELISA法测定SP、NGF、IL-1β、TNF-α浓度。

（5）局部肌组织HE染色：取部分甲醛固定、石蜡包埋，连续切片及HE染色观察肌组织形态结构。

应用SPSS 20统计软件进行统计学处理分析，符合正态分布的计量资料以均数±标准差$\bar{x}±s$表示，组间比较采用单因素方差分析，计数资料采用卡方检验，以$P<0.05$认为差异具有统计学意义。

【结果】

1. 步态 建模后模型组和治疗组大鼠均出现右后肢跛行，治疗组于治疗后第2周跛行步态开始好转，于治疗后第3周7只恢复正常步态，1只仍有跛行，跛行率12.5%（1/8只），模型组8只跛行均无改善，跛行率100%（8/8只）。

2. 肌电图（SEA）　T1 时，模型组和治疗组均见频发 SEA，两组比较差异无统计学意义（$P>0.05$），对照组无 SEA，与模型组和治疗组比较差异有统计学意义（$P<0.01$）；T2 时模型组仍见频发 SEA，治疗组 SEA 频率明显降低，两组比较差异有统计学意义（$P<0.01$），见图 6-18。

3. 热痛敏（TWL）　T1 时模型组和治疗组 TWL 时间与对照组比较显著缩短（$P<0.01$），模型组和治疗组比较差异无统计学意义（$P>0.05$）；T2 时治疗组 TWL 时间延长，模型组无明显变化，两组比较差异有统计学意义（$P<0.01$），见图 6-19。

4. 局部肌组织及血清 SP、NGF、IL-1β、TNF-α 浓度　T2 时模型组与对照组比较，SP、NGF、IL-1β、TNF-α 均显著增高（$P<0.01$），治疗组与模型组比较均显著下降（$P<0.01$），见表 6-18、表 6-19。

5. 局部肌组织病理切片　T2 时对照组肌细胞形态规则，肌纤维排列整齐；模型组见增大的梭形挛缩结节，肌膜增厚，肌纤维结构紊乱；治疗组肌纤维形态较模型组规则，有较多新生血管，典型病理见图 6-20。

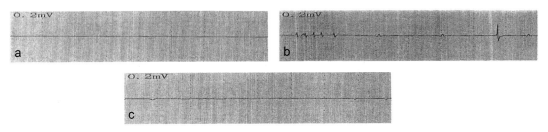

图 6-18　肌电图

T2 时静息（麻醉）状态下右股内肌肌电图，对照组（a）表现为静息性基线、无 SEA；模型组（b）见频发性 SEA；治疗组（c）极少低幅 SEA

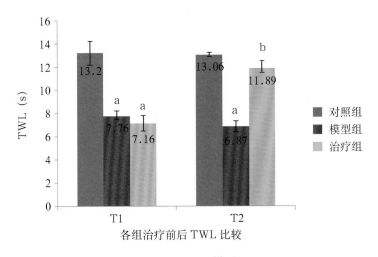

图 6-19　TWL 模型

3 组大鼠不同时点 TWL（与对照组比较，a. $P<0.01$；与模型组比较，b. $P<0.01$）

表 6-18　三组大鼠肌组织 SP、NGF、IL-1β、TNF-α 表达浓度比较

组别	n	SP	NGF	IL-1β	TNF-α
正常组	8	6.34±1.26	223.98±21.73	30.83±2.69	31.43±2.98
模型组	8	30.28±1.45[*]	518.30±23.19[*]	73.93±3.99[*]	70.45±3.82[*]
治疗组	8	21.66±1.43[#]	445.05±15.26[#]	52.67±2.44[#]	50.36±2.33[#]

[*] 与正常组比较 $P<0.01$，[#] 与模型组比较 $P<0.01$

表 6-19　三组大鼠血浆 SP、NGF、IL-1β、TNF-α 表达浓度比较（ng/L，$\bar{x}\pm sD$）

组别	n	SP	NGF	IL-1β	TNF-α
正常组	8	3.31±1.43	193.51±18.38	16.93±2.27	25.49±2.25
模型组	8	20.13±1.84[*]	402.96±16.71[*]	55.86±2.75[*]	56.74±2.72[*]
治疗组	8	10.31±1.07[#]	302.48±15.84[#]	37.95±2.31[#]	40.32±1.37[#]

治疗组 [#] 与正常组比较 $P<0.01$，与模型组 [*] 比较 $P<0.01$

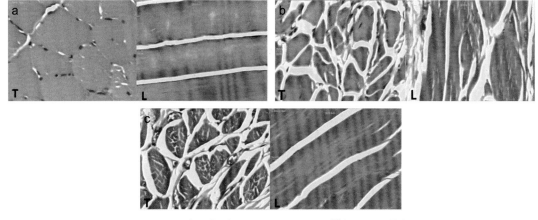

图 6-20　病理切片，HE×400，T：横切；L：纵切

对照组（a）形态结构正常；模型组（b）横切片见大小不一挛缩结节、肌膜增后，纵切片肌纤维结构紊乱形成梭形结节；治疗组（c）横切片见肌细胞间较多新生血管，纵切片肌纤维结构明显改善

【讨论】

MPS 常因急性外伤、慢性劳损、感受风寒等致肌筋膜激痛点（MTrP）形成或活化引起，其病理机制尚不完全明确。Jafri 提出了激痛点学说，即肌肉损伤后产生一种非正常肌电电位的纤颤电活动即 SEA，此导致肌小节持续收缩形成易激惹的挛缩结节即 MTrP，MTrP 刺激肌肉进一步收缩引起局部缺血缺氧和能量危机、致炎致痛物质释放，形成"收缩－痉挛－疼痛"恶性循环，最终产生痛觉敏化和顽固性疼痛。本实验打击结合运动损伤后，大鼠出现频发 SEA、TWL 显著降低、活动障碍（跛行），病理切片见结构紊乱梭形结节等，与激痛点学说及赵贞研等关于 MTrP 的研究一致，证实 MPS 模型复制成功。

临床上治疗 MPS 常采用口服药物、物理治疗、局部注射等方法，当病情转化成慢性产生痛敏后，则形成顽固性疼痛，常规疗法往往效果不佳。银质针导热疗法是具有传统医学特色的新型治疗技术，王福根研究表明其具有消除无菌性炎症，增加血流促进组织代谢修复，松解肌肉痉挛等作用。关于其对 MPS 的疗效及其进一步机制却鲜有报道，本实验经银质针导热治疗后，治疗组大鼠局部肌组织及血清 SP、NGF、IL-1β、TNF-α 表达较模型组明显减少，热痛敏及跛行步态明显改善，SEA 减少，病理切片见有较多新生血管，表明银质针导热疗法对 MPS 大鼠有显著疗效。

致炎致痛活性物质释放增多是 MPS 病情加重产生痛敏的关键因素。Shah 等发现 SP、IL-1β、TNF-α 等活性物质在 MPS 患者 MTrP 区域表达明显高于对照组织，且患者的疼痛反应与这些物质局部浓度密切相关。SP 是机体免疫调节、疼痛信息传递与加工的重要物质，Henry 发现局部组织损伤引起的 SP 增高可引起感觉神经元兴奋，导致动物产生痛敏。IL-1β、TNF-α 在机体免疫、炎症及损伤修复中起关键作用，Jin 等发现 TNF-α 可直接作用于初级传入神经元引起痛觉敏化，Ebbinghaus 等研究表明 IL-1β 是重要的致痛因子，可诱发大鼠产生热痛敏。本研究结果与以上研究相符，即 MPS 大鼠肌组织和血清中 SP、IL-1β、TNF-α 表达明显高于对照组，并持续存在热痛敏、跛行现象。而经银质针导热治疗后，肌组织和血清 SP、IL-1β、TNF-α 表达明显减少，热痛敏及跛行改善，表明 SP、IL-1β、TNF-α 是引起 MPS 大鼠痛敏的重要物质。银质针导热疗法能通过降低其表达或加强其代谢清除改善痛敏，减轻疼痛。NGF 是重要的神经营养因子，其对疼痛的调制作用广受关注。Mantyh 等发现局部注射 NGF 可增加大鼠对伤害刺激敏感性，产生持久痛敏，给予阻断药 k252a 可降低动物炎性反应、提高疼痛阈值。Hayashi 等发现肌痛大鼠损伤局部的 NGF 表达明显高于对照组织，大鼠热痛敏与其正相关。本研究显示 NGF 在 MPS 大鼠局部肌组织及血清表达明显增高，治疗后出现明显降低、痛敏改善，表明 NGF 是 MPS 大鼠病情恶化、产生顽固疼痛的又一重要物质，银质针导热疗法可通过降低 NGF 表达缓解疼痛。

结果显示治疗组 SEA 较模型组减少，而 MTrP 持续刺激是产生 SEA 的重要因素之一。Fogelman 等发现普通针刺治疗可直接破坏 MTrP 而发挥治疗作用，我们所用银质针较普通针具粗长，加之温热作用，可推测其破坏 MTrP 效应更优，即银质针导热疗法能通过破坏 MTrP，减少 SEA，抑制"痉挛－疼痛－痉挛"正反馈，进而松解肌痉挛。本实验还发现银质针导热后 MPS 大鼠局部肌组织有较多新生血管形成，组织学表现进一步证明银质针导热疗法能有效增加 MPS 大鼠局部血供，缓解缺氧状态和能量缺失，促进组织新陈代谢和修复。

银质针导热疗法对 MPS 大鼠有显著疗效。其机制可能通过降低局部肌组织 SP、NGF、IL-1β、TNF-α 表达改善痛敏，减少 SEA 肌肉挛缩，增加血供促进组织代谢，最终达到对 MPS 大鼠的镇痛和组织修复治疗作用。

（王　林）

十六、银质针导热联合臭氧治疗膝关节骨性关节炎

【摘要】

目的：评估银质针联合臭氧治疗膝骨性关节炎（OA）的疗效。方法：将60例OA患者随机分成2组，观察组患者向关节腔注入40μg/ml的臭氧10ml，配合银质针治疗，每周1次，共2次；对照组向关节腔注入40μg/ml的臭氧10ml，每周1次，4次为1个疗程；比较两组患者治疗前、治疗后1周和1个月时疼痛视觉模拟评分（VAS评分）及美国安大略马克马斯特大学骨关节指数评分（WOMAC评分）。结果：与治疗前相比，两组OA患者治疗后1周及1个月时WOMAC和VAS评分均有明显改善，差异有统计学意义（$P<0.05$），观察组在WOMAC具体评分优于对照组（$P<0.05$）。结论：银质针配合臭氧治疗能缓解OA患者关节疼痛，肿胀，减轻关节僵硬，有效改善关节活动度。

膝骨性关节炎（osteoarthritis，OA）也称退行性膝骨关节病，是以关节软骨的变性、破坏及骨质增生为特征的慢性关节病，多见于40岁以上女性，疾病的发生发展与肥胖、衰老及运动损伤等多因素有关。随着社会的老龄化，OA发病率及致残率逐年上升，其治疗主要是对症治疗，我们于2012年7月至2014年11月收集贵州医科大学附属医院疼痛科采用臭氧关节腔注射配合银质针治疗OA患者取得较好疗效，现报告如下。

【资料与方法】

1. 一般资料　收集2012年7月至2014年11月OA患者60例为研究对象，符合《骨关节炎诊治指南（2013年版）》诊断标准。据Kellgren和Lawrecne的放射学诊断标准，所有研究对象符合Ⅰ～Ⅲ级骨性关节炎，排除心、肺、肝、肾等重要脏器功能严重病变及明显出血倾向的患者，排除臭氧治疗禁忌证的患者。男性23例，女性37例，年龄48-82岁，平均（59.3 ± 4.2）岁，病程平均（12 ± 4.7）年；双膝关节病变者选择其严重病变一侧进行观察，依照就诊先后顺序随机分为两组，观察组30例银质针配合臭氧关节腔注射治疗，对照组30例单纯臭氧关节腔注射治疗，经协同性检验，两组一般资料比较，差异无统计学意义（$P>0.05$），具有可比性。

2. 治疗方法　对照组患者单纯予臭氧关节腔注射治疗：患者平卧屈膝位，选择外、内侧膝眼为关节腔穿刺点，常规消毒铺敷，1%利多卡因局麻，10ml针管接7号针头进行穿刺，回抽无血，注入40μg/ml臭氧10ml，无菌棉垫覆盖针眼，被动屈伸活动关节2～3分钟，30分钟后下床活动，当天避免洗浴及减少行走，每周1次，共治疗4次。观察组患者臭氧治疗2次后再予银质针治疗，银质针穿刺点定于膝关节周围筋膜、内外侧副韧带、髌下脂肪垫等软组织附着处，银质针规格为1.1mm×110mm，常规消毒，1%利多卡因在每一穿刺点皮内注射直径1cm左右的皮丘，右手持针用斜刺法进针，刺入至骨膜，针距约1cm，针尾套银质针导热巡检仪（曙新科技YRX-1A银质针导热巡检仪），设置导热温度90～100℃（根据进针深度及患者承受程度调节），时间15分钟，

患者可自觉膝关节入针深部有舒适的温热感。针身冷却后拔针，针眼处涂碘酊消毒后无菌棉垫覆盖，嘱咐患者针眼处 3 天勿沾水，每周 1 次，共治疗 2 次。

3. **疗效评价**　疗效评价采用视觉模拟（VAS）评分法和美国安大略马克马斯特大学骨关节炎指数（WOMAC）评分量表。评估时间为治疗前、治疗结束后 1 周及 1 个月。VAS 评分法：1 条 10cm 的直线，始端为 0，表示无痛，末端为 10，表示剧痛，中间表示不同程度的疼痛；让患者根据疼痛的感觉在横线上进行标记，0~3 为轻度疼痛，4~6 为中度疼痛，7~10 为重度疼痛。WOMAC 评分量表：评价指数包括关节僵硬、疼痛和功能障碍 3 方面，共 24 个项目，分值越高表示 OA 的情况越严重。统计学分析采用 SPSS13.0 软件进行统计分析。计量资料以均数 ± 标准差（$\bar{x} \pm s$）表示，组间比较用 t 检验，计数资料以率表示，用卡方检验，$P < 0.05$ 有统计学意义。

【结果】

1. **VAS 评分**　两组患者治疗前 VAS 评分差异无统计学意义（$P > 0.05$），治疗后各时点 VAS 评分均下降，与治疗前比较差异有统计学意义（$P < 0.05$），治疗后 1 个月比治疗后 1 周下降更明显，差异有统计学意义（$P < 0.05$），组间比较差异无统计学意义。见表 6-20。

表 6-20　两组膝关节骨性关节炎患者治疗前后 VAS 评分（$\bar{x} \pm s$）

组别	治疗前	治疗结束后	
		1 周	1 个月
对照组（$n=30$）	6.72 ± 0.52	4.25 ± 0.47 [1]	1.27 ± 0.25 [1][2]
观察组（$n=30$）	6.55 ± 0.34	4.33 ± 0.23 [1]	1.89 ± 0.45 [1][2]

（1）与治疗前相比 $P < 0.05$；（2）与治疗结束后 1 周比较 $P < 0.05$

2. **WOMAC 评分**　观察组患者治疗后 1 周及 1 个月时关节局部疼痛评分均较治疗前明显降低，差异有统计学意义（$P < 0.05$）；与治疗前比较，治疗后 1 周和 1 个月时关节僵硬评分、功能障碍评分和总分均明显降低，差异有统计学意义（$P < 0.01$）；对照组患者治疗后 1 周和 1 个月时关节局部疼痛评分、僵硬评分、功能障碍评分及总分均较治疗前降低，差异有统计学意义（$P < 0.05$）。观察组患者治疗后各时点僵硬评分、功能障碍评分和总分与对照组比较，差异有统计学意义（$P < 0.05$），而治疗后各时点疼痛评分与对照组比较，差异无统计学意义（$P > 0.05$）。两组患者治疗后 1 周各评分与治疗后 1 个月比较，差异无统计学意义（$P > 0.05$）。见表 6-21。

【讨论】

OA 是老年人最常见关节疾病之一，病理特点是关节软骨退变、软骨下骨赘形成、滑膜炎症及膝关节周围韧带损伤等，可以引起关节疼痛、肿胀及关节畸形等临床症状。目前对 OA 的发病机制尚不完全清楚，因此治疗上缺乏特异方法。有研究证实，白细胞介素 -1β（IL-1β）和肿瘤坏死因子 -α（TNF-α）在 OA 发生发展过程中起着重要的作用，IL-1β 通过诱导蛋白溶解酶合成致使关节软骨基质降解，并且与 TNF-α 和

表 6-21　两组膝关节骨性关节炎患者治疗前后 WOMAC 评分（$\bar{x} \pm s$）

组别	临床征象评分	治疗前	治疗后 1 周	治疗后 1 个月
观察组	疼痛	9.7±2.3	4.3±3.4 [1]	3.7±2.6 [1]
(n=30)	僵硬	2.7±0.8	1.4±0.7 [2]	0.7±0.6 [2][3]
	功能障碍	59.4±10.7	27.3±9.2 [2][3]	23.7±10.3 [2][3]
	总分	71.8±10.0	43.2±9.7 [2][3]	28.1±5.7 [2][3]
对照组	疼痛	9.4±3.6	4.5±2.7 [1]	4.2±3.1 [1]
(n=30)	僵硬	2.5±2.2	2.1±1.3 [1]	1.8±1.2 [1]
	功能障碍	62.3±11.3	41.4±12.8 [1]	39.7±11.4 [1]
	总分	74.2±8.1	48.7±10.2 [1]	45.7±11.3 [1]

（1）与治疗前比较 $P < 0.05$；（2）与治疗前比较 $P < 0.01$；（3）与对照组比较 $P < 0.05$

NO 协同作用促使关节软骨及关节滑膜修复减慢；TNF-α 可促进滑膜成纤维细胞的增殖，诱导滑膜纤维化及相关炎性因子的释放，改变软骨微环境，致使 OA 进一步发展；NO 可抑制关节软骨和蛋白多糖的增殖和合成，促进软骨细胞凋亡发生，减缓软骨自我修复，是引起 OA 早期改变的关键因素。臭氧作为一种强氧化剂，可刺激人体组织产生多种生物学效应，近年研究显示臭氧关节腔注射可减轻局部炎症，缓解关节疼痛。本研究亦进一步证实，臭氧关节腔注射治疗后可明显缓解关节疼痛。王大寿等发现 40μg/ml 的臭氧在兔骨性关节炎模型关节腔注射时可有效减少关节腔内的 IL-1β、TNF-α 及 NO 的释放，从而减轻骨性关节炎的炎性症状。有学者认为，关节滑膜炎症在骨性关节炎中可能充当"启动子"的角色，当关节滑膜出现炎症后，滑膜细胞不仅仅会丧失正常的生理功能，而且还会分泌出更多的 IL-1、TNF-α、IL-6 等炎性细胞因子，这些炎性成分不仅作用于软骨细胞、滑膜细胞及其周围组织引起相应炎症反应，而且可能进一步促进炎性因子的产生，加速软骨基质降解。李宁怡等发现兔膝关节炎模型上注射臭氧可明显减轻关节滑膜炎症，抑制 NOS 的表达，同时促进转化生长因子 - β（TGF-β）的释放，从而达到延缓关节软骨的破坏和关节退行性病变。在临床上发现，虽然臭氧能够较好地缓解 OA 时的疼痛，但对关节僵硬及关节活动度的缓解情况并不尽如人意。

20 世纪 70 年代宣蛰人发现，采用密集银质针治疗软组织疼痛，既有即时的疗效又有远期的镇痛效果。王福根在传统的银质针基础上研制了银质针导热温控巡检仪，解决了银质针在深部组织无法精确、持续控温的问题，可使一般药物和物理治疗无法缓解的顽固性疼痛得到缓解，可获得外科松解术相同的疗效，认为银质针不仅为"行针"，实为"松解"。有研究表明，单纯银质针治疗膝关节骨性关节炎可以达到松解关节周围韧带、减轻关节周围炎症及压痛点、有效改善局部血循环，并明显改善关节活动度。本研究先采用臭氧关节腔注射治疗减轻关节腔内急性炎症，缓解关节肿胀疼痛，后用银质针治疗改善关节僵硬及关节活动度的方法，与单纯臭氧治疗对比，发现两组患者疼痛及肿胀均有明显减轻，VAS 评分较治疗前均明显下降，说明两种治疗方法均可较好地缓解疼痛；同时本研究发现臭氧联合银质针治疗组患者的关节僵硬及关节活动程度等相关指标改善更加明显；因此认为臭氧联合银质针治疗 OA 不仅可以缓解关节疼痛及肿胀，同时对关节僵硬及关节活动度的改善均有较好的效果，可提高患者生活质量，降低致残率，值得在临床中推广。由于观察治疗的时间仅为 1 个月，其远期疗效有待进一步研究。

（王　林）

十七、经感受器通路银质针导热治疗颈、腰椎间盘突出症 470 例疗效分析

2007 年 11 月从解放军总医院引进银质针导热疗法，至 2008 年 12 月，用此疗法治疗颈、腰椎间盘突出症患者 470 例，现将临床资料与治疗效果分析如下。

【临床资料】

1. 一般资料　470 例，其中颈椎间盘膨、突出的 218 例（46.4%）；腰椎间盘膨、突出的 252 例（53.6%）。男 182 例（38.72%），女 288 例（61.27%）。年龄 14~96 岁。14~40 岁者 94 例（20%）；41~60 岁者 192 例（40.9%）；61~96 岁者 184 例（39.1%）。

2. 病例分组　颈椎组以颈肩痛，夜间疼痛加重来就诊的 195 例次，伴有疲劳后头晕，间断性眩晕症发作的 126 例次，伴有肩关节活动障碍的 46 例次，伴有听力下降，步态不稳的 23 例次。以头痛，偏头痛来就诊的 23 例次。大部分患者伴有肩部畏冷现象。CT 或核磁共振（MRI）显示 3 节以上颈椎间盘突出的 132 例次，间盘突出物小于椎管的 1/3 的为轻度、大于 1/3 小于 1/2 为中度、大于 1/2 并伴有椎管狭窄的为重度。

腰椎组以单或双下肢疼痛或麻痛来就诊的 203 例次，伴有腰痛的 89 例次，直腿抬高试验阳性的 81 例次，不能行走的 32 例次，伴有间歇性跛行的 28 例次。以腰痛来就诊的 49 例次，平卧不能翻身的 16 例次。大部分患者伴有下肢畏冷现象。CT 或 MRI 显示 $L_{3~4}$ 间盘膨出伴 $L_{4~5}$、$L_5~S_1$ 间盘突出 182 例次，椎管狭窄的 19 例次。

【治疗方法】

1. 药物配方　复方倍他米松 5mg + 左氧氟沙星 0.1g + 利多卡因 5ml + 透明质酸钠。C_1 组：经颈椎间盘突出节段关节突和横突左、右各注药 1 次。颈横突注药法：患者取平卧头侧向健侧，用 2cm 长 7 号针头，从胸锁乳突肌外侧中点（C_4 横突）垂直进针，直至针及骨质感，提针 0.1cm 注药 3ml，1 次注射 2 个节段（$C_{3、4}$ 横突）；C_2 组：经颈关节突注药，取端坐屈颈位，用 3cm 长 8 号针头，从上下棘突间棘突旁开 2cm 处，向内稍偏 15° 对准关节突进针，直至针及骨质感，提针 0.1cm 注药 3ml，一次分 3 点注射 $C_{3、4、5}$，3 个节段。

2. 银质针导热治疗　经两侧头上斜肌附着点和 $C_2~T_1$ 关节突银质针导热治疗（图 6-21），银质针，针粗 1.1mm，用 YRX-1A 型银质针导热巡检仪加热（上海曙新科技开发有限公司），加热套管热度控制在 100℃，加热套管下缘到皮肤进针点距离为 3~5cm，皮肤进针点温度控制在 38~41℃，用 WKC-1300 型数字温度控制仪测定，左右各做 1 次注射治疗，每次间隔 1 周，第 3 次做银质针导热治疗左右各 8 针，共 3 次治疗为 1 疗程，C_2 组：与 C_1 组同法治疗。

L_1 组：经左、右腰椎间盘突出节段的椎间关节突和椎板肌肉附着点各注药 1 次直至针及骨质感提针 0.1cm 注药 5ml，1 次注射 1 节段。每次间隔 1 周，第 3 周加经左、右 $L_{1\sim5}$ 关节突和椎板肌肉附着点和 $L_5 \sim S_1$ 关节突银质针导热治疗（图 6-22）1 次，3 次治疗为 1 疗程。L_2 组：与 L_1 组同法治疗。

C_2 组与 L_2 组只作银质针，而不作药物注射治疗，与 C_1 组与 L_1 组进行疗效对比。

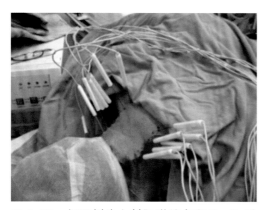

图 6-21 经两侧头上斜肌附着点和 $C_2 \sim T_1$ 关节突银质针导热治疗

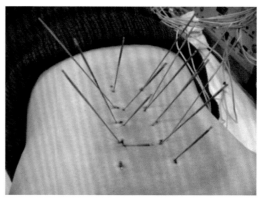

图 6-22 经双侧 $L_1 \sim S_1$ 关节突、腰部深层肌椎板附着点、$L_5 \sim S_1$ 关节突银质针导热治疗

3. **疗效评定** 颈椎间盘突出采用 Odom 颈椎病手术疗效评定标准：优为无颈椎病相关主诉，能连续完成原职业；良为偶有不适，但不影响工作；差为主诉有改善，但日常活动有一定限制；无效为与术前相比无改善或加重。腰椎间盘突出采用相同评定标准。均为随访 6 个月的治疗效果评定。

4. **统计学分析** 用 SPSS11.0 软件进行统计分析。计量资料采用 $\bar{x} \pm s$ 表示，组内、组间比较采用 t 检验，以 $P < 0.05$ 为差异有统计学意义。

【结果】

对 470 例患者均完成 1 个疗程治疗并进行 6 个月随访。

详细资料：一般资料见表 6-22，C_1 与 C_2 组之间的疗效与颈椎间盘突出程度的关系见表 6-23，L_1 与 L_2 组之间的疗效与椎间盘突出程度的关系见表 6-24，C_1 与 L_1 组、C_2 与 L_2 组之间的疗效与年龄的关系见表 6-25，C_1 L_1、C_2 L_2 组的 1~6 个月疗效与病程的关系见表 6-26。

C_1L_1、C_2L_2 组治疗后 6 个月随访的疗效无统计学差异，轻、中度椎间盘突出的优良率均为 100%，重度的为 75%~84%。C_1L_1 组先行经关节突和椎板注射给药，在 1 个月内疗效更显著，尤其是 41~60 岁组，核磁显示间盘含水量较多，经关节突和椎板给药后再行银质针导热治疗，下针时患者疼痛程度较直接接受银质针导热治疗的患者明显减少。病程长单纯用银质针治疗 1 次（C_2L_2 组）在 1 个月后优良率显著低于 C_1L_1 组，3 个月后两组无统计学差异。C_2L_2 组的 20~40 岁轻、中度的患者，一般在 1 个月内症状均能消除，61~70 岁中、重度的患者，一般需要 2~3 个月症状才能缓解。

表 6-22　临床一般资料

突出部位	例数	性别（例）		年龄（岁）			病程（月）			突出程度（例）		
		男	女	20～40	41～60	61～96	1～6	7～12	13～36	轻	中	重
颈椎间盘脱出	218	83	135	41	97	80	38	62	118	8	187	23
腰椎间盘脱出	252	96	156	49	114	89	42	87	123	13	220	19

表 6-23　C_1、C_2 组的疗效与颈椎间盘突出程度的关系

组别	突出程度	例数	疗效（例数）				优良率（%）
			优	良	可	差	
C_1	轻	2	2	0	0	0	100.00
	中	112	112	0	0	0	100.00
	重	13	8	3	2	0	84.60
		127	122	3	2	0	98.40
C_2	轻	6	6	0	0	0	100.00
	中	75	75	0	0	0	100.00
	重	10	7	1	2	0	80.00
		91	88	1	2	0	96.70

C_1、C_2 组疗效优良率 $P>0.05$ 无统计学差异

表 6-24　L_1、L_2 组的疗效与腰椎间盘突出程度的关系

组别	突出程度	例数	疗效（例数）				优良率（%）
			优	良	可	差	
L_1	轻	2	2	0	0	0	100.00
	中	129	129	0	0	0	100.00
	重	11	7	2	2	0	84.60
		142	138	2	2	0	98.40
L_2	轻	11	11	0	0	0	100.00
	中	91	91	0	0	0	80.00
	重	8	5	1	2	0	75.00
		110	107	1	2	0	96.20

L_1、L_2 组疗效优良率 $P>0.05$，无统计学差异

随访过程中发现有 C_1、C_2、L_1、L_2 组均有症状加重现象，有的肩部、肘、腕、手部疼痛，甚至比治疗前症状还重，这种情况在轻中度的患者一般不会超过 1 个月，重度的患者一般不会超过 3 个月。同时有颈腰间盘脱出的患者，如先治疗腰椎，可出现头晕、头痛现象，甚至 3 天不能起床。

表 6-25　C_1L_1、C_2L_2 组的疗效与年龄的关系

年龄	例数	优		良		可		差		优良率（%）
		C_1L_1	C_2L_2	C_1L_1	C_2L_2	C_1L_1	C_2L_2	C_1L_1	C_2L_2	
20～40	90	49	41	0	0	0	0	0	0	100.00
41～60	211	144	63	1	0	2	1	0	0	98.50
61～96	169	80	82	1	1	2	3	0	0	97.00
总例数	470	273	186	2	1	4	4	0	0	97.70

C_1L_1、C_2L_2 两组治疗 6 个月后，优良率在各年龄组之间无统计学差异

表 6-26　C_1L_1、C_2L_2 组的 1～6 个月疗效与病程的关系

病程（月）	例数	1 月						3 月						6 月					
		C_1L_1			C_2L_2			C_1L_1			C_2L_2			C_1L_1			C_2L_2		
		优	良	可	优	良	可	优	良	可	优	良	可	优	良	可	优	良	可
1～6	80	19	0	0	61	0	0	19	0	0	61	0	0	19	0	0	61	0	0
7～12	149	78	2	0	56	6	7	69	0	0	80	0	0	69	0	0	80	0	0
13～36	241	153	20[*1]	7	30	20[*1]	11	174	2[*1]	4	56	1[*1]	4	174	2	4	56	1	4
总例数	470	250	22	7	147	26	18	262	2	4	197	1	4	262	2	4	197	1	4
优良率（%）		97.40			90.50			98.50			98.00			98.50			98.00		

病程开始时间从症状频繁发作算起。*1 病程长单纯用银质针治疗 1 次（C_2L_2 组）在 1 个月后优良率为81.9%，显著低于 C_1L_1 组优良率为 96.1%，3 个月后两组无统计学差异

　　彩色超声检查对比有头晕、嗜睡或失眠的患者，治疗前 92 例做颈部血管彩超，检查提示基底动脉或颈内动脉血流减低的 82 例，同时行 MRI 检查的 32 例，显示颈部血管正常，银质针治疗 2 个月后，症状明显改善，复查彩超的 26 例，提示基底动脉或颈内动脉血流较治疗前 16 例恢复正常，余有不同程度的增加。

【讨论】

　　我科曾对 2002－2007 年经腰椎关节突滑膜和椎板肌肉附着点给药治疗椎间盘突出性腰腿痛 1236 例进行了疗效分析，提示通过关节突关节的滑膜和椎板肌肉附着点的神经末梢逆行吸收将药物送至椎间盘炎症区，达到盘内消炎作用，这种办法对轻度椎间盘突出的年轻患者疗效较好，1 年临床治愈率达 90% 以上，但对中度椎间盘突出或老年患者远期疗效不理想，只有 67% 左右。本组资料提示，对中度椎间盘脱出或老年患者有较好疗效，虽然仅观察了 6 个月，但单纯银质针导热治疗轻、中度椎间盘突出的优良率达 100%，重度的也达到了 75%～84%，尤其是 70 岁以上的老年患者，大都存在不同程度的骨质疏松，糖皮质激素一般不宜使用，又大都不愿意接受手术治疗，直接用银质针导热治疗，可取得显著疗效。

　　病程长的患者，单纯用银质针治疗 1 次（C_2L_2）组 1 个月后优良率（81.9%）显著低于 C_1L_1 组优良率（96.1%），3 个月后两组无统计学差异。C_1L_1 组的先进行神经阻滞，

在1个月内疗效更显著，尤其是41~60岁组，MRI显示间盘含水量较多，经关节突和椎板给药后再行银质针导热治疗，下针时患者疼痛程度较直接接受银质针导热治疗的患者明显减少，因注药后关节突的炎症好转了，一般在第1次注射后3天，症状基本上可以缓解50%，2次注射后症状基本上可以缓解80%。因此，椎间盘轻度突出的年轻患者、70岁以上的老年患者选1次银质针导热治疗较好，因老年人椎间盘大多数已呈脱水状态，主要致痛原因是关节突。另伴有椎管狭窄或间盘突出大于椎管1/2的重度患者，如坚决不愿意接受手术治疗的可选择本方法。注射治疗近期疗效显著，银质针治疗远期疗效显著，41~60岁组病程长的患者注射治疗2次加1次银质针治疗是较为理想的组合。

以往温热银质针治疗腰椎间盘突出症用密集型针刺疗法，以针代刀松弛肌肉以达到治疗目的，以肌肉附着点为落针点，用的针一次治疗可达32~50根之多，1疗程接受治疗2~3次。本方法以感受器通路为指导构想（皮肤、肌膜、滑膜和肌肉附着点有密集的神经末梢，是脊神经节、交感神经节及节后神经元、下丘脑触液神经元和小肠节细胞及外周副交感神经节等神经网络的切入点）明确落针点的感受器通路，1次只用16枚银针，更科学地发挥银质针导热疗法的效能，落针点以关节突滑膜为重点，以抗炎和调节神经功能为目标，对有腿部疼痛的患者，通过激活椎旁神经网络，自行调节使腿部疼痛消除。

椎间盘突出症是一种自限性疾病，不是所有有间盘突出的患者均出现症状，本组资料提示，经过治疗症状消失的患者影像并没有明显的改变，治疗这类疾病有多种疗法，也都取得了较好的效果，本组方法从另一种角度进行了尝试，较受患者欢迎，仅1年半已为700多例患者进行了治疗，基本没有并发症，不失为一种安全、有效、经济的治疗方法。

（章云海）

十八、帕瑞昔布钠超前抗焦虑与镇痛在银质针疗法中的应用

2007年11月从解放军总医院引进银质针导热疗法，至2009年12月已用此疗法治疗颈、腰椎间盘突出症患者920余例，疗效显著，深受患者欢迎，但治疗时的疼痛使患者恐惧焦虑，减轻治疗时的疼痛是亟须解决的课题，因而寻求一种安全有效的方法，使患者得到充分的镇痛与放松尤为重要。传统镇痛与镇静药物虽可减少患者疼痛与焦虑情绪，但其副作用限制了其应用，帕瑞昔布钠具有抑制术后痛觉超敏，减少阿片类、苯二氮䓬类等药物用量及其相关不良反应的作用，已被广泛应用于临床镇痛中。本研究拟评价帕瑞昔布钠在银质针疗法中的有效性和安全性。

【资料与方法】

1. **研究对象**　我科2009年2月至2009年12月收治的120例腰腿痛患者，年龄18~60岁，体重51~80kg，ASA Ⅰ~Ⅱ级。排除标准：年龄＜18岁或＞60岁，肥胖者（＞130%标准体重），严重心脏疾病，肝肾功能障碍，精神异常，药物或酒精滥用者，磺胺类药物过敏者。随机分为帕瑞昔布钠组60例和安慰剂组（维生素B_1注射液）60例，

该研究方案经连云港市第一人民医院伦理委员会批准。

2. 研究药物 帕瑞昔布钠 40mg/支（批号 J20080045，Pharmacia and Upjohn Company），维生素 B_1 0.1g/2ml（H32023618，江苏华源药业有限公司），生理盐水 10ml/支（批号 0905081，连云港市第一人民医院），由不参加临床操作和观察的药物保管人员根据随机分组号用 2ml 生理盐水将帕瑞昔布钠 40mg 溶解成与维生素 B_1 注射液外观一致的无色透明溶液。

3. 银质针导热疗法 患者取俯卧位，经左、右腰椎 1~5 关节突和椎板肌肉附着点和 L_5~S_1 关节突，双侧椎间隙旁开 2~3cm，皮肤局麻后直刺或斜刺分别使针尖到达双侧腰椎椎板及关节突处，连接银质针温热巡检仪加热 20 分钟后拔针。（银质针，针粗 1.1mm，YRX-1A 型银质针导热巡检仪，均为上海曙新科技开发有限公司提供）

4. 给药方案 银质针穿刺前 30 分钟肌注帕瑞昔布钠 40mg 或维生素 B_1 0.1g。

5. 观察项目 ①操作完成时间，因穿刺疼痛改变体位干扰操作患者数量。②穿刺前 1 小时、穿刺时、拔针后 1 小时患者 VAS 评分（0 代表无痛，100 代表难以忍受的疼痛）。③穿刺前 1 小时、给药后 20 分钟（穿刺前 10 分钟）、拔针后 1 小时患者焦虑水平的 VAS 评分（0 代表无焦虑，100 代表难以忍受的焦虑）。④拔针后 1 小时患者对镇痛的总体满意度：非常好、好、一般、差。⑤治疗后出现的任何不良反应。

6. 统计学处理 所有数据采用 SPSS10.0 统计软件分析，计量资料以均数 ± 标准差（$\bar{x} \pm s$）表示，正态分布检验采用 Kolmogorov-Smirnoff 法，符合正态分布用成对 t 检验，否则用 Wilcoxon 符号秩和检验，计数资料采用 χ^2 检验。检验水准 $\alpha = 0.05$，$P < 0.05$ 为差异有统计学意义。

【结果】

1. 120 例患者均完成治疗，两组（各 60 例）一般资料项目比较差异无统计学意义（$P > 0.05$），两组病人一般资料及操作完成时间如下：帕瑞昔布钠组（安慰剂组），平均年龄 58.64±1.72 岁（61.43±2.12），男性/女性为 29/31（27/33），体重 kg 61.82±3.61（164.78±4.67），BMI kg/cm² 23.71±2.20（24.12±1.98），ASAI/II 为 29/51（13/27）。腰痛 12 例（11 例），腿痛 31 例（33 例），腰腿痛 17 例（16 例）。

2. 帕瑞昔布钠组因穿刺疼痛改变体位而干扰操作的患者比例明显少于安慰剂组（分别为 3.75% 和 32.50%），两组穿刺前 1 小时 VAS 评分差异无统计学意义（$P > 0.05$），穿刺时、拔针后 1 小时 VAS 评分，见表 6-27。

3. 穿刺前 1 小时两组患者焦虑水平的 VAS 评分差异无统计学意义（$P > 0.05$），给药后 20 分钟（穿刺前 10 分钟）、拔针后 1 小时患者焦虑水平的 VAS 评分帕瑞昔布钠组明显低于安慰剂组（$P < 0.05$），见表 6-28。

4. 两组拔针后 1 小时对镇痛效果的总体满意度帕瑞昔布钠组明显高于安慰剂组（$P > 0.05$），见表 6-29。

5. 两组患者穿刺过程及用药后均未发生严重并发症及不良反应，两组差异无统计学意义（$P > 0.05$），见表 6-30。

表 6-27　两组穿刺前后疼痛相关结果比较

项　目	帕瑞昔布钠组	安慰剂组	P
体位改变 n（%）	3（3.75%）[*]	13（32.5%）	0.039
穿刺前 1 小时 VAS	62.35±2.87	61.79±3.01	0.734
穿刺时 VAS	35.31±3.35[*]	81.57±3.48	0.027
穿刺后 1 小时 VAS	32.12±2.96[*]	61.76±3.97	0.031

与安慰剂组相比，[*]$P < 0.05$

表 6-28　两组穿刺前后焦虑水平的 VAS 评分比较

项　目	帕瑞昔布钠组	安慰剂组	P 值
穿刺前 1 小时	82.26±6.21	81.45±5.87	0.812
给药后 20 分钟	35.51±4.32[*]	80.12±5.63	0.026
拔针后 1 小时	30.65±4.17[*]	75.67±4.89	0.029

与安慰剂组相比，[*]$P < 0.05$

表 6-29　两组拔针后 1 小时对镇痛效果的总体满意度比较 n（%）

组　别	优	良	可	差
帕瑞昔布钠组[*]	17（28.3%）	28（63.3%）	3（5.0%）	2（3.3%）
安慰剂组	5（8.3%）	6（10.0%）	36（60.0%）	13（21.7%）

与安慰剂组相比，[*]$P < 0.05$

表 6-30　两组并发症及不良反应发生情况的比较

项　目	帕瑞昔布钠组	安慰剂组	P 值
恶心呕吐	3（5.0%）	2（3.3%）	0.65
头晕头痛	2（3.3%）	1（1.7%）	0.56
穿刺点渗血	27（45.0%）	25（41.7%）	0.71
穿刺点肿胀	7（8.3%）	9（15.0%）	0.59

【讨论】

各种组织损伤均会导致外周炎性介质的释放，中枢的 COX-2 表达增加，脑脊液中 PGE_2 增加，而帕瑞昔布钠静脉注射后被酶水解，迅速转变为伐地昔布（高选择性 COX-2 抑制药）和丙酸，静脉注射 15 分钟后可在脑脊液中发现其转化体伐地昔布，50 分钟后达高峰。因此帕瑞昔布钠作为一种选择性 COX-2 抑制药，其镇痛除通过经典的外周机制外，还可能通过抑制中枢 COX-2 的表达及前列腺素的合成而发挥其中枢镇痛作用。传统的镇痛与镇静药物如阿片类、氯胺酮、苯二氮䓬类药物，虽可减少患者术前及各种有创操作前的疼痛及焦虑情绪，提高患者操作时的配合度，但上述药物不仅用量较大，而且还可发生呼吸抑制、恶心呕吐、血流动力学不稳等不良反应，延迟术后康复。

因此患者对手术及各种有创操作镇痛效果的满意度评分和不良反应的发生是评价镇痛药物及其他辅助镇痛药物疗效的重要指标。

本研究结果表明在实施银质针疗法前肌内注射 40mg 帕瑞昔布钠与安慰剂组相比能够减轻患者穿刺过程及穿刺后疼痛，提高患者穿刺过程配合度及对镇痛效果的总体满意度，说明帕瑞昔布钠具有超前镇痛效应，这与以往研究结果相似，但与 Martinez V 等研究结果不同，这可能与各研究间给药剂量、给药时间、观察时间、手术类型、麻醉方式、术后麻醉药残留多少、患者疼痛强度是否处于同一水平、患者自身痛阈高低等均有关。尽管本研究提示帕瑞昔布钠具有超前镇痛作用、可以提高病人对镇痛效果的总体满意度，但对于镇痛及满意度的评价目前仍缺乏客观的评价指标，因此，对于本研究的结果应慎重对待。

焦虑常与疼痛共存，尤其是慢性疼痛，大约有 60% 的焦虑患者合并慢性疼痛，各种有创操作及手术前患者对疼痛越恐惧，焦虑水平越高，患者操作中疼痛越重，本组患者均为慢性疼痛，且均需进行有创操作，因而穿刺前 1 小时患者的焦虑水平均较高。帕瑞昔布钠组在给药后 20 分钟即穿刺前 10 分钟焦虑水平、穿刺后 1 小时焦虑水平、穿刺时及穿刺后疼痛与安慰剂组相比均较低，这提示我们帕瑞昔布钠不仅可以降低患者穿刺前后疼痛，还可降低其焦虑水平，这与 Vadalouca A 等的研究结果相同。对于焦虑与疼痛之间是否相互作用及如何作用目前尚不明确，帕瑞昔布钠组患者与安慰剂组相比给药后 20 分钟焦虑水平降低说明其抗焦虑作用可能是由于帕瑞昔布钠对于患者疾病本身导致的慢性疼痛的镇痛作用产生的；同样穿刺时患者疼痛降低可能是由于穿刺前患者焦虑水平降低，也可能是由于帕瑞昔布钠本身的镇痛作用导致的；穿刺后患者焦虑水平降低可能是由于穿刺时疼痛降低的原因。因此，帕瑞昔布钠的抗焦虑作用可能是由于帕瑞昔布钠直接作用于患者焦虑水平，也可能是通过其镇痛作用间接降低患者焦虑水平，还可能两者作用兼有。

严重抑郁患者常伴有促炎性因子及 PGE_2 水平的升高，而 COX-2 抑制药可以抑制促炎性因子及 PGE_2 水平的升高。Muller N 等研究发现塞来昔布可以改善严重抑郁患者的症状，说明炎症在情绪异常的发病机制中起到一定的作用，尽管其具体作用尚不明确。据报道 NSAIDs 可以降低慢性认知障碍发生的危险性。长期应用罗非昔布可以逆转脂多糖沉积诱发的记忆力缺失。上述研究表明中枢性炎性因子的产生与情绪、认知异常有关，这为本研究运用帕瑞昔布钠抗焦虑成为可能。研究表明脑内存在一些炎性介质共同参与焦虑与疼痛的产生，且神经影像学研究表明焦虑、疼痛及恐惧三者在脑内存在重叠区。因此，帕瑞昔布钠抗焦虑作用可能是通过迅速透过血脑屏障进入脑内转化为伐地昔布并且达到足够浓度抑制 COX-2 的产生，激活重叠区传导通路达到的。

在不良反应的发生上，帕瑞昔布钠并未增加恶心呕吐、头痛头晕及穿刺后局部肿胀、渗血的概率，说明帕瑞昔布钠用于银质针疗法中是安全的。

尽管本研究表明帕瑞昔布钠具有超前抗焦虑和镇痛作用，但焦虑和疼痛与个人性格等有关，本研究不能排除个人性格的影响，同时本研究焦虑及疼痛结果的评估仅是通过患者的主观评价得到的，缺乏客观指标。因此，对于本研究的结论应慎重对待，关于帕瑞昔布钠超前抗焦虑与镇痛的具体作用及其机制尚需进一步研究证实，也为今后研究帕瑞昔布钠在药理学方面的新特点提出了方向。

（章云海）

十九、经腰椎关节突和椎板骨骼肌附着点感受器通路形态学研究

大多数轻中度的颈腰椎病徘徊于口服镇痛药和理疗治疗方法之间，疗效不尽如人意。寻求治疗盘源性腰腿痛科学、有效、经济的方法是目前亟须解决的问题。在感受器通路系列研究中，应用神经网络的分布，从体表给药或布针调节神经及内脏的疾病已取得显著的临床效果，并已得到推广。尤其是经关节突滑膜和椎板骨骼肌附着点感受器通路给药及银质针导热治疗盘源性腰腿痛效果显著，为了进一步明确其临床效果，有必要明确其感受器通路网络。在感受器通路系列研究中，皮及肌膜的感受器通路网络已较明确，但关节突滑膜和椎板骨骼肌附着点感受器通路尚不清楚，为了进一步明确其临床效果，有必要弄清关节突和椎板肌肉附着点感受器通路网络。

【材料和方法】

观察性实验。时间和地点：于 2009 年 10 月 11 日在连云港市第一人民医院麻醉科、疼痛科、病理科、放射科、连云港市临床医学实验中心与神经外科实验室完成。

1. **材料**　实验动物。健康清洁级三／四月龄家兔 8 只，雌雄各半，体质量 2.5~3.1kg，由徐州医学院动物中心提供，许可证号：SCXX（苏）2003-0003。动物置于安静、温暖（15~20℃）、避强光的环境下正常喂养 48 小时，禁食 24 小时后进行实验。实验中对动物的处置符合中华人民共和国科学技术部颁布的《关于善待实验动物的指导性意见》的相关要求。

试剂和仪器（来源）：单层螺旋 CT 机（Siemens Emotion），CM1100 冰冻切片机（Leica，Germany），ZX-004 荧光显微镜（Olympus，Japan），PM-30 照相系统（Astr Zeneca，UK），丙泊酚、氯氨酮（江苏恒瑞医药股份有限公司），荧光逆行神经追踪剂核黄（Sigma，USA）。

2. **方法**　逆行神经追踪：将 8 只家兔按随机数字表法分为 2 组，每组 4 只。经耳缘静脉注射丙泊酚（2mg/kg）和氯氨酮（2mg/kg）麻醉家兔后，在 CT 引导下经双侧腰三四椎关节突和椎板骨骼肌附着点分别注射荧光逆行神经追踪剂核黄 500μl（1g/L），进行逆行神经追踪，见图 6-23。

组织标本制备及形态学观察：分别于术后 18、36 小时再次麻醉家兔，经心脏灌注固定后，分别取 T_{12}~L_5 脊神经节、颈、胸交感神经节、肠系膜下神经节、大脑、小脑、丘脑、脑干、脊髓、胃、小肠、心肌、肺、肾、骶棘肌、肠系膜下动脉、腰椎关节突滑膜、椎板肌肉附着点的肌腱、腰椎间盘、小腿的皮、雄兔的睾丸、雌兔的卵巢、输卵管、子宫，行连续冰冻切片，分别做成 2 套，一套蒸馏水贴片，直接在 Olympus ZX-004 荧光显微镜下观察，拍摄光学相片，记录曝光时间（图 6-24）。另一套行苏木精－伊红染色后再置于荧光显微镜下，观察有无新的发现。

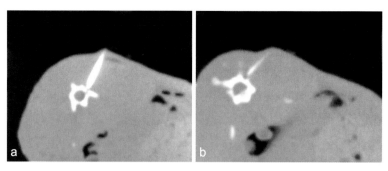

图 6-23　CT 引导下经兔关节突和椎板穿刺注药

a. 关节突；b. 椎板

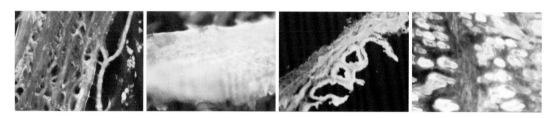

图 6-24　荧光显微镜下家兔各部位的荧光标记情况（×200）

主要观察指标：寻找各组织荧光标记的神经细胞、荧光标记密集的神经末梢部位。

设计、实施、评估者：实验设计为第一作者，干预实施为第一至八作者，评估为第一、二、三作者，均经过正规的培训。统计学分析：用 SPSS 11.0 软件进行统计学分析。计量资料采用 $\bar{x}\pm s$ 表示，组内、组间比较采用 t 检验，$P<0.05$ 为差异有显著性意义。

【结果】

1. 实验动物数量分析。实验共纳入 8 只家兔，1 只雄性家兔因麻醉意外死亡，7 只进入结果分析。

2. 神经细胞和神经末梢荧光素核黄标记情况。神经逆行追踪 18 小时：在颈、胸交感神经节及肠系膜下神经节发现标记细胞；在胃黏膜下标记到副交感神经元；在小肠黏膜及黏膜下标记到大量的节细胞；在 $T_{12}\sim L_5$ 脊神经节发现标记细胞；在脊髓前、后角未见到标记细胞但有明显的荧光密集区；在下丘脑发现标记细胞，大脑及小脑未发现标记细胞但有明显的荧光密集区，腰椎间盘纤维环、腰椎间盘髓核、腰椎间关节滑膜、小腿的肌膜、气管内外膜、心肌的内外膜、肾小球、肾小管内外膜、胆囊壁、卵巢、输卵管内外膜、子宫内外膜、睾丸、膀胱内外膜、皮内毛细血管襻发现较明显的荧光密集区；肠系膜动脉壁发现密集荧光。苏木精 - 伊红染色可见脊神经节内淋巴细胞浸润，各荧光密集区与荧光显微镜下所见相同，但曝光时间显著减少（$P<0.01$），见表 6-31。

神经逆行追踪 36 小时：脊神经节标记细胞明显减少，曝光时间显著延长（$P<0.01$），荧光密集区的部位与神经逆行追踪 18 小时时相同，但有些部位曝光时间显著延长（$P<0.01$），有些部位曝光时间显著减少（$P<0.01$），见表 6-31。

表 6-31 神经逆行追踪 18、36 小时兔各部位的曝光时间

组织位点	术后 18 小时组		术后 36 小时组	
	荧光标记、苏木精 - 伊红染色显微镜观察		荧光标记、苏木精 - 伊红染色显微镜观察	
脊髓	120.7 ± 8.7^{b}	23.9 ± 4.2^{d}	67.8 ± 3.9	16.8 ± 3.2^{d}
脊神经节	42.8 ± 3.6^{b}	4.2 ± 1.2^{d}	120.0 ± 8.4	25.2 ± 2.6^{d}
肠系膜下神经节	8.4 ± 0.7^{a}	6.4 ± 1.3^{c}	13.2 ± 1.8	4.6 ± 0.3^{d}
下丘脑	48.7 ± 1.1^{b}	15.3 ± 1.1^{d}	42.5 ± 1.2	12.3 ± 1.7^{d}
椎间盘纤维环	23.6 ± 1.6^{b}	0.6 ± 0.2^{d}	8.2 ± 0.8	1.3 ± 0.8^{d}
关节突滑膜	9.6 ± 1.2	0.2 ± 0.0^{d}	10.6 ± 1.1	0.5 ± 0.1^{d}
小腿肌膜	0.6 ± 0.2^{a}	0.1 ± 0.0^{d}	3.2 ± 0.6	0.6 ± 0.3^{d}
小肠	7.0 ± 0.6^{a}	4.6 ± 1.3^{c}	9.0 ± 0.6	2.2 ± 0.3^{d}
椎间盘髓核	82.9 ± 6.7^{b}	26.8 ± 6.5^{d}	46.9 ± 6.7	0.8 ± 0.2^{d}
胆囊壁	4.1 ± 0.3^{b}	0.9 ± 0.2^{d}	0.9 ± 0.8	0.4 ± 0.2^{d}
小腿皮肤	23.8 ± 3.1^{b}	4.2 ± 0.6^{d}	3.2 ± 0.7	0.7 ± 0.1^{d}
卵巢	7.1 ± 1.7^{b}	0.8 ± 0.9^{d}	3.6 ± 0.7	0.5 ± 0.8^{d}
睾丸	7.6 ± 1.4^{b}	0.7 ± 0.4^{d}	3.4 ± 0.8	0.5 ± 1.0^{d}
胃黏膜	62.7 ± 4.6^{a}	0.9 ± 0.8^{d}	86.2 ± 6.8	5.3 ± 1.1^{d}

a. $P < 0.05$，b. $P < 0.01$，36 小时比较；c. $P < 0.05$，d. $P < 0.01$，荧光显微镜观察比较

【讨论】

实验模拟临床给药方法和剂量，选择同时经腰椎关节突滑膜和椎板肌肉附着点注射核黄观察临床上经关节突滑膜和椎板骨骼肌附着点感受器通路给药及银质针导热治疗盘源性腰腿痛的神经网络作用靶点。结果显示：腰椎关节突滑膜和椎板骨骼肌附着点感受器通路网络由交感神经节及节后神经元、小肠节细胞、脊神经节、外周副交感神经元、下丘脑部分神经元 5 大神经网络组成，作用的靶点分别在腰椎间盘纤维环、腰椎间盘髓核、腰椎间关节滑膜、胃黏膜、小肠黏膜、肌膜、气管内外膜、心肌的内外膜、肾小球、肾小管内外膜、胆囊壁、输卵管内外膜、卵巢、子宫内外膜、睾丸、膀胱内外膜、皮内毛细血管襻、动脉壁等。同时，实验发现脊神经节细胞荧光消失得快，与以往感受器通路系列研究结果相一致。神经逆行追踪 36 小时，与脊神经节细胞末梢分布为主有关的组织，如肌膜，曝光时间延长；而椎间盘纤维环却相反，36 小时组曝光时间缩短，提示其神经末梢主要来自于交感神经网络。苏木精 - 伊红染色后，组织内的脂肪被溶解，较直接荧光显微镜下观察组曝光时间缩短，提示神经末梢主要分布在纤维组织和黏膜中。

感受器通路系列研究的宗旨是寻求治疗复杂疾病的简单方法，主要是用末梢分布在体表的一线神经元的上、下行神经通路网络给药，从神经层面治疗疾病、调节神经功能障碍，取得了显著的临床效果，并已得到了推广。2007 年将传统的温热银质针治疗颈、腰椎间盘突出症的密集型针刺疗法引入感受器通路概念，将以肌肉附着点为落针点、以针代刀松弛肌肉达到治疗目的的理念，改为经椎关节突滑膜和椎板骨骼肌附着点感受器

通路为落针点，以抗炎和调节神经功能为目的，将其简化为用针少，治疗次数少的简单易行的方法，效果显著。实验结果提示，经腰椎关节突滑膜和椎板骨骼肌附着点标记神经元的末梢，能够进入腰椎间盘纤维环和髓核，为本疗法有椎间盘内、外消炎作用提供了形态学支持。另外，银质针治疗还出现了如皮肤变白、面部色素斑减淡或消退、皮肤有光泽、女性乳腺小叶增生好转或消失等作用，彩超显示基底动脉或颈内动脉血流较治疗前有不同程度的增加，这些疗效证实人体存在自身修复系统。实验显示的神经末梢密集区应是自身修复的靶点，只要神经末梢工作状态正常，就可以即时地修复受损的组织。银质针针道所通过的神经末梢密集区有皮肤、肌膜、骨骼肌附着点、椎关节突滑膜，在这些部位加热究竟对神经网络有何作用尚不清楚，但临床效果提示 38～40℃的热有激活这些神经网络的作用。实验可为新近提出的体内可能存在自体监控修复与支持储备系统这一学说提供形态学支持，也为椎间盘源性下腰痛的治疗提供了科学的绿色疗法。

实验结果显示：在腰椎关节突滑膜和椎板肌肉附着点注药可引起脊神经节内的炎症反应，也许是银质针导热疗法在治疗后一两周时出现症状反复或加重的原因。另外，长期椎间盘突出可导致脊神经节内的炎症反应，进而引起交感神经功能障碍，如腰椎间盘突出的患者出现下肢冷，腰部肌肉僵硬、痉挛，肌膜增厚，皮肤增厚等。因此，现代的临床治疗应加入整体概念，从神经的层面调节、治疗疾病。

总之，实验发现腰椎关节突滑膜和椎板骨骼肌附着点感受器通路网络由交感神经节及节后神经元、小肠节细胞、脊神经节、外周副交感神经元、下丘脑部分神经元 5 大神经网络组成，作用的靶点分别在腰椎间盘纤维环、腰椎间盘髓核、腰椎间关节滑膜、胃黏膜、小肠黏膜、肌膜、气管内外膜、心肌的内外膜、肾小球、肾小管内外膜、胆囊壁、输卵管内外膜、卵巢、子宫内外膜、睾丸、膀胱内外膜、皮内毛细血管襻、动脉壁等。且在这两个部位注药可引起脊神经节内的炎症反应。

（章云海）

二十、腰椎间盘的感受器通路实验研究

近 40 年来，随着椎间盘源性腰痛概念的引入，针对椎间盘的治疗逐年上升，大多是以毁损椎间盘、灭活盘内神经、盘内消炎、盘内神经阻滞及椎间盘置换等，治疗费用逐年上升，椎间盘的神经支配及椎间盘源性腰痛机制尚不明确。

经在腰椎关节突和椎板骨骼肌附着点的感受器通路研究中，发现经腰椎关节突和椎板骨骼肌附着点标记神经元的末梢可以进入椎间盘，但哪些神经元的末梢可以进入椎间盘，椎间盘的感受器通路尚不清楚。椎间盘的病变在脊柱源性下腰痛中究竟是不是主要原因，这个问题应该有进一步明确的认识。经椎间盘外治疗脊柱源性下腰痛已取得显著疗效，为了寻求理论支持，明确家兔腰椎间盘感受器形态学通路，进一步指导临床治疗。

【材料和方法】

1. 材料　健康清洁级三四月龄家兔 8 只，雌雄各半，体质量 2.5～3.1kg，由徐州医学院动物中心提供 [许可证号：SCXX（苏）2003-0003]。动物置于安静、温暖（15～

20℃）、避强光的环境下正常喂养 48 小时，禁食 24 小时后进行实验。对实验动物的处置符合国家科技部颁布的《关于善待实验动物的指导性意见》的相关要求。

试剂和仪器来源：单层螺旋 CT 机（Siemens Emotion），CM1100 冰冻切片机（Leica，Germany），ZX-004 荧光显微镜，PM-30 照相系统（Olympus，Japan），丙泊酚（AstrZeneca，UK），氯氨酮（江苏恒瑞医药股份有限公司），荧光逆行神经追踪剂核黄（Sigma，USA）。

2. 方法

（1）逆行神经追踪：将 8 只家兔按随机数字表法均分为 2 组。经耳缘静脉注射丙泊酚（2mg/kg）和氯氨酮（2mg/kg）麻醉家兔后，在 CT 引导下经双侧 $L_{3\sim4}$ 椎间盘分别注射荧光逆行神经追踪剂核黄 50μl(1g/L)进行逆行神经追踪。由于是正常的椎间盘，注药阻力大，只能在穿刺针后退时注药，为防止药液外溢，穿刺针注药后停留 1 分钟后拔出。

（2）组织标本制备及形态学观察：分别于术后 18、36 小时再次麻醉家兔，经心脏依次灌注生理盐水 300~400ml、含 20g/L 多聚甲醛和 12.5g/L 戊二醛的 0.1mol/L 磷酸缓冲液（pH7.3）500~800ml、含 50g/L 蔗糖的磷酸缓冲液（4℃）500ml。随后分别取 $T_{12}\sim L_5$ 脊神经节、颈、胸交感神经节、肠系膜下神经节、大脑、小脑、丘脑、脑干、脊髓、胃、小肠、骶棘肌、肠系膜下动脉、腰椎关节突滑膜、椎板肌肉附着点的肌腱、$L_{3\sim4}$ 腰椎间盘。行连续冰冻切片，分别做成 2 套，一套蒸馏水贴片，直接在 OlympusZX-004 荧光显微镜下观察，拍摄光学相片，记录曝光时间。另一套行苏木精-伊红染色后再置于荧光显微镜下，观察有无新的发现。

（3）主要观察指标：寻找各组织荧光标记的神经细胞、荧光标记密集的神经末梢部位。

（4）统计学分析：采用 SPSS11.0 软件进行统计学分析，计量资料采用表示，组内、组间比较采用 t 检验，$P<0.05$ 为差异具有显著性意义。

【结果】

1. 实验动物数量分析　实验共纳入 8 只家兔，均进入结果分析，无脱落。

2. 神经细胞和神经末梢荧光素核黄标记情况　神经逆行追踪 18 小时组：在颈、胸交感神经节及肠系膜下神经节发现标记细胞；在小肠黏膜及黏膜下标记到大量的节细胞；在 $T_{12}\sim L_5$ 脊神经节发现标记细胞；在脊髓前、后角未见到标记细胞但有明显的荧光密集区；在下丘脑、大脑及小脑未发现标记细胞但有明显的荧光密集区；腰椎间盘纤维环、腰椎间盘髓核（髓核呈亮黄色颗粒）；腰椎间关节滑膜、骶棘肌肌膜，发现较明显的荧光密集区；胃黏膜及胃壁发现密集荧光，但未发现标记细胞，肠系膜动脉壁发现密集荧光；苏木精-伊红染色可见 $T_{12}\sim L_5$ 脊神经节内均有淋巴细胞浸润；肠系膜下神经节标记细胞，呈亮黄色细胞核；小肠黏膜及黏膜下标记到大量的节细胞，呈亮黄色细胞核，细胞质呈黑色，见图 6-25 至图 6-30，各荧光密集区与直接在荧光显微镜下所见相同，髓核呈亮黄色索条，曝光时间显著减少（$P<0.01$），见表 6-32。

神经逆行追踪 36 小时：脊神经节标记细胞明显减少，曝光时间显著延长（$P<0.01$），荧光密集区的部位与神经逆行追踪 18 小时时相同，脊神经节标记细胞曝光时间显著

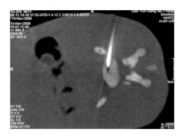

图 6-25　CT 下经兔 $L_{3、4}$ 椎间盘注药

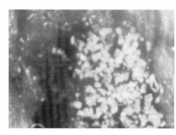

图 6-26　经 18 小时标记的椎间盘髓核 HE 200

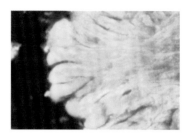

图 6-27　经腰椎间盘 18 小时标记的胃黏膜 HE 200

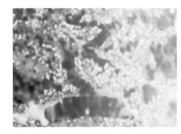

图 6-28　经腰椎间盘 18 小时标记的肠系膜下神经节 HE 100

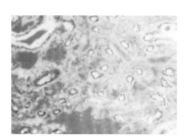

图 6-29　经腰椎间盘 18 小时标记的小肠 HE 200

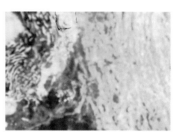

图 6-30　经腰椎间盘 18 小时标记的纤维环髓核交界 HE 100

表 6-32　神经逆行追踪 18、36 小时兔各部位的曝光时间

组织位点	术后 18 小时组		术后 36 小时组	
	荧光标记	苏木精染色	荧光标记	苏木精染色
脊神经节	112.7 ± 7.2^{b}	4.9 ± 1.1^{d}	189.4 ± 12.6	25.2 ± 4.1^{d}
肠系膜下神经节	18.4 ± 2.1^{b}	2.7 ± 0.3^{d}	9.2 ± 1.2	1.2 ± 0.3^{d}
腰椎间盘纤维环	90.2 ± 6.4^{a}	2.1 ± 0.2^{c}	14.1 ± 1.6	0.8 ± 0.2^{d}
腰椎间盘髓核	78.1 ± 1.1^{b}	0.6 ± 0.1^{d}	42.5 ± 1.2	0.4 ± 0.1^{d}

　　a. $P < 0.05$，b. $P < 0.01$，36 小时比较；c. $P < 0.05$，d. $P < 0.01$，荧光显微镜观察比较

延长（$P < 0.01$），腰椎间盘纤维环、腰椎间盘髓核曝光时间显著减少（$P < 0.01$），见表 6-32。

【讨论】

　　实验选择家兔 $L_{3\sim4}$ 间隙行腰椎间盘穿刺，因此间隙穿刺难度较小，预实验拟注射示踪剂 100μl，因是正常椎间盘，针到间盘髓核中央时阻力太大，无法注药，只有在穿刺针回至髓核中、外 1/3 时注射 50μl 示踪剂，为确保准确地标记到间盘的感受器通路，防止药液外溢，穿刺针注药后停留 1 分钟后拔出。结果显示：腰椎间盘髓核感受器通路网络由交感神经节及节后神经元、小肠节细胞 3 大神经网络组成，作用的靶点分别在腰椎间盘纤维环、腰椎间盘髓核、腰椎间关节滑膜、胃黏膜、小肠黏膜、肌膜、动脉壁等。与椎关节突滑膜和椎板骨骼肌附着点感受器通路在交感神经节及节后神经元、小肠节细胞、脊神经节 3 大神经网络相重叠。结果提示间盘髓核由外膜布满神经末梢的含水颗粒组成，因苏木精-伊红染色后，髓核颗粒脱水后呈神经末梢更密集的索条（曝光时间显著减少），这也提示正常的间盘髓核存在密集的神经末梢，它们来自于交感神经节及节后神经元、小肠节细胞、脊神经节3大神经网络。这些神经末梢在18~36小时逐渐增加提示间盘髓核的神经末梢主要来源于交感神经节及节后神经元、小肠节细胞，因来自脊神经节的神经末梢18~36小时逐渐减少。

髓核区穿刺注药引起多节脊神经节淋巴细胞浸润，提示间盘髓核是多脊神经节支配的区域，与以往的研究相似。临床上盘源性腰痛的表现亦为弥散性。各种盘内治疗的效果是确定的，但毁损间盘导致的椎间隙变窄是不可逆的缺陷。现今研究已认识到盘源性腰痛是间盘炎症所致，盘内注射糖皮质激素和美蓝以及盘内热疗均取得了成功，疗效与腰椎间盘髓核感受器通路网络有关，作用靶点应是神经网络。

椎间盘是脊柱的缓冲组织，椎间关节和椎间盘共同维持着脊柱间的运动平衡，实验提示直接参与调控这一平衡的一线神经元有交感神经节及节后神经元、小肠节细胞、脊神经节细胞，盘外的神经网络更广大。一线神经元有自体监控修复功能，椎间盘的损伤可引起交感神经的干预，导致盘内炎症反应，造成盘内压力增加，关节突关节的损伤造成滑膜的炎症，导致腰部肌肉的反射挛缩，进一步增加间盘内的压力，造成间盘纤维环变薄撕裂，破裂，间盘突出，同时可导致脊神经节的炎症反应，临床上出现腰痛疼痛。盘内炎症的转归　是炎症消失，另是把损伤部位的间盘用毛细血管索包围起来，逐渐变性坏死，充填以没有功能的纤维结缔组织，这应是椎间盘退变的主要原因。保盘应是治疗盘源性腰痛的首要任务，在间盘压力增高期有效地降低盘内压力，恢复间盘的功能，因此盘源性腰痛要早期治疗。

单一的炎症理论尚不能解释脊柱源性腰腿痛，临床上经常出现这种情况：患者腿痛不能平卧10~30天，口服各种镇痛药物无效，不能入睡，在进行银质针导热治疗3~5分钟时疼痛消失了，第1次发现这种现象时百思不得其解，用炎症理论解释不了，炎症不可能消失得这么快，用神经减压也解释不了，银质针只松解了关节突的关节囊，而且试验了不加热6~7分钟，疼痛不消失，再加热3~5分钟时疼痛仍然不消失，这种现象出现了数十次，无论疼痛出现在臀部还是下肢均能消失，提示疼痛是神经调控的，在交感神经丰富的关节囊加热38~40℃可缓解疼痛，机制尚不清楚。脊柱源性腰腿痛原因很难分清是盘内的还是盘外的，往往是综合的，从神经层面调节脊柱源性腰腿痛，未必非要从盘内入手，盘外的感受器通路网络较盘内的广大，可控盘内的感受器通路网络，临床资料亦证实其疗效，已经完成对经腰椎关节突和椎板骨骼肌附着点银质针导热治疗脊柱源性腰腿痛的200多例患者进行了调查，未见复发者为85%以上。

总之，实验发现家兔腰椎间盘感受器通路网络由交感神经节及节后神经元、小肠节细胞、脊神经节3大神经网络组成。作用的靶点分别在腰椎间盘纤维环、腰椎间盘髓核、腰椎间关节滑膜、胃黏膜、小肠黏膜、肌膜等，与腰椎关节突和椎板骨骼肌附着点的感受器通路在交感神经节及节后神经元、小肠节细胞、脊神经节3大神经网络相重叠。且盘内注药可引起多个脊神经节内的炎症反应。

二十一、经腰椎关节突滑膜治疗盘源性腰腿痛神经通路形态学研究

滑膜注药是临床疼痛治疗中有显著疗效的方法，在腰椎关节突滑膜银质针导热治疗盘源性腰腿痛取得了与注药相同甚至更强、更久的疗效。感受器通路系列研究显示，滑膜是脊神经节、交感神经节及节后神经元末梢密集交汇的组织，经腰椎关节突滑膜和椎间盘神经通路形态学单标研究显示，在胸腰段脊神经节和交感神经节及节后神经元有重叠。有资料显示腰椎神经卡压性病理性神经痛的发生与交感神经密切相关，本实验为了进一步明确腰椎关节突滑膜与椎间盘的神经通路的关系，用荧光双标逆行追踪法研究家兔腰椎关节突滑膜与椎间盘在脊神经节和交感神经节及节后神经元是否有双标细胞，为临床治疗提供进一步理论支撑。

【资料与方法】

1. 实验动物　健康清洁级 3~5 月龄家兔 24 只，雌雄各半，体质量 2.5~3.1kg，由徐州医学院动物中心提供 [许可证号：SCXX（苏）2003-0003]。动物置于安静、温暖（15~20℃）、避强光的环境下正常喂养 48 小时，禁食 24 小时后进行实验。实验中对动物的处置符合国家科技部颁布的《关于善待实验动物的指导性意见》相关条文。

2. 试剂和仪器　单层螺旋 CT 机（Siemens Emotion），CM1100 冰冻切片机（Leica，Germany），ZX-004 荧光显微镜，PM-30 照相系统（Olympus，Japan），丙泊酚（Astr Zeneca，UK），氯氨酮（江苏恒瑞医药股份有限公司），荧光素核黄（NY nuclear yellow AAT Bioquest cal 17539），荧光素快蓝（FB fast blue Polysciences cal 74749-42-1）。

3. 经家兔腰椎关节突滑膜和椎间盘 NY、FB 荧光逆行神经追踪实验

（1）CT 引导下经家兔腰椎关节突滑膜与椎间盘 NY、FB 注射：家兔经耳缘静脉注射丙泊酚（2mg/kg）和氯氨酮（2mg/kg），然后接微量静脉输注泵持续输注丙泊酚 1mg/(kg·h) 和氯氨酮 2mg/(kg·h) 麻醉后，CT 引导下 A 组 8 只经 $L_{3~4}$ 关节突滑膜注射 0.2% NY 10μl。B 组 8 只经 $L_{3~4}$ 椎间盘注射 0.2% FB 10μl，分别在 8、16、24、32 小时后待灌注。C 组 8 只均在 $L_{3~4}$ 椎间盘注射 0.2% FB 10μl，存活 30 小时后再次麻醉，再在 $L_{3~4}$ 关节突滑膜注射 0.2% NY 10μl，8 小时后待灌注。

（2）标本获取及观察指标：3 组兔均再次麻醉，经主动脉插管依次灌注生理盐水（4℃）1000ml、4% 多聚甲醛（4℃）1000ml、5% 蔗糖的磷酸缓冲液（4℃）500ml。取 T_{12}~L_5 脊神经节、胸、腰交感神经节、肠系膜下神经节、小肠、大脑、小脑、丘脑、脑干、脊髓、胃、骶棘肌、肠系膜下动脉、腰椎关节突滑膜、腰椎间盘，髋关节囊及滑膜、膝关节囊及滑膜、皮肤。放置在 30% 蔗糖的磷酸缓冲液（4℃）中过夜脱水。行连续冰冻切片，组织标本切片 20μm 和 7μm 各取 5 张，20μm 蒸馏水贴片直接在 Olympus ZX-004 荧光显微镜下观察（356nm，紫外光激发）。7μm 切片行 HE 染色后再进行观察。每张切片取 3 个视野，观察各组织标本中 FB 或 NY 标记的单标神经细胞，以及两者共同标记的双标神经细胞以及神经末梢密集区。

4. **实验动物数量分析** A组有1只麻醉意外死亡,成功7只。B组有1只在椎间盘穿刺中误入椎管,导致兔下肢瘫痪而放弃,成功7只。C组均成功。22只进入结果分析。

5. **统计学分析** 用SPSS11.0软件进行统计分析。计量资料采用$\bar{x}\pm s$表示,组内方法是单因素方差分析,组间比较是采用两组独立样本t检验,以$P<0.05$为差异有统计学意义,$P<0.01$为差异有显著统计学意义。

【结果】

1. **A组NY标记情况8小时** 在胸、腰交感神经节及肠系膜下神经节标记到交感神经细胞,胃黏膜下标记到副交感神经元,小肠标记到肠神经元,$T_{12}\sim L_5$脊神经节标记到细胞,脊神经节的大、中、小细胞均有标记,NY标记在细胞核,细胞质无荧光,脊神经节外膜无荧光扩散。下丘脑未发现标记细胞,其他组织未见到荧光密集区。16小时:$T_{12}\sim L_5$脊神经节标记的NY向细胞质扩散,$L_1\sim L_5$脊神经节的细胞核无荧光,细胞质有密集的荧光。胸、腰交感神经节及肠系膜下神经节HE染色的NY标记交感神经细胞可见细胞核的荧光向细胞质扩散,细胞核和细胞质均有荧光,余与前期研究相同。24小时:$T_{12}\sim L_5$脊神经节标记细胞的荧光均消失,脊神经节的外膜仍有荧光,余同16小时组。32小时组与24小时组基本相同。因脊神经节标记细胞较大,HE染色的$7\mu m$切片脊神经节很难切到细胞中间,HE染色可见到细胞间有淋巴细胞浸润,交感神经节及肠系膜下神经节的细胞较小,$20\mu m$切片因细胞重叠而图片不清晰,$7\mu m$切片HE染色的图片细胞清晰。肠神经元、下丘脑及胃标记的细胞与前期研究的结果基本相同。

2. **B组FB标记结果**

8小时:在颈、胸、腰交感神经节及肠系膜下神经节、小肠黏膜及黏膜下及$T_{12}\sim L_5$脊神经节发现FB标记细胞,荧光标记在细胞质呈黄色,与NY标记的细胞核基本没有色差。胃黏膜下未标记到副交感神经元,下丘脑未发现标记细胞,其他组织未见到荧光密集区。

16小时:FB标记细胞质呈黄绿色与NY标记的细胞核色差较小。胃黏膜下未标记到副交感神经元,下丘脑、大脑、小脑,脊髓前、后角未见到标记细胞但有明显的荧光密集区,腰椎间盘髓核、腰椎间盘纤维环、骶棘肌膜、肠系膜下动脉内、外膜、腰椎间关节滑膜、髋关节囊及滑膜、膝关节囊及滑膜、皮肤毛细血管襻均有荧光密集区,与NY标记的没有明显色差。

24小时:FB标记细胞质呈黄绿色与NY标记的细胞核有色差,但仍不明显。

32小时:FB标记细胞质呈蓝绿色与NY标记的细胞核有明显色差,荧光密集区呈蓝绿色,脊神经节HE染色可见到细胞间有淋巴细胞浸润。

3. **C组NY、FB双标结果**

(1) NY、FB单、双标神经细胞的形态学结果:在$T_{12}\sim L_5$脊神经节、胸、腰交感神经节及系膜下神经节均发现FB或NY标记的单标细胞,以及两者共同标记的双标细胞。在脊神经节大、中、小神经细胞均有双标细胞,无明显规律;肠系膜下神经节的单、双标细胞分布无明显规律;脊神经节、胸、腰交感神经节及系膜下神经节。在同一视野下均可见单、双标细胞。NY标记靶点是细胞核,其单标细胞的细胞核为亮黄色,细胞质无荧光标记；FB 标记靶点是细胞质，其单标细胞的细胞质为蓝绿色，细胞核无荧光呈小黑洞样；NY、FB 双标细胞，其细胞质蓝绿色，细胞核呈亮黄色的荷包蛋样形态，下丘脑、大脑、小脑、脊髓前、后角未见到标记细胞但有明显的荧光密集区，腰椎间盘髓核、腰椎间盘纤维环、骶棘肌膜、肠系膜下动脉内、外膜、腰椎间关节滑膜、髋关节囊及滑膜、膝关节囊及滑膜、皮肤毛细血管襻均有荧光密集区（A、B、C 组标记的神经细胞及神经末梢密集组织图例，见图 6-31）。

（2）脊神经节和肠系膜下神经节计数分析：取 20μm 切片 400 倍的细胞形态清晰的脊神经节相片和 7μm 切片 HE 染色的 400 倍细胞形态清晰的肠系膜下神经节相片各 57 张细胞计数，与 NY 标记的细胞比较，FB 单标的脊神经节细胞和肠系膜下神经节的交感神经细胞显著增多（表 6-33，$P<0.01$）。与脊神经节的标记细胞比较，肠系膜下神经节标记的单标或双标的交感细胞均显著增多（表 6-34，$P<0.01$）。脊神经节双标细胞为 26.54%，肠系膜下神经节双标细胞为 21.83%（表 6-35）。

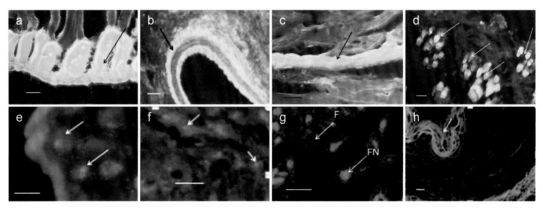

图 6-31　A、B、C 组标记神经细胞及神经末梢密集组织图例，图中标尺为 25μm，未加标注均为 20μm 切片

　　a. 经腰椎关节突滑膜 NY 16 小时标记的骶棘肌，肌膜有密集亮黄色荧光 ×200

　　b. 经腰椎关节突滑膜 NY 16 小时标记的小动脉，血管壁有密集亮黄色荧光 ×200

　　c. 经腰椎关节突滑膜 NY 16 小时标记的关节突，关节突滑膜有密集亮黄色荧光 ×200

　　d. 经腰椎关节突滑膜 NY 16 小时标记的面部的皮，毛细血管襻有密集亮黄色荧光 ×100

　　e. 经椎间盘内注射 FB 30 小时再经腰椎关节突滑膜注射 NY 8 小时标记的 L_3 脊神经节，NY、FB 的双标细胞质蓝绿色，细胞核呈亮黄色的荷包蛋样形态 ×400

　　f. 经椎间盘内注射 FB 30 小时再经腰椎关节突滑膜注射 NY 8 小时标记的肠系膜下神经节，NY、FB 双标细胞质呈蓝绿色，细胞核呈亮黄色的荷包蛋样形态 ×400

　　g. 经椎间盘内注射 FB 30 小时再经腰椎关节突滑膜注射 NY 8 小时标记的肠系膜下神经节，FN 为 NY、FB 双标细胞，细胞质蓝绿色，细胞核呈亮黄色的荷包蛋样形态，F 为 FB 单标细胞，细胞质呈蓝绿色，细胞核无荧光标记 ×400（7μm 切片，HE）

　　h. 经椎间盘内注射 FB 30 小时再经腰椎关节突滑膜注射 NY 8 小时标记的髋关节囊，滑膜呈蓝绿色 ×100（7μm 切片，HE）

表 6-33　脊神经节细胞和肠系膜下神经节交感神经细胞计数（Unit：piece，$\bar{x}\pm s$）

细胞类别	NY 单标	FB 单标
脊神经节	13.55±3.23	39.32±7.19*
肠系膜下神经节	121.45±13.57	238.54±16.77*

与 HY 比较，*$P<0.01$

表 6-34　脊神经节和肠系膜下神经节交感神经细胞计数 1（Unit：piece，$\bar{x}\pm s$）

细胞类别	FB 单标	NY 单标	FB、NY 双标
脊神经节	22.32±3.11	184.79±16.57	10.53±4.77
肠系膜下神经节	86.57±12.51	5.60±1.58	49.26±5.84

与脊神经节比较，$P<0.01$

表 6-35　脊神经节和肠系膜下神经节计数 2（Unit：piece，$\bar{x}\pm s$）

细胞类别	细胞总数	双标细胞	FB 单标	NY 单标
脊神经节	908	241（26.54%）	548（60.35%）	119（13.10%）
肠系膜下神经节	6335	1383（21.83%）	4643（73.29%）	309（4.87）

【讨论】

实验模拟临床给药方法和剂量在腰椎关节突穿刺和注射试剂，椎间盘注射的试剂在间盘髓核，为防止试剂外漏，穿刺针停留 1 分钟再拔出。在前期研究中发现 NY 在脊神经节轴浆流中逆行转运速度较快，且易向细胞质扩散且停留时间短，为了双标实验的准确性，将 A、B 组试剂注射到灌注时间设为 4 组，摸出 C 组双标的试剂注射的时间。FB 在轴浆流中逆行转运速度与 NY 相似，但其不向细胞核扩散，且在脊神经节神经细胞质内停留时间较长，可能是试剂的特性，24 小时以上颜色由黄逐渐转蓝。两种试剂标记的神经细胞均采用 356nm，紫外光激发，在同一个视野内可拍到两种试剂标记的单、双标神经细胞。脊神经细胞较大，20μm 切片拍的相片可看到清晰的细胞图像，交感神经细胞较小，7μm 切片 HE 染色后拍的相片可看到清晰的细胞图像，为了统计细胞数相对合理，取两组 400 倍的 20μm 切片的脊神经节相片与 7μm 切片 HE 染色后肠系膜下神经节的相片进行统计分析。因交感神经节太小在切片中很难切到节，不易拍出一定数量清晰的相片，不能保证统计的数量，故选用标本量大的肠系膜下神经节（交感神经节后神经元）标记的交感神经细胞进行统计分析。

本实验因试剂注射在间盘的髓质，神经末梢密集地分布在髓核颗粒表面，统计结果显示，盘内标记的脊神经细胞和交感神经细胞显著多于关节突滑膜标记的，提示盘内的病变是盘源性下腰痛的重要原因，也可能是临床上经腰椎间盘注射亚甲蓝治疗腰腿痛神经生物学机制，亦为盘源性腰腿痛提供了神经通路形态学支撑。关节突滑膜的神经网络较盘内的广，且脊神经节为双标细胞 26.54%，肠系膜下神经节双标细胞为 21.83%，提示经关节突滑膜注射药物和银质针导热可通过神经通路调节盘内的病变，为临床经椎管外治疗盘源性下腰痛提供了神经通路形态学支撑。交感神经细胞存在大量的双标细胞提示其有直接的汇聚功能，在盘源性腰腿痛中也许有更重要的作用，已有资料显示腰椎神经卡压性病理性神经痛的发生与交感神经密切相关。

滑膜是滑膜关节特有的组织，也是在针刺中酸胀感最强的组织，是脊神经、交感神经节及节后神经元密集交汇的组织，与肌膜是同一神经网络的组织，临床上当滑膜损伤或炎症时，第一反应的就是关节周围肌膜挛缩使关节制动。长期腰腿痛的患者，腰肌膜增厚，在经腰椎关节突银质针治疗时，银质针刺达肌膜时，可感觉到肌膜硬如骨，穿过非常费力（这类患者以往常被诊断为腰肌劳损），临床上经关节突滑膜银质针导热治疗可使肌膜的挛缩缓解，有些因肌膜挛缩而导致的脊柱侧弯患者亦可以得到矫正，还可以改善交感神经功能障碍，改善血管功能和内脏功能。临床上经关节突滑膜一定量的刺激加热，可通过滑膜的神经末梢激活交感和脊神经网络，自行解除或缓解通路中的各种神经卡压，无论疼痛发生在腰、腿、足及会阴部，均可缓解或解除。

关于经络结构的思考，原林教授提出遍布全身的筋膜支架是经络的解剖学基础，是人体自体检测与调控系统。感受器通路系列研究显示，筋膜是支架，自主神经像藤类植物，要有支架附着，不断爬行分叉。筋膜是支架之一，肌膜、关节的滑膜、血管壁、淋巴管壁、胆管壁、气管壁等都是神经网络的支架，胃壁和肠壁不但是支架而且是外周副交感神经元和肠神经元的大本营。神经系统存在自身物质循环，药物不是简单的弥散，而是轴突内 ATP 泵的主动转运。也可以说，神经末梢感受器通路网络是长轴突神经元直接发出的轴突所构成，对网络任一点传来的信息均有整合作用，是人体自身检测与调控系统。这些神经细胞通过轴突膜的电传递和轴突内神经递质的化学传递实施人体自身检测与调控功能，这与中医经络的功能是相通的，这些神经末梢密集的组织是否可以被认为是经络结构，有待进一步研究。

（章云海）

二十二、银质针导热温控实验研究

银质针导热治疗首先要解决导热的温度如何精准控制的问题，达到所需加热温度安全有效的要求。生物组织热效应的研究发现，各种热效应的临界温度为：正常 $37℃$ 体温，不得超过 $42℃$。达到 $50℃$，酶活性减弱、细胞固定。$60℃$ 蛋白质和胶原蛋白变性、凝结，$80℃$ 生物细胞膜穿透，$100℃$ 汽化、热分解，$150℃$ 炭化，$300℃$，熔融。银质针导热治疗作为组织内热传输。本次研究将 $60℃$ 作为治疗的极限温度，可能对组织产生一定的热损伤，但不会导致生物组织膜穿透、汽化，分解组织烫伤安全检测的生化指标包括：C 反应蛋白（CRP），血清丙二醛（MDA），血清谷胱甘肽过氰化物（GSH2Px），肝功能（ALT 和 AST）和肾功能（BUN 和 RLIA）。

体内合金针针体加热实施对大鼠针刺后的温度设定，在45℃以下为安全的。组织形态检查结果显示，肉眼观察骨骼肌在55℃，60℃二组发现肌肉发白，说明组织在此温度发生损伤；光镜结果也说明了加热温度大于55℃会有细胞损伤而加热温度在45℃以下对组织是相对安全的。透射电镜显示55℃以下肌纤维收缩变形，组织形态学实验结果显示，体内加热温度在50℃以上，对组织会产生损伤，加热温度越高损伤越大，治疗不宜采用。因此，38~45℃为相对安全温度，而42℃、45℃为安全有效的最佳加热温度范围，本实验采用的温控巡检仪所配置的治疗针为针体内热温控治疗针，加热到针尖和针道的温度是一致的，可对皮肤、筋膜、肌肉组织同时加热，说明本治疗仪在临床治疗时针的加热温度比较恒定，本实验也为临床针刺治疗其他加热方法的温度设定提供参考。

银质针导热与合金针加热技术有不同生物学效应，是"针"与"热"两种效应有效发挥治疗作用，治疗中深部组织热传输的方式应做深入研究。尤其是银质针与合金针两种导热方式有何不同？作者对22例颈背腰臀软组织损害患者和志愿受试者分为银质针组（17例）和合金针组（5例），进行导热治疗并观察测定局部组织温度。

【方法】

1. 半导体测温仪体内银质针导热与合金针导热体内组织温度变化对比。体外皮肤进针点测温仪由浙江东联电子仪表有限公司提供 WKC-1300 温度传感器型式（K 热电偶），分辨率 0.1℃，精确度为 −50~199.9℃ ±（0.5%+1℃）。体内组织测温仪由上海曙新科技发展有限公司研发的针式型数字测温器具，精度 0.1℃，量程 −20~100℃，传感器链接半导体。

2. 由上海曙新医疗科技开发有限公司提供银质针导热温控巡检仪针柄加温100~110℃ 30分钟，室温24~26℃，皮肤进针点温度控制在42~44℃。合金针针体远端内热源控制在43℃。22例次患者（受试者）体内肌筋膜组织温度测定区域及方法：①银质针导热17例，6例为4针之间测温点，8例为2针之间测温点进入；3例为3针之间测温点进入，针距1cm；②合金针内导热5例，2针或4针之间测温，针距1cm。

【结果】

见表6-36，图6-32和图6-33。

表6-36　两组不同质材针具组织加热测温变化比较

组别	例数 (n)	起始测温 (℃)	组织加热测温（℃）		停止加热测温（℃）		高低温差 (℃)	起始温度 (℃)
			10分钟	20分钟	10分钟	20分钟		
银质针组	17	35.6±1.21	29.0	32.6	38.4	38.2	9.4[*]	−6.6[*]
合金针组	5	34.8±1.00	37.6	38.4	37.5	36.7	3.6[*]	+2.8[*]

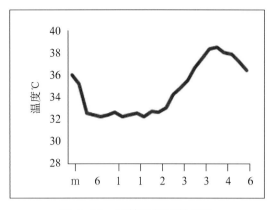

图 6-32　骶棘肌银质针导热

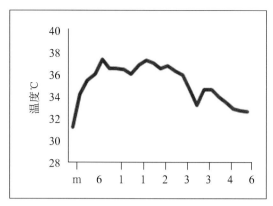

图 6-33　骶棘肌合金针导热

【讨论】

热是一种运动，其传输方式可分为传导、对流和辐射 3 种，固体或液体（组织）间热传输主要依靠传导的方式进行。从微观角度而言，热传导是通过分子碰撞将热量沿着温度衰减梯度逐渐向远处传递、扩散。假设两个界面：截面 1 和截面 2，面积均为 A，它们之间距离为 X，温度分别为 T1 和 T2，如果每个截面的稳度不变，则在时间 t 之内，结果是从截面 1 到截面 2 之间传递的热量为 $Q=\lambda$（T2-T1）$A \cdot t/X$，λ 为物质导热系数，是特征性常数。物质（组织）的热传导能力与物质传导系数、截面积、单位时间有关。钢、银、空气的导热系数分别为 0.107、0.992、0.00 006 cal/（℃·cm·s），银质针由 86% 的纯银、9% 的铜及其他金属铸制而成，针体较粗，直径为 1.0mm（< 0.6mm 热量传输很小），临床使用的不锈钢合金针的组织内导热性能明显弱于银质针，因物质内传导系数很低，只能在针体及针尖周围狭小范围内致热，加之针刺效应和局部肌筋膜组织挛缩缺血，不可能产生组织的热扩散效应。而银质针不同，由于传导系数明显高于合金针，表现为自主神经高度兴奋的针刺效应慢慢减弱后接着出现热扩散效应，延续一段不短的时间。故两者之间相比，无疑银质针在组织深部热能传递及扩散范围明显优于合金针，临床上可引起复杂的生物学效应，产生肌筋膜松解、镇痛、改善组织血供、调节交感神经功能及促进损害组织修复等作用。

银质针导热温度检测部位在深部软组织内，接近针尖范围（5~10mm），热源在体外针柄部位，传导热量是通过体内软组织沿着温度衰减梯度逐渐向远处传递扩散。发现温度控制测量分为两个时间段，第 1 时段为自主神经高度兴奋的针刺效应，局部组织明显挛缩缺血而血供微乎其微，出现温度梯度逐渐下降；随着时间的推演，一般在加热 10~30 分钟体内组织局部温度逐渐爬升至 39℃ 左右，这既是最佳的镇痛温度，又是血供较充足之际。奇妙的是第 2 时段，此时一旦停止加热或起针，针尖周围组织温度反而继续徐缓上升，且维持在 39℃ 上下 20~30 分钟之久。可以认为，这是银质针在局部深层组织热能滞后传递扩散效应。细银针（直径 < 0.6mm）无此效应；内热合金针虽然加热过程中检测温度随着热源控温的不断增加，针尖周围组织并未因为自主神经兴奋反应血管收缩发生针刺效应，而导致温度下降。尤其是一旦停止加热或起针后组织温度相

对较快地跟着下降，没有出现导热的扩散效应。银质针导热是一种现代新型的针与灸结合的疗法，其作用机制尚需进一步深入研究。

（王福根）

二十三、腰椎管外软组织损害银质针治疗后局部血流量变化

银质针疗法对腰椎管外软组织疼痛具有显著的疗效。通常认为功效是舒筋活血、消炎镇痛。本实验对 50 例椎管外慢性软组织疼痛患者进行椎旁骶棘肌局部血流量测定，以探讨其该疗法的治疗机制。

【资料和方法】

1. **临床资料**　50 例患者，男性 22 例，女性 28 例；年龄 21~74 岁，平均 49 岁；病程为 0.5~7 年，平均 1 年 4 个月。初次发病 6 例，复发者 14 例。腰腿痛 13 例，腰臀痛 7 例。腰椎棘突旁压痛并下肢放射痛 9 例，直腿抬高试验阳性 12 例。腰椎屈伸试验阳性 8 例，以阴性为主 12 例。胫神经弹拨试验阴性 10 例，弱阳性 10 例。小腿后外侧感觉减退 7 例，伸踇肌力减弱 6 例，踝反射降低 4 例。依据临床症状、理学检查、影像学特征诊断为混合型腰椎间盘突出症，并明确表现为椎管外软组织损害。曾接受多种非手术治疗未能奏效，于接受银质针治疗前 2 周未做任何处置。50 例患者经银质针导热治疗后 1 个月复诊 39 例临床治愈，11 例疼痛症状明显改善。

2. **银质针导热疗法**　银质针系 86% 纯白银制成，针柄用细银丝紧密的螺旋缠绕，针端尖而不锐，针身直径 1cm 针身长度有 5 种规格。操作步骤：①患者俯卧位，在 L_3~S_1 棘突旁 1cm、2cm 处分别选准软组织特定压痛点（左右各 8~10 个进针点）；第 2 次治疗在髂嵴后 1/3 和髂后上棘内缘处弧形布针（左右各 6~8 枚针）；②无菌操作下 0.5% 利多卡因注射液局部皮内麻醉；③选择长度为 10cm、12cm 银质针对准深层病变组织方向直刺或斜刺，直达腰部深层肌在椎板和髂后上棘内缘、髂嵴的附着处（压痛点），引出较强烈的针感；④于每枚银质针圆球形针尾上装紧艾绒点燃。燃烧加热时患者总觉来自深层组织的温热感；⑤艾火熄灭后待针身余热冷却方可起针，起针后针眼涂以 2% 碘酒，3 天内不接触水或不洁物。

3. **血流量检测**　XLT-8 型血流图记录仪（广东汕头市无线电二厂研制）。用其高频电流的 2 个电极之间的机体阻抗变化曲线，从而检查局部血流量。方法：患者采取俯卧位。在 L_3~S_1 棘突旁 1cm 椎板处选准病变软组织特定压痛点，取最上位点至下位点 10cm 的 2 处进针点为测量病变组织的范围。先在此两处进针后，接通记录仪的 2 个电极，调试好仪器，记录测量组织的血流曲线。然后分别在其他软组织压痛点刺入银质针，常规艾球加热，待冷却后再记录测量组织的血流曲线，前后对比所测曲线主波的高度，以及反映组织血流灌注量。1 个月后，再在同样的测量进针点刺入 2 枚银质针，校准仪器在相同的增益度下，再次测量该区深层组织的血流量，同样以曲线的波幅表示组织血流量，并与第一次测量相比较。

4. **统计学分析**　采用 SAS 软件，治疗前后、治疗前与治疗后 1 个月进行组间配对

t 检验。

【结果】

1. 治疗后即刻、治疗后 1 个月较治疗前病变局部深层组织血流量均有增加，结果以 x±s 表示（表6-37）。

表6-37　银质针治疗前后深层组织血流量测定结果

例数	血流量（血流曲线主波幅度mm）		
	治疗前	治疗后即刻	治疗后 1 个月
50	5.18±1.62	10.25±2.83	6.95±2.59

与治疗前相比，$P<0.01$

2. 病变局部深层组织血流量银质针治疗后即时较治疗前增加 50% 以上，最高达 150%，平均为 97.88%。

3. 治疗后 1 个月时病变局部深层组织血流量较治疗前增加 20%~40%，平均为 34.17%。

【讨论】

1. **血流变化测定原理**　局部组织阻抗式容积脉搏描记是一种无创伤的、测量心动周期变动引起局部组织容积变化的一种技术。生物体内各种组织都有一定的导电性能，各种导电性能随组织所含液体含量多少而有所不同。器官组织的电阻率较高，阻抗相对滞慢而恒定；而组织内血液的电阻率较低，随着液体含量和血液量的改变而变化。由于肌肉等软组织含有数量众多的毛细血管，血管内的血容量随每一心动周期而发生变化，组织内电阻抗也随之改变，将此种变化转变成电信号，经放大器放大在记录仪上可描记出有规律的波形，即容积脉波。本实验用血流图记录仪同步秒基础银质针导热治疗前后和治疗后 1 个月的局部血流变化。由于容积脉搏图形分析及某些参数测量尚不统一，目前主要还是对波的某些参数进行分析，本实验采取以主波的幅度（振幅）变化提示组织血流灌注量进行记录判断。

2. **银质针导热治疗的临床疗效**　临床治疗验证，诊断明确的椎管外软组织损害，无论其引起的腰骶臀腿疼痛或是颈背肩臂疼痛的病例，经银质针导热治疗后疼痛症状均获得明显缓解或消失，提示具有舒筋活血、消炎镇痛的功效。本实验通过测定银质针导热治疗前后的病变局部深层组织血流量变化，初步证实该疗法确有促进局部血供的作用。结果显示，病变局部深层组织血流量在银质针治疗后增加 50% 以上，最高达 150%，平均为 97.88%。1 个月测定较治疗前增加 20%~40%，平均为 34.17%。证明该疗法有明确的、较长时间的改善局部组织血供的作用，椎管外慢性软组织损害性疼痛的基础是肌筋膜骨膜附着点产生的无菌性炎症及致痛物质释放，并肌筋膜本身的缺血和挛缩。从而引起一系列神经调控与组织代谢障碍，久痛难愈，正所谓"不通则痛"。经银质针导热治疗达到近期甚至远期的组织血流量增加，促进物质代谢及致痛物质的排出、炎症消退，提高细胞生存与再生过程，起到了"通则不痛"的治疗目的。

银质针导热治疗既有明显的近期效果，令人满意的是更有远期疗效，认为是一种现代新型的针加热疗法。除了具有针刺效应以外，重要的是银质针具有深部组织（深达骨膜）导热作用，热量传输向四周扩散，在一定区域内病变损害的肌肉筋膜软组织血供明显增加。临床观察银质针治疗1~3个月后出现显著的肌肉松弛作用，王福根等对银质针导热治疗腰椎间盘突出症患者进行肌电图临床检测，以肌电图波形参数反映神经肌肉功能状态，结果显示治疗前12例全部有自发性电活动，治疗后消失或减少，肌肉松弛作用获得证实。本实验发现，银质针导热1个月后组织血流量较治疗前仍有明显增加，与其远期疗效相吻合一致。

Zemermann（德国）提出慢性疼痛治疗新概念。发现慢性痛患者中枢神经系统普遍出现以下功能异常的体征，感觉信息处理过程中的增益加大，神经血管控制功能的反应性提高，持久的免疫原性及神经源性炎症，抑制调控系统功能降低，外周躯体感觉在皮质反应区发生扭曲。认为一个正常的损害感觉系统可以看作为生理性和"负反馈"调节系统中的控制部分，与损害性刺激相抗衡。因而对完整机体而言，急性痛乃发挥并维持稳态效应，相反对于神经系统功能异常的慢性痛患者，损害性刺激则激发"正反馈"过程，导致稳态失衡。据此推测，银质针导热的"针刺"与"热敏"作用有利于机体组织发挥维持稳态效应。临床观察以慢性疼痛迅速而又持久地得到控制，证实上述神经系统功能异常变为进入正常调控而维持稳态。

（富秋涛）

二十四、腰部软组织损害银质针导热治疗前后临床肌电图观察

腰椎间盘突出症是临床常见的腰腿痛病，其诊断依据主要通过临床表现、理学检查和影像学诊断。多数患者经常规非手术治疗腰腿痛麻症状可以得到缓解或消失。但是，对于腰椎管外软组织损害严重、病程较长的慢性病例，采用牵引推拿理疗封闭往往不能奏效。2003年至2008年期间，采用银质针导热治疗腰背部肌肉损害严重的腰突症患者680例，取得显著疗效。为明确该症引起的神经肌肉功能变化，我们对12例此症患者于银质针治疗前、后进行椎旁骶棘肌临床肌电图检查，以观察软组织损害引起的腰部神经肌肉功能变化。结果提示治疗前全部病例有自发性电活动，经银质针疗法后7例减少，4例消失；3例患者治疗前运动单位平均时限低于正常的80%，为肌源性损害全部恢复正常；6例患者治疗后1周检查最大用力收缩动作电位出现混合相、单纯混合相、单纯相波形。认为肌电跟踪检查时相波形，与治疗后临床出现短暂的下肢肌无力相符，肌电跟踪检查结果能够反映神经肌肉的功能状态，明确神经恢复程度，具有较大的临床价值。

【资料和方法】

本组12例患者，男性6例，年龄24-68岁；女性6例，平均30-56岁。病程为0.5~5年。腰腿痛麻7例（双侧2例），腰臀痛3例（双侧1例），臀腿痛2例。腰椎棘突旁压痛并下肢放射痛麻12例，直腿抬高试验阳性10例，腰椎屈伸实验阳性12例，下肢后外侧感觉减退10例，伸蹞肌肌力减弱9例，踝反射降低5例。根据临床表现、理学检查、

CT 扫描和 MRI 检查，明确诊断为腰椎间盘突出症（$L_{4\sim5}$，$L_5\sim S_1$）。曾经接受多种临床非手术治疗均为奏效，于银质针导热前 2 周均未进行其他治疗。

1. 银质针导热疗法　采用银质针导热温控巡检治疗仪和医用银质针（针直径 10mm 不同规格长度），选择下列布针区域，间隔 5 天治疗 1 次，4 次为 1 个疗程。12 例均治疗 1 个疗程，无不良反应。

腰部布针区域①骶棘肌在髂后上棘内侧缘与髂嵴后 1/3 处、沿骨盆髂嵴缘弧形布针两行，针距为 1.5cm，每行为 6 枚针。$L_3\sim S_1$ 棘突旁椎板处；②第 12 肋下缘 $L_{2\sim4}$ 腰椎横突末端处每处布针 2 枚，横向斜刺至横突背面及末端；③腰肌筋膜间隔从骶棘肌外缘 $L_{2\sim4}$ 横突背面布针两行、各 3 枚，分别横向内前方刺入关节突及椎板背面。左右两侧同时进行。

臀部布针区域①臀中小肌起于髂胫束髂骨翼附着处布针 12 枚，分 2 行直刺达骨膜。后部肌止于坐骨大孔内上缘布针 8 枚，分 2 行向前下斜刺达骨膜；②前部肌止于股骨转子间窝布针 6 枚，分 2 行向前下斜刺达关节囊；③髂后下棘与骶髂关节外缘布针 6 枚，分两行向内前方斜刺达骨膜。

2. 肌电图检查　本症患者分别于银质针导热治疗前、治疗后 1 周、1 个月接受腰椎旁椎板附着处骶棘肌肌电图检测、采用 0.45nm×40nm 或 0.45nm×60nm 同轴针电极记录。检测步骤：①在腰部标出骶棘肌体表投影点，常规采用髂后上棘与 L_3 棘突之间连线的中点处，即为椎板部位。②用消毒针电极垂直进针至椎板后退针 1cm，按 3、6、9、12 点四个方向进行记录，检测项目为自发电位和最大用力收缩动作电位（12 例），其中 3 例患者计数运动单位的平均时限。③采用 χ^2 检验和 Ridit 检验方法进行统计分析。

【结果】

12 例患者肌电图检测，治疗前出现自发电位的 12 例，术后 1 周和 1 个月有 8 例复查肌电图，转为正常者 4 例；治疗前有 2 例出现纤颤电位，于术后检测中均消失（表 6-38）。最大用力收缩动作电位，治疗前 4 例为正常干扰相（IP），8 例为异常相；治疗后 1 周和 1 个月 8 例异常相者，有 3 例转为正常干扰相（表 6-39）。

12 例中有 3 例患者的运动单位电位平均时限，治疗前均低于正常值 80%（正常范围为低于正常值 20%），治疗后 1 周或 1 个月均在正常范围。12 例患者经银质针导热治疗后 1 周腰腿痛症状基本消失，检测 8 例肌电图自发电位，4 例消失，4 例减少，3 周后腰腿痛症状完全消失，腰部及下肢活动功能随之恢复。1 个月检测 8 例肌电图自发电位（其中 4 例为 1 周检测过肌电图），2 例消失，5 例减少，1 例无变化。

【讨论】

肌电图检查是测定神经和肌肉在不同生理状态下的生物电位活动，借以判定神经和肌肉功能状态的一种电生理检查技术。结合临床分析，能较精确地提示下运动神经元单位损害的部位和性质。对于肌无力、异常收缩及疼痛症状也能提供客观依据，以判明病变程度与预后。作者通过患者临床表现、理学检查、影像学诊断确定为混合型腰椎间盘突出症，腰椎管外软组织损害及肌痉挛严重，经银质针治疗前后观察椎旁骶棘肌的生物电位活动变化。

表 6-38　12 例腰部患者银质针治疗前后自发电位变化

病例	治疗前		治疗后 1 周		治疗后 1 个月	
	左侧	右侧	左侧	右侧	左侧	右侧
1	0	+	0	0	0	0
2*	++	+++	0	++	+	0
3	+	0	0	0	0	0
4	0	++	++	+	0	++
5	+	+	0	0		
6*	++	+	0	0		
7	+++	+++	+	+		
8	++	0	+	0		
9	+	++			0	++
10	++	+++			++	0
11	0	++			0	+
12	++	0			+	0

　　肌电图中出现自发电位，最常见于肌肉失神经支配，按自发电位计数多少分为 4 个等级，0 为正常、+ 轻度异常、++ 明显异常、+++ 最为异常；第 2、6 例*治疗前为治疗前出现纤颤电位，于治疗后消失

表 6-39　12 例腰部患者银质针治疗前后重收缩电位变化

病例	治疗前		治疗后 1 周		治疗后 1 个月	
	左侧	右侧	左侧	右侧	左侧	右侧
1	IP	IP	IMP	MoP	IP	IP
2	IP	IP	MP	MMP	IP	MP
3	IMP	IMP	MP	MP	IP	IP
4	IP	MoP				
5	MP	IP	IP	IP		
6	IMP	IMP	MMP	MoP		
7	IMP	IP	MMP	IMP		
8	IP	IP			IP	IP
9	MMP	MoP			IP	IP
10	IP	IP			IP	IP
11	IP	MoP			IP	IP
12	MoP	IP			MP	IP

　　最大用力收缩电位按波形从正常至明显异常，依次排列为干扰相（IP）、干扰 - 混合相（IMP）、混合相（MP）、单纯混合相（MMP）、单纯相（MoP）。IP 表示肌力正常，MoP 表示重度肌无力，其他波相表示不同程度肌无力，均属异常相

肌电图中自发电位包括纤颤电位、正向波、束颤电位、肌蠕颤放电及复合性重复放电，最常见于肌肉失神经支配。本组大多数患者于治疗后的肌电图检查中正向尖波，纤颤电位及束颤电位等自发性收缩电活动明显减少或消失。经统计学 x^2 分析表明治疗后自发性电活动减少，说明肌纤维重新又接受正常神经支配。按传统观点，肌纤维出现失神经支配的自发性电活动表明腰骶神经根长期受到机械性压迫而发生变性，从而失去对所支配肌肉的抑制作用。本文病例经银质针治疗，短期内肌肉恢复正常电活动，不能单纯用神经根受压变性来解释，是否由于外周神经因病变肌肉的痉挛得以解除而获得松解，从而使肌纤维恢复正常生理状态的缘故。也就是说，腰椎间盘突出症患者腰部肌肉的失神经支配机制，可能还存在着外周神经，主要是运动神经功能受到抑制的因素，这个认识尚须进一步研究探讨。

12 例患者治疗前运动单位平均时限低于正常值 80%，为肌源性损害的表现，这是椎间盘源性疼痛和椎管外腰部软组织原发性损害的依据。治疗后运动单位平均时限均恢复正常，表明该症患者的腰部肌肉软组织长期处于挛缩缺血、收缩无力状态已经得到松解或解除，血供改善。提示银质针导热疗法确有明显的、较长时间的肌筋膜软组织松解作用。

患者治疗前肌电图检查最大用力收缩动作电位的波形大多为正常干扰相，6 例治疗后 1 周出现混合型或混合-单纯相，这与治疗后少数患者在 1~2 周出现的下肢无力症状相符。通常约为 3 周下肢肌力恢复，肌电图波形均可转为正常干扰相。这就提示银质针治疗后肌肉虽然获得松解，但外周神经仍然处于敏化或抑制状态，尚未重建血供，肌筋膜软组织可能短暂地处于相对的无力状态。随着神经功能的恢复，肌力也就会恢复正常状态。肌电图跟踪监测较客观地反映了患者腰部肌肉的功能状态和神经功能恢复的程度，具有较大的临床价值。由于本文研究病例欠少，观察时间尚短，所持见解有待深入研究。

（江亿平）

二十五、热传导银质针对正常兔和模型兔骨骼肌 IL-8 水平的影响

临床上用银质针导热治疗慢性软组织损害性疼痛取得了良好效果，其远期疗效也较稳固。本研究通过观察银质针导热对慢性骨骼肌损害组织中 IL-8 水平的影响及组织病理改变，探讨其治疗作用及机制。

【材料和方法】

1. **材料**　普通级健康新西兰雄兔 24 只 [合格证号：SCXK（京）2002-2005 解放军总医院动物实验中心提供]，体重 2.0~2.5kg，自制屈伸功能练习器。DY89-1 型电动玻璃匀浆机（宁波新芝科技研究所研制），ElisA 试剂盒（大连泛邦化工技术开发有限公司提供），酶标仪（军事医学科学院八所提供），银质针导热温控巡检治疗仪（上海曙新医疗科技开发有限公司研制）。

2. **方法**

（1）造模级分组：将 24 只兔造模后随机分为两组，A 组（12 只）为热传导银质针

治疗组，B 组（12 只）为对照组（未做任何干预自然恢复组）。

（2）热传导银质针治疗：造模完成后 A 组 12 只模型兔进行热传导银质针治疗，B 组模型兔不做任何干扰，正常饲养，与 A 组同期同发取材用作对照。

（3）取材：在 A 组性热传导银质针治疗后第 1、3、7、14 天将 A、B 两组兔分别处死 3 只并取材做 IL-8 水平检测和病理切片。

（4）将 C 组 12 只正常兔右侧股四头肌行热传导银质针导热处置。进针点沿着股中线与髌上缘 1cm、2cm、3cm 水平线 3 个交点，进针部位剃毛后常规消毒，用速眠新 2 号，按 0.2ml/kg 剂量肌内麻醉。进针深度针尖达至股骨骨膜，针尾用银质针导热巡检仪加热 60℃，10 分钟。起针后针眼常规消毒，回笼正常饲养。术后 1 天、3 天、7 天、14 天分别取材做 IL-8 水平检测和病理切片。

【结果】

1. 正常组兔 IL-8 水平　见表 6-40，银质针导热引起正常兔骨骼肌 IL-8 水平升高，在治疗后 2 周与治疗前无明显差异（$P > 0.05$）。

（1）活体观察为术后 1 天、3 天右下肢轻度跛行；7 天后行走正常，针眼处痂皮一脱落；14 天双侧后腿活动无明显区别。

（2）大体解剖观察为术后 1~14 天进针部位肌肉色泽由深变浅至基本正常，弹性良好。

（3）病理切片：术后 1 天、3 天可见针道出血、炎性细胞浸润、局部肌纤维萎缩、间质纤维组织增生；7 天后仍可见陈旧性瘀血，炎性细胞浸润减少，14 天肌纤维萎缩不明显，结构趋于正常，仅有极少量炎性细胞存在。

2. 造模组兔 IL-8 水平　A 组术后 1 天、3 天 IL-8 水平高于术前，第 3 天时最高，高于同期对照组。7 天时回落，低于同期对照组。14 天时明显低于对照组，差异显著（$P < 0.01$）（表 6-40），如图 6-34 和图 6-35 所示。

（1）活体观察。术后 1 天、3 天局部肌肉张力大，与对照组兔无明显区别。术后 7 天、14 天时局部肌肉变软，兔跛行好转。

（2）大体解剖观察。实验组术后 1 天、3 天时见针道出血，肌肉颜色苍白，与对照组相似。7 天、14 天时取材标本的色泽与对照组相比红润。

（3）病理切片示：A 组术后 1 天、3 天针道出血，炎性细胞浸润较多，骨骼肌组织变性、坏死样改变。术后 7 天炎性细胞减少，肌纤维变性减轻。14 天，与对照组相比，肌纤维变性、坏死及间质纤维增生较为明显改善。

表 6-40　正常组、治疗组和对照组 IL-8 的水平（$\bar{x} \pm s$）（$n=6$）　　　　　（pg/ml）

组别	治疗前	治疗后第 1 天	治疗后第 3 天	治疗后第 7 天	治疗后第 14 天
A	408.12±12.71	438.25±19.31	459.56±14.20	306.12±13.25	206.84±12.02[*]
B	408.12±12.71	406.86±12.25	402.37±14.16	396.16±12.91	327.25±10.21[*]
C	40.48±26.14	80.62±20.30	138.07±21.18	95.12±20.49	68.27±20.14

C 组治疗前后均无显著差异，$P > 0.05$；治疗后 14 天 A 组与 B 组相差显著，[*]$P < 0.01$

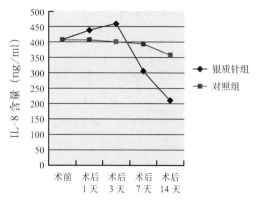

图 6-34 治疗组和对照组 IL-8 水平

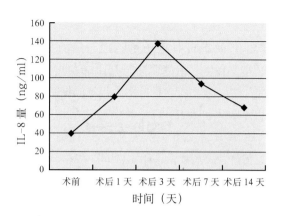

图 6-35 正常兔骨骼肌银质针导热治疗前后 IL-8 水平

【讨论】

1902 年，Houqh 首次报道了缺乏训练的受试者在高负荷工作产生肌肉酸痛。后来 Hill 描述了不习惯运动后产生肌肉酸痛现象。近年来，众多学者对骨骼肌损伤发病机制与治疗进行了大量研究，初步认为，发病原因是静态负荷和反复用力，而骨骼肌静力性损害主要机制为骨骼肌骨筋膜室压力升高，休息期骨骼肌舒张不全，软组织损伤的肌肉内有无菌性炎症，组织间隙内氧分压降低。而对骨骼肌损伤后的修复，有学者认为，是以再生和瘢痕形式或两种形式结合进行的。究竟以何种形式修复主要取决于骨骼肌本身的再生能力、创伤面的大小等因素对其的影响。

一般认为，骨骼肌的再生能力很弱，其再生需要具备以下条件：①坏死组织修复良好的血液循环。如果坏死综合征区域不能重新再血管化，组织长期处于 Zenker 变性阶段，骨骼肌再生便不能实现。②肌膜的完整和依附在肌膜上的肌核的存活。它们是肌纤维再生的基础。已有学者发现肌动蛋白是骨骼肌的特异性蛋白，是横纹肌在其分化的标记，而针刺能使肌动蛋白的表达增强。银质针导热治疗特点即是区域布针比较密集，按照软组织损害的特定病变组织选取进针点（压痛点），在之间的针距为 1.0~2.0cm 依据病变范围决定进针数量（10 枚至几十枚不等），进针深度须直达骨膜。白银电导系数为 0.911，远高于其他合金，具有良好的导热性。既可将热量传递至深部病变组织，且有明显的组织内热传输扩散效应。临床观察结果，凡经银质针导热治疗对病变组织产生松解作用，改善骨骼肌筋膜中的挛缩和粘连等病理变化，重塑机体的应力平衡。推测银质针导热促使机体产生应激反应，是局部 IL-8 水平先高后低，治疗后第 14 天时明显低于未做干预自然恢复的对照组，差异显著（$P < 0.01$），sIL-8 对炎症具有双向调节作用，除参与炎症形成，也有抗炎作用，究竟起到何种作用要取决于体内微环境局部浓度，外部因子的种类和蛋白酶的活性。本实验说明，银质针导热可以降低慢性软组织损伤的骨骼肌内 IL-8 水平，促进无菌性炎症的转归，为组织修复提供一定的条件。

（冯传有）

二十六、银质针导热治疗对 MPS 大鼠脊髓中枢神经递质的影响

目的：观察银质针导热疗法对肌筋膜疼痛综合征大鼠脊髓水平神经递质的影响。方法：24 只健康 SD 大鼠随机分为 3 组 ($n=8$)：正常组，不给予任何刺激；模型组，采用打击结合运动疲劳建立慢性肌筋膜疼痛综合征模型；银质针组，MPS 模型成功后，行银质针导热治疗。各组大鼠在治疗 2 周后测定热痛阈值、右股内侧肌自发电活动。麻醉后处死大鼠，取右股内侧肌及脊髓 $L_{4\sim6}$ 节段，HE 染色切片观察局部肌肉形态学变化，免疫组化法检测脊髓神经元型一氧化氮合酶 (nNOS)、P 物质 (sP) 及 5-羟色胺 (5-HT)。结果：与正常组相比模型组大鼠热痛阈降低，局部肌肉自发电活动增加 ($P<0.01$)。与模型组相比，银质针组热痛阈明显升高，自发电活动明显降低 ($P<0.01$)；脊髓 nNOS 及 sP 表达明显降低，5-HT 表达明显升高 ($P<0.01$)。结论：银质针导热治疗可能通过降低肌筋膜疼痛综合征大鼠脊髓 nNOS 及 sP 表达，增高 5-HT 表达产生镇痛作用。

关键词：肌筋膜疼痛综合征；银质针；神经递质；疼痛。

肌筋膜疼痛综合征 (myofascial pain syndrome, MPS) 是临床常见的软组织疾病。随着社会的发展及生活模式的改变，该病的发病率逐年上升。有资料显示，慢性反复发作的 MPS 仅次于上呼吸道感染，成为美国求医和误工的第二位最常见原因。虽然治疗方法较多，但对慢性顽固性 MPS 效果不满意。银质针导热治疗是一项现代中医技术，其治疗软组织疼痛具有长期缓解效应，目前对于银质针治疗 MPS 的原理主要集中于外周机制的研究，而中枢镇痛机制是否参与其中，国内外尚未见报道。本实验以 MPS 模型大鼠为研究对象，通过银质针导热干预治疗，观察中枢神经系统内神经递质的表达，初步探讨银质针导热治疗 MPS 是否有中枢镇痛机制的参与，对于银质针导热疗法在 MPS 的应用及推广具有重要指导意义。

【方法】

1. *动物与分组* 雌性健康 SD 大鼠 24 只，体重 300~350g，由重庆医科大学动物实验中心提供。按随机数字表法将大鼠随机分为三组：正常组、模型组和银质针组，每组各 8 只。正常组正常饲养，不采取任何干预措施；MPS 模型组造模完成后正常饲养；银质针组在 MPS 造模完成后，采用银质针导热治疗。

2. *主要试剂及仪器* 兔抗大鼠 nNOS，兔抗大鼠 SP，兔抗大鼠 5-HT，生物素化山羊抗兔 IgG，链酶亲和素，生物素，过氧化物酶复合物，均购自南京建成生物工程研究所。电动跑台 (北京东西仪科技有限公司)，银质针导热巡检仪 (上海曙新科技开发有限公司)，智能热板仪 (北京众实科技有限公司)，肌电图诱发电位仪 (上海海神医疗电子仪器有限公司)。

3. *MPS 模型制备* 采用 1% 戊巴比妥钠溶液 3ml/kg 腹腔麻醉。参照韩蓓大鼠 MPS 造模方法并进行改良。大鼠仰卧位固定，重量为 1000g 的自制打击器，从 20cm 的高度自由下落打击右侧股内侧肌，造成局部钝挫伤。打击接触面积为 $1cm^2$，保证皮肤无破损。第 2 天及第 3 天，在 $-16°$ 电动跑台上进行速度为 16m/min 的下坡跑，持续

90 分钟，使用声和电驱赶大鼠以保证效果。余下 4 天休息。每周干预 1 次，干预 8 周，而后正常饲养 4 周。

4．银质针导热治疗　严格消毒，室温下 (25℃) 于右股内侧肌起止点及紧张带处刺入银质针，针尖触及骨面，用银质针导热巡检仪对针 (针长 10cm，直径 1．0mm) 进行加热，设置温度 110℃，使用测温仪检测，皮肤进针点最高温度为 34℃，时间为 15 分钟。拔针后常规 75% 乙醇消毒，无菌敷料覆盖，正常饲养。

5．检测指标

(1) 病理形态学改变：1% 戊巴比妥钠腹腔麻醉大鼠，取右侧股内侧肌肉，4% 多聚甲醛固定。石蜡横向包埋肌肉组织，常规切片，HE 染色，光学显微镜 100 倍下观察肌纤维的形态、排列等情况。

(2) 肌电图：轻度麻醉大鼠，在右股内侧肌部位寻找紧张带，连接地线后，用电极针缓慢插入紧张带处，每次移动电极针约 1cm，当肌电图显示紧张带处的自发电活动时，记录自发电活动发生频率。

(3) 热痛阈：采用热板实验法，将热平板温度设置为 (52.4±0.2)℃，放置大鼠于热平板上，记录大鼠从接触平板到抬起后爪或舔后爪的间隔时间。测量时间不超过 45 秒，以免组织损伤。测量 3 次，每次间隔时间大于 15 分钟，取平均值作为热痛觉过敏潜伏期。

(4) 免疫组化法检测：脊髓 nNOS、SP、5-HT 采用 1% 戊巴比妥钠 3ml/kg 腹腔麻醉大鼠，迅速暴露心脏，将动脉套管针从左心室插入升主动脉，止血钳固定套管针，在右心耳剪一小口，快速灌注 4% 多聚甲醛固定液 500ml 固定。灌流毕，取脊髓 $L_{4~6}$ 腰膨大浸泡于 4% 多聚甲醛固定液，置于 4℃ 冰箱过夜。常规固定、脱水、石蜡包埋，4nm 切片后 3% 过氧化氢灭活内源性过氧化物酶，1：100 的相应兔抗鼠一抗 4℃ 孵育过夜，山羊抗兔二抗室温孵育 30 分钟，滴加 SABC 试剂 20 分钟，二氨基联苯胺 (DAB) 显色，各步骤间用 PBS 缓冲液冲洗，而后脱水、透明、封片。光学显微镜观察切片，400 倍视野下，随机选取高倍视野 4 个，采用数码显微镜摄片，计数阳性细胞率 (以阳性细胞数 / 视野内所有细胞数)，取平均值。

6．统计学方法　所有统计数据，采用 SPSS 19.0 统计软件进行统计学处理。计量资料用均数 ± 标准差 X±sD 表示，两组均数的比较用单因素方差分析 ($P<0.05$，见表 6-41)。

【结果】

1．病理形态学改变　正常组大鼠肌肉横切面显示较均匀的圆形或不规则形结构，排列紧密且规则。模型组大鼠肌肉组织横切面切片显示肌纤维萎缩、变性，可见大小不等的椭圆形、圆形肌纤维。银质针组横切面可见少量肌纤维轻微萎缩、变性，形态接近正常组 (见图 6-36)。

2．肌电图　正常组大鼠肌电图为静息态。模型组大鼠较正常组自发电活动频率明显增加 ($P<0.05$，表 6-41)。

3．热痛阈　与正常组比较，模型组热痛阈明显降低 ($P<0.01$)，差异有统计学意义。银质针组较模型组热痛阈明显升高 ($P<0.01$，表 6-41)。

4. **脊髓组织 nNOS 表达** 阳性表达的免疫组化图片显示：nNOS 阳性染色为胞浆棕黄色。图像分析结果显示：与正常组比较，模型组 nNOS 升高（$P<0.01$，表 6-42，图 6-37）。

5. **脊髓组织 SP 表达** 与正常组比较，模型组 SP 显著升高，差异有统计学意义（$P<0.01$），银质针组大鼠脊髓 SP 显著低于模型组，差异有统计学意义（$P<0.01$，表 6-42，图 6-38）。

6. **脊髓组织 5-HT 表达** 银质针组大鼠脊髓背角 5-HT 阳性表达高于正常组及模型组，差异有统计学意义（$P<0.01$，见表 6-42，图 6-39）。

表 6-41 各组大鼠右股内侧肌自发电活动、热痛阈的比较（X ± sD，$n=8$）

	正常组	MPS 模型组	银质针组
肌电图 SEA	0	3.50 ± 0.93	0.63 ± 0.74
热痛阈 Thermal threshold	12.15 ± 0.77	6.91 ± 0.50	11.91 ± 0.35

表 6-42 各组大鼠脊髓 nNOS、SP、5-HT 表达的比较（X ± sD，$n=8$）

	正常组	MPS 模型组	银质针组
SP	15.88 ± 2.23	28.63 ± 6.09	17.24 ± 2.24
nNOS	19.14 ± 1.72	33.21 ± 3.42	20.43 ± 2.16
5-HT	13.50 ± 1.27	13.86 ± 1.84	20.02 ± 1.71

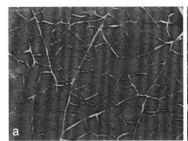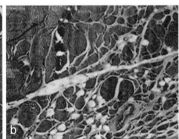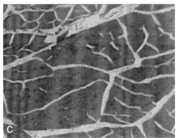

图 6-36 大鼠右股内侧肌，HE 染色 ×100
a. 正常组；b. 模型组；c. 银质针组

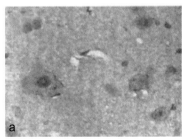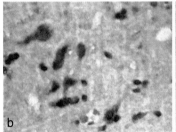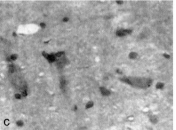

图 6-37 大鼠脊髓 nNos 表达，HE 染色 ×400
a. 正常组；b. 模型组；c. 银质针组

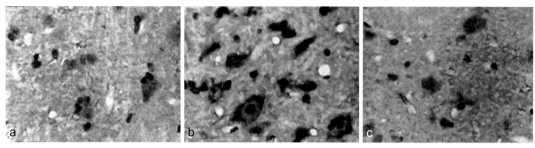

图 6-38　大鼠脊髓 SP 表达，HE 染色 ×400
a. 正常组；b. 模型组；c. 银质针组

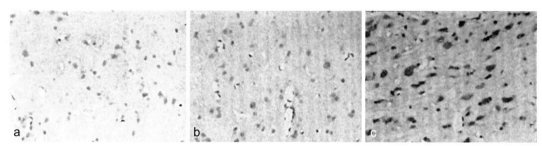

图 6-39　大鼠脊髓 5-HT 表达，HE 染色 ×200
a. 正常组；b. 模型组；c. 银质针组

【讨论】

　　MPS 是引起腰背痛、颈肩痛等软组织疼痛的常见原因。其发病机制尚不完全清楚，目前主要有能量代谢危机学说、神经肌肉结合点功能异常学说及肌梭异常电位学说。有学者认为 MPS 有中枢系统的参与，一些研究认为肌筋膜触发点(trigger points，TrPs) 部位的疼痛可以诱导中枢敏感化，而针对 TrPs 的治疗可以降低中枢敏感化，但是对其具体的分子机制、信号通路尚不清楚。目前研究认为银质针导热治疗通过消除炎症、解除痉挛及改善血供，治疗软组织疼痛具有良好的临床疗效。本实验参照 MPS 动物模型进行改良，组织病理学证实右股内侧肌挛缩结节的形成及肌纤维的萎缩变性，结合造模大鼠肌电图自发电活动情况及热痛阈的测定，表明 MPS 模型制备成功。

　　"闸门"学说是目前被广泛认可的疼痛机制的一种学说。发生在脊髓节段，核心是脊髓的节段性调制，背角胶质层(SG) 作为脊髓"闸门"调制外周冲动向脊髓背角神经元的传递。SG 细胞为抑制性中间神经元，A 纤维信号传入兴奋 SG 细胞，C 纤维冲动传入抑制 SG 细胞的活动，最后是否产生疼痛，取决于投射神经元的传出能力。随着对疼痛认识的不断深入，"闸门"学说受到进一步修正。以两类 SG 神经元取代了原有的一个 SG 神经元，在突触前抑制机制之上，增加了突触后抑制机制在脊髓痛觉信息调制中的作用，强调了脑对脊髓的下行控制。由此可以看出，脊髓是传递和整合疼痛信息的第一级中枢，也是最重要的中枢之一。多种与疼痛相关的化学因子通过与相应受体结合等途径，易化或抑制神经冲动，参与疼痛的传递与调制。NO 是一种不稳定的小气体分子，因而在研究 NO 的生物学效应时，NOS 成为重要靶点。在神经系统中，nNOS

是 NO 合成的关键限速酶。在神经病理性疼痛与炎性痛的发展与维持中，脊髓水平的 nNOS 发挥了重要作用，介导疼痛信息在脊髓的传递及中枢敏化。研究报道，在神经病理性疼痛中，N 下游靶点兰尼碱受体的活化引起脊髓水平痛觉通路的长时程增强效应 (long term potentiation, LTP)，该效应可能与 NO 释放增加有关。后有研究明确指出，在外周神经损伤引起的神经病理性疼痛中，脊髓 LTP 的发生与 nNOS 的激活有关。脊髓 LTP 的突触发生可塑性改变引起中枢敏化，导致损伤后痛觉高敏感。本实验中，模型组较正常组热痛阈明显降低，同时脊髓腰膨大段 nNOS 含量较正常组升高，推测大鼠脊髓 nNOS 升高可能通过增强 NO 的合成，介导了 MPS 的疼痛。在银质针导热治疗后，脊髓中 nNOS 含量较模型组下降，同时大鼠热痛阈较模型组明显升高，提示银质针导热治疗可能通过抑制脊髓 nNOS 表达，减少脊髓 NO 合成，从而提高痛阈而缓解疼痛。这可能是银质针导热治疗的中枢机制之一。

以往研究已证明 SP 作为初级传入的神经递质参与脊髓水平痛觉信息的传递。SP 作为速激肽家族重要的神经肽之一，在背根神经节合成，经 A δ 或 C 纤维转运至脊髓背角，储存于纤维末梢。当外周炎症或伤害性信号传入时，SP 从纤维末梢的囊泡中释放出来，与脊髓背角伤害性神经元上特异性 NK-1 受体结合，并上调大鼠脊髓后角 NK-1 受体及其 mRNA 的表达，激活脊髓痛敏神经元，参与伤害性刺激向中枢的传递。此外，也可能促进小胶质细胞合成释放 TNFα、IL-1β，促进 NMDA 受体 NR1 亚基磷酸化及抑制 GABA 释放，来增强脊髓内兴奋性突触传递，减弱抑制性突触传递。本实验模型组 SP 较正常组显著升高，推测 MPS 大鼠肌肉筋膜的无菌性炎症刺激了外周伤害性感受器，通过背根神经节释放大量 SP 传递至脊髓，从而引发疼痛。银质针导热治疗后大鼠脊髓 SP 显著低于模型组，提示银质针导热治疗可抑制伤害性刺激信号的传入，产生镇痛作用。源于脑部的下行通路在调制和整合脊髓伤害性信息中具有重要作用，5-HT 是其中主要成分之一，下行 5-HT 主要源于中缝大核和中脑背缝核，其终末与脊髓投射神经元及抑制性中间神经元形成突触联系。以往研究表明，疼痛是由下行 5-HT 抑制性和易化性通路共同参与调控的。但是，近年来有的学者提出：5-HT 抑制性通路或许发挥更重要的功能性作用。当伤害性感受器接收到刺激信号，下行的 5-HT 能神经元释放 5-HT，与相应受体结合抑制神经元兴奋性，抵抗脊髓痛觉信息的上传。在大鼠脊神经结扎疼痛模型中，Liu FY 等认为 5-HT 含量及受体功能的下降或许对下行 5-HT 抑制性通路功能的下降有重要作用，进而导致中枢敏化及神经病理性疼痛的发生。陈瑾等实验发现针刺可使急性佐剂性关节炎 (AA) 大鼠炎症局部痛阈明显升高，说明针刺可显著改善 AA 大鼠的疼痛状态；针刺镇痛具有即时效应及后效应，外周和中枢的 5-HT 及 5-HIAA 可能参与这一过程。而嵇波等研究发现电针可通过调节中枢神经 5-HT 合成和代谢发挥镇痛作用。本实验中模型组与正常组大鼠脊髓 5-HT 无明显差异，但银质针导热治疗 2 周后脊髓 5-HT 明显升高，这与嵇波的实验结果相一致。提示银质针可能通过长期刺激下行抑制通路释放 5-HT，减弱伤害性刺激信号的传递及中枢敏感化，从而产生持久的镇痛作用。由于没有进行动态检测，尚未知 5-HT 在 MPS 大鼠脊髓中变化的演变过程。有待今后进一步研究。

综上所述，银质针导热治疗可能通过抑制脊髓 nNOS 及 SP 的合成和分泌，促进 5-HT 下行抑制性通路功能，降低大鼠中枢痛觉传递和痛觉过敏而产生镇痛作用，为银质针治疗 MPS 提供了理论依据和指导意义。

（王　林）

第七章　银质针导热病案集

病案一　三叉神经痛

【病例介绍】

患者女性，64 岁，教师。于 2017 年 8 月来诊治疗。

主诉：左侧眼部反复疼痛 2 年余。

现病史：2 年前，无明显诱因出现左侧眼眶及眼球后方疼痛，呈阵发性电击样、针刺样、烧灼样疼痛，伴流泪，疼痛影响睡眠，发作次数及持续时间不详，可自行缓解，间歇期如常。进食、刷牙、颈部后伸时可诱发疼痛。就诊当地医院予口服卡马西平治疗 0.1g，每日 3 次，疼痛可部分缓解。目前患者左眼眶疼痛进行性加重，口服卡马西平无效。

查体：口眼无歪斜，双侧眼球活动及视力正常，对光反射灵敏，双侧颜面部未触及扳机点，面部感觉无减退。颈椎活动正常，颈椎棘突椎旁压痛及枕后肌肉压痛，压顶试验（−），椎间孔挤压试验（−）。疼痛发作时 NRS 评分 7 分。

辅助检查：头颅 MRI 无异常。颈椎 MRI 示颈椎退行性变并 $C_{4\sim5}$ 椎间盘膨出，$C_{5\sim6}$ 椎间盘变性、突出（右后方），C_5 椎体不稳。余检查均无异常。

诊断：左侧三叉神经痛。

治疗经过：入院予以氟比洛芬酯、普瑞巴林药物治疗，先后行颈枕部痛点注射、冲击波治疗、星状神经节阻滞后疼痛缓解不明显；行 DSA 引导下左三叉神经半月神经节脉冲射频术（42℃ /2Hz/400 秒），患者左眼球后方疼痛完全消失。术后 2 小时疼痛再次出现，性质及程度同前。再次仔细查体，发现枕后肌群广泛压痛并牵涉至眼眶周围，修改诊断为颈枕部肌筋膜疼痛综合征，予以颈部、枕部上、下项线银质针导热治疗（颈部 16 枚，上、下项线 8 枚）15 分钟。3 天后患者诉左眼球疼痛完全消失，NRS 0 分。

【讨论及分析】

1. 眼痛患者在诊疗时首先应考虑眼部疾病，该病例经眼科检查排除眼部病变。

2. 眼部阵发性电击样、针刺样、烧灼样疼痛，进食、刷牙等诱发，卡马西平效果逐渐不佳，提示三叉神经痛。三叉神经半月神经节射频术是目前治疗原发性三叉神经痛的一种常用方法，多年的临床实践显示有效率可达 95% 以上，而脉冲射频术在疼痛领域有广泛的应用，但在治疗原发性三叉神经痛患者效果不尽如人意，该病例三叉神经半月神经节脉冲射频术后疼痛缓解维持仅数小时，分析脉冲射频疗效维持时间不理想可能另有其因。

3. 该病例还存在一些容易被忽略的细节，如颈部后伸时可诱发疼痛；颈椎棘突椎旁压痛及枕后肌肉压痛；颈椎 MRI 示颈椎退行性变并 $C_{4/5}$ 椎间盘膨出，$C_{5/6}$ 椎间盘变性、突出（右后方），C₅椎体不稳。与眼部疼痛是并存疾病还是同一疾病？入院后经颈枕部痛点注射、冲击波、星状神经节阻滞及三叉神经半月神经节脉冲射频术后效果不佳，引起重视，仔细查体找到颈枕部激痛点，给予银质针导热治疗痊愈。考虑存在颈枕部肌筋膜疼痛综合征。

4.肌筋膜疼痛综合征是临床常见疾病，可发生在身体各个部位，但头面部疼痛易被忽略，激痛点是其特征性表现。Travell（1942）首次提出"激痛点"（triger point）的概念。激痛点定义为在骨骼肌纤维中可触及的紧张性索条上高度局限和易激惹的区域，该区域有压痛反应，可引起特异点的牵涉痛。已知目前能够引起眼眶牵涉痛的肌肉有枕下肌群（头后大直肌、头后小直肌、头上斜肌、头下斜肌）、枕额肌、胸锁乳突肌、斜方肌；引起眼球后方牵涉痛的肌肉有颈夹肌、颞肌。目前治疗肌筋膜疼痛综合征的方法较多，但对于病程长及难治性患者，银质针导热疗法有其独到的疗效，且疗效维持时间长。这在《黄帝内经》灵枢篇中早有记载。

病案二　头痛头晕、双眼酸胀及视物不清

【病例介绍】

患者女性，73岁，退休职工。

主诉：间断性颈项肩背部疼痛不适伴头痛6年，夜间反酸2年，头晕、双眼酸胀及视物不清1个月。

现病史：患者于6年前无明显诱因出现颈项肩背部疼痛不适，伴头痛，呈间断性酸胀痛，劳累后疼痛及不适感明显，减轻负重及休息后可减轻，常感颈项肩背部肌肉僵硬，活动欠灵活，曾于当地某三甲医院诊治，诊断为"颈间盘突出症"，行"神经营养、针灸、推拿"等治疗，未见明显改善，1月前无明显诱因颈项肩背部疼痛不适频繁发作，程度加重，头痛程度加重，并伴有头晕、双眼酸胀、视物不清。2年前出现夜间反酸，基本都在凌晨2点左右出现，可因反酸呛醒，曾服抑酸药治疗，但仍有症状。

查体：颈项肩背部肌肉板结、僵硬，活动受限。双侧项平台压痛阳性，颈椎及胸椎上中段棘突旁压痛阳性，双侧肩胛区压痛阳性；VAS评分8/10分。臂丛牵拉试验、压顶试验、引颈试验、椎间孔挤压试验阴性。

诊断：①颈肩背部软组织损害；②颈源性头痛。

治疗经过：给予双侧项平台、颈椎棘突旁、双侧肩胛区银质针肌肉松解治疗＋星状神经节阻滞治疗，患者颈项肩背部疼痛显著减轻，出院时VAS评分1/10分，双侧项平台、颈椎棘突旁、双侧肩胛区压痛明显减轻，头痛、头晕消失，双眼酸胀及视物不清消失。经胸椎上中段棘突旁银质针肌肉松解治疗后，反酸症状消失，夜间睡眠良好。

出院后半年回访：头痛、头晕消失，双眼酸胀及视物不清消失，夜间反酸症状消失。

【讨论及分析】

该患者软组织损伤程度较重、病程较长，继发了反酸、头痛、头晕、双眼酸胀及视物不清等症状，患者因此症状多次行内科药物治疗，但收效甚微，按照疼痛科软组织损

伤理论，给予相应处置后若干症状均得到改善且半年后无复发。提示临床医生在诊治患者时，不仅停留在对症治疗的层面，在遇到症状顽固的患者时，应拓宽思路，考虑到软组织损伤影响周围神经的因素，并给予相应处置，可能收到意想不到的疗效。

病案三　舌咽神经痛

【病例介绍】

患者女性，49 岁，办公人员。于 2017 年 7 月来诊治疗。

主诉：右侧咽颊部疼痛 9$^+$ 年，加重 1$^+$ 周。

现病史：9$^+$ 年前无明显诱因出现右侧咽颊部疼痛，呈阵发性针刺样、牵扯样疼痛，吞咽、漱口、咳嗽可诱发，口服卡马西平有效，近 1 周药物无效。

查体：枕后、耳后、颈椎棘突旁压痛，余（－），NRS 评分 8 分。

辅助检查：颅脑 MR 平扫：① T$_2$/FLAIR 脑白质深部高信号，Fazekas 分级 I 。②右侧上颌窦炎。③空泡蝶鞍。茎突三维 CT 成像：右侧茎突长约 2.9cm，左侧茎突长约 2.4cm。红外热像图示左侧颈部低温改变。

入院诊断：舌咽神经痛。

治疗经过：予右侧舌咽神经阻滞、舌咽神经射频术、枕后及颈椎旁银质针治疗，咽痛缓解，耳后及颊部疼痛发作频率减少，NRS 评分 2 分出院。1 年后疼痛再次加重入院，NRS 评分 8 分，予舌咽神经射频治疗后疼痛部分缓解。仔细查体发现右侧胸锁乳突肌全程广泛压痛及激痛点（牵涉至咽部、颊部、耳心），行 4 次局部激痛点注射治疗疼痛完全缓解至今。

出院诊断：① 舌咽神经痛；②肌筋膜疼痛综合征。

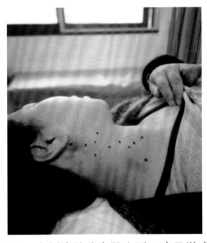

图 7-1　右侧胸锁乳突肌广泛压痛及激痛点

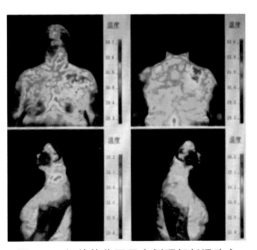

图 7-2　红外热像图示右侧颈部低温改变

【讨论及分析】

1. 舌咽神经痛是指舌咽部及耳深部的阵发性剧烈疼痛。分为原发性及继发性两种，原发性病因不明，继发性可见于肿瘤压迫刺激、带状疱疹、头颈部外伤、茎突过长、神经梅毒等。因此在诊断时要注意寻找病因。该病例病程长，未找到确切病因，其临床症状典型，卡马西平有效，考虑原发性舌咽神经痛。

2. 舌咽神经系混合神经，包括感觉、运动和副交感神经纤维，其中大部分是感觉神经纤维，传导外耳道和鼓膜后侧的痛温觉；软腭、扁桃体、悬雍垂、咽壁、耳咽管、鼓室、舌后部、颈动脉窦／颈动脉体的感觉。运动神经纤维支配茎突咽肌和咽缩肌，使软腭上提。副交感神经司腮腺的分泌。舌咽神经射频术通常在行舌咽神经阻滞有效后进行，舌咽神经脉冲射频术由于不会造成神经损伤，可以重复使用。而舌咽神经射频热凝术可造成神经损伤导致一定程度吞咽困难，不主张应用。该病例两次舌咽神经脉冲射频术均能有效减轻疼痛，是药物治疗之外目前疗效较好的方法之一。

3. 红外热像图是诊断疼痛的有力助手，该病例红外热像图示右侧颈部广泛低温改变，结合枕后、耳后、颈椎棘突旁压痛，考虑软组织损害。枕后及颈椎旁银质针治疗使疼痛发作减少；针对右侧胸锁乳突肌全程广泛激痛点治疗疼痛完全缓解，考虑肌筋膜疼痛综合征诊断。胸锁乳突肌的激痛点可诱发面部疼痛（前额、眼眶、面颊、外耳道、咽喉部、枕后），易误诊为神经痛，慢性疼痛患者进行红外热像图检查可以帮助查找疼痛病因。

4. 多年的临床实践体会到银质针导热治疗对慢性顽固性疼痛有独到的疗效，其针尖位置均达相应骨面，但对于一些特殊部位（如面部、胸锁乳突肌等）实施有一定困难。因此，可采用多种方法配合使用以取长补短。

病案四　颈源性头晕

【病例介绍】

患者男性，33 岁，厨师。于 2015 年 4 月 12 日就诊。

主诉：颈痛伴头晕 3 年加重 1 个月。

现病史：患者 3 年前出现颈部酸痛僵硬伴头晕，起始症状较轻，可坚持工作。以后不断突发性加重，出现持续性后枕部疼痛、头晕、伴恶心呕吐、记忆力减退，视物模糊、视力减退、眼睁不大，甚至整日呈睡不醒状态，无胸闷、气短、心悸心慌等症状。先后在榆林市中医院，榆林市第一医院，西京医院诊断为"颈椎病"给予按摩、牵引、针灸、理疗及口服药物，效果不显著。耳鼻喉和眼科会诊均属正常。近一月头晕加重，需卧床，丧失工作能力，来我院就诊。

查体：颈脊柱外观无畸形，颈肩部肌肉高度紧张及僵硬，枕骨上下项线肌附着处压痛（+++），$C_{2\sim7}$ 棘突旁椎板与小关节肌附着处压痛（+++），双侧横突前后结节肌附着处压痛（++），肩胛骨内上角肌附着处压痛（++）。颈部前屈、后伸、左右侧屈和左右旋转活动均可引出枕颈部牵拉痛。臂丛牵拉试验阴性，霍夫曼征阴性。

影像学检查：X 射线检查：颈椎生理曲度变直，椎体后缘轻度骨质增生；MRI 检查：$C_{3\sim4}$、$C_{4\sim5}$ 椎间盘轻度突出。头颅 CT 及其他实验室检查均无异常。

诊断：①颈源性眩晕；②头颈部软组织损害。

治疗经过：第 1 次给予枕骨上下项线肌附着处压痛点银质针导热治疗后，头晕头痛明显减轻，仅在久低头及头部过度旋转时略有头晕感，无恶心及呕吐。第 2 次给予颈部棘突旁椎板与小关节肌附着处压痛点银质针导热治疗后，颈部僵直感消失。第 3 次分别给予两侧斜角肌横突附着处压痛点银质针导热治疗。经过 3 次银质针导热治疗（两次治疗间隔 1 周）后，视物清晰，头晕头痛消失，3 个月后恢复厨师工作。1 年后随访仅在过度劳累时颈部略有不适，休息后好转，头晕头痛再无复发。

【讨论及分析】

本病例属于典型的头颈部软组织损害引起的症状，患者由于头颈部长时间超负荷工作造成的颈枕部肌群劳损，慢性劳损而引起的疼痛，多见于肌肉附着点，其病理基础是无菌性炎症。因疼痛而引起肌痉挛，肌附着处组织发生炎性粘连，变性与挛缩而引起机械性压迫周围的神经血管，而出现一系列头颈部症状。本病例以枕下肌群及颈后肌群和双侧斜角肌痉挛为甚，通过先后三次的银质针导热治疗，消除炎症反应，增加局部血液供应，松解肌肉痉挛，解除神经血管的压迫与刺激，从而达到诸症消除的效果。

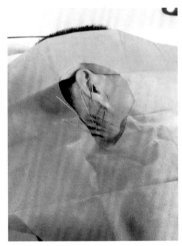
图 7-3
头夹肌，颈肌筋膜

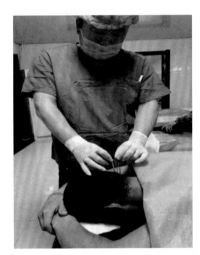
图 7-4
俯卧或侧位，颈轻度前屈

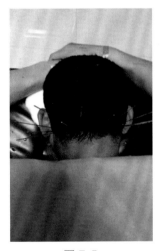
图 7-5
上下项线，寰枢侧方关节

病案五　颈臂综合征伴右肩关节功能障碍

【病例介绍】

患者女性，48 岁，办公室职员。于 2014 年 11 月 12 日就诊。

主诉：右颈臂痛伴右肩关节功能障碍 1 年。

现病史：患者有颈椎病史数年，常年从事文案工作。近一年来出现颈部不适，伴右肩臂疼痛难忍，影响夜晚睡眠，近几月来右肩关节上举后伸明显受限。曾在外院拟为"肩周炎"行推拿、针灸、理疗3个月无效。平时有时有右上肢麻木感，不严重，无右肩外伤史。因右肩臂疼痛影响工作，久治不愈，故来我院就诊。

查体：颈肩部肌肉高度紧张及僵硬，颈椎前屈、后伸略受限，向右侧屈受限。左右旋转可。$C_{4\sim7}$棘突旁椎板与小关节肌附着处压痛（+++），右侧横突3~6后结节肌附着处压痛（++），肩胛骨内上角肌附着处压痛（++）。右肩前屈90°，外展90°，后伸内旋明显受限，右肩喙突外侧、肱二头肌间沟、右肩上部胸大肌附着处压痛（+++），右肩背冈下肌、大小圆肌明显压痛。右肩外侧和右上臂外侧皮肤痛觉过敏，双上肢霍夫曼征阴性。

影像学检查：X射线检查：颈椎生理曲度变直，椎体后缘轻度骨质增生；MRI检查：$C_{4\sim5}$、$C_{5\sim6}$椎间盘轻度突出。肌电图：$C_{5\sim6}$神经根损害（纤颤电位，失神经支配）。红外热像图：颈部有低温和冷团，右肩胛区和右上臂有低温区。

诊断：①颈臂痛综合征。②右肩关节粘连伴功能障碍。

治疗经过：第1次用银拨针给予$C_{4\sim5}$、$C_{5\sim6}$、$C_{6\sim7}$棘突旁小关节及椎板、右侧横突$C_{3\sim6}$后结节、肩胛骨内上角、右侧肩胛骨喙突、肱二头肌结间沟、右肩关节囊等肌筋膜附着处软组织松解；用1%利多卡因10ml肩关节内麻醉配合肩关节松动恢复右肩关节前屈、外展内旋功能，当夜病人肩臂痛明显改善。一周后给以右肩胛骨冈上肌、冈下肌、大小圆肌银质针导热治疗，进一步改善右肩关节功能。3周后，针对$C_2\sim T_1$椎旁小关节处肌附着点给以银质针导热治疗，颈臂痛基本缓解。3个月后$C_2\sim T_1$椎旁小关节处肌附着点再次给以银质针导热1次。8个月后随访仅在过度劳累时颈部略有不适，右肩部及上肢无症状。

【讨论及分析】

本病例属于典型的颈臂综合征病例，虽然病人的病根在颈部，但此类病人在疼痛科、康复科、中医针灸推拿科往往以肩周炎症状来院首诊，由于肩部症状较严重而颈部症状不重，临床医师常常忽略了颈椎的问题。其实，如果一个肩痛病人如果没有外伤史，又排除了肿瘤、结核、炎症等疾病，务必需要考虑颈椎的问题，因为颈臂是联系在一起的。我们在治疗前给病人做了红外检查，颈部低温伴右肩胛和右上肢低温提示病人有颈神经根受累，而单一的肩周炎、外伤性肩周炎，上肢反射区的低温比较少见。所以，我们先用银拨针解决病人肩周软组织的高张，改善肩关节活动。最后用银质针治疗颈椎疾病，预防复发，故获得了比较好的疗效。

病案六　颈臂痛

【病例介绍】

患者女性，51岁，农民。于2017年10月16日入院治疗。

主诉：颈项痛、左上肢疼痛1年余，伴头晕1个月。

现病史：患者1年前无明显诱因出现颈部疼痛不适，并牵扯左上肢放射性胀痛，无头昏、头痛，无视物模糊、视物旋转，无黑矇，无恶心、呕吐，无四肢乏力、活动障碍，在"贵州市中医院"检查诊断为"颈椎病"，门诊口服药物后病情无明显好转。后在"泸州市久正医院"检查诊断为"左肩周炎"，未住院治疗。1个月前，患者感上述症状复发加重，伴头昏、头痛，无畏寒、发热，无咳嗽、咯痰，无腹痛、腹泻，在家观察病情无明显好转，为求进一步诊治，遂今日来我院就诊，门诊以"颈椎间盘突出症、左侧肩周炎"收入我科，患者患病以来神志清楚，精神尚可，饮食、睡眠尚可，大便、小便正常。体重无明显改变。

查体：脊颈椎生理曲度过度前突，颈部肌肉紧张，左侧斜角肌、颈阔肌、肩胛提肌有明显压痛，左上肢上举及背伸活动时感肩部疼痛明显，左上肢放射痛，$C_{3\sim7}$椎旁压痛，颈部挤压试验（＋），椎间孔试验（＋），霍夫曼征（－），双上手关节无明显变性，关节无明显红肿。各肢体远端血循环可。

影像学检查：2017年10月16日本院颈椎MRI示：① $C_{5\sim6}$椎间盘突出、椎管狭窄；$C_{3\sim4}$、$C_{4\sim5}$、$C_{5\sim6}$椎间盘膨出。② $C_{2\sim7}$椎间盘变性。③ $C_{3\sim7}$椎体骨质增生。请结合临床。

诊断：①颈椎间盘突出症；②颈椎骨质增生症；③左侧肩周炎。

治疗经过：第一次 $C_5\sim T_2$ 关节突关节囊双侧布针各6~8枚，直达骨面及关节囊；第二次以冈上下肌、小圆肌肌起为主；第三次以肩关节的肱二头肌长头腱、肩峰下滑囊、冈上肌腱处；第四次以患侧斜方肌前缘 $C_3\sim C_7$ 关节突囊背侧。每次治疗间隔5天，经4次治疗后颈臂部症状基本消失，颈背肩部功能活动自如。

【讨论及分析】

颈臂痛以肩部疼痛或以某方向活动受限，以后伸为主。许多患者以肩周炎治疗，但疗效短暂。以继发为主，掩盖了颈部症状。在查体或辅助检查，MRI以 C_5、C_6 为主的突出，C_5、C_6 神经受压以支配肩关节区域无固定的压痛点为主。部分以后伸肱二头肌长头腱为痛点。鉴别诊断：①颈椎管结核症：均可引起颈肩部疼痛，本病早期局限性颈椎结核可刺激邻近的神经根，造成颈痛及上肢放射痛。颈椎结核有结核病的全身反应，颈痛较剧，X线片上可见椎体或椎弓根的破坏。结核病史、体征及颈椎MRI检查可鉴别。②肩周炎：肩关节活动受限的总称，以搭肩试验外展阳性，后伸受限。

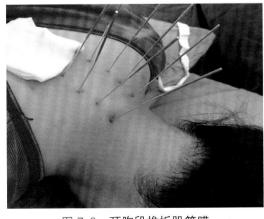

图7-6　颈胸段椎板肌筋膜

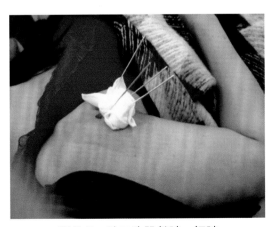

图7-7　肱二头肌长腱、短腱

在诊治过程中，以年龄50周岁左右女性为多数，也诊断五十肩。都以肩关节局部治疗，曾试以肩关节活动受限，关节腔注射冰盐水，改善疼痛明显优于其他治疗。但活动度改善用银质针导热疗效更明显，术后配合一定力量顿拉手法，可明显提高疗效。

病案七　颈源性偏头痛

【病例介绍】

患者男性，50岁，农民。于2016年5月入院治疗。

主诉：颈痛反复发作10年，伴头痛8年，加重1周。

现病史：患者10年前无明显诱因开始出现颈部疼痛，呈阵发性酸痛，久埋头后加重，活动后缓解，无四肢麻木，伴头晕、头痛等，头痛程度重，多发生于前额部，呈阵发性胀痛，头痛时伴恶心、呕吐及腹泻，头痛症状减轻后上述伴随症状消失，腹泻时无里急后重感。长期自行在当地行针灸、拔罐、膏药、服药（具体不详）热敷后，症状缓解，但多次反复；1周前患者自觉颈痛加剧，呈持续性酸痛，久坐后加重，活动后缓解，无上肢阵发性麻木，白天尤甚，与天气变化无关。无晨僵、跛行，无咳嗽、潮热、盗汗、肌肉萎缩、进行性消瘦等，为求进一步诊治，遂至我院就诊，初诊以颈椎病，头痛收入我科。

专科记录：颈椎生理曲度存在。颈部屈伸、旋转活动受限，颈项部肌肉紧张。$C_{3\sim5}$、$C_{5\sim7}$、椎板及小关节处压痛明显；乳突后下项线头夹肌、头半棘肌肌止、后枕部上项线枕后小肌附着处及寰枢侧方关节压痛（++）。右侧椎间孔挤压试验（+），颈椎侧屈时均出现对侧牵拉疼痛。颈椎管挤压试验（+），双侧举臂试验（+），臂丛牵拉试验（-）。霍夫曼征（-）。

影像学检查：颈椎MRI示：① $C_{3\sim6}$ 椎体前缘轻度骨质增生，颈间盘变性。② $C_{3\sim4}$、$C_{4\sim5}$、$C_{5\sim6}$、$C_{6\sim7}$ 向后膨出。诸多颈椎节段右侧椎间孔狭窄。2016年4月11日脑颅MRI平扫未见异常。

血常规、凝血功能测定血未见异常；心电图示临界心电图；胸部正位片未发现异常。

诊断：①颈椎间盘突出症；②颈椎骨质增生，伴椎间孔狭窄。

治疗经过：第1次给予颈部治 $C_5\sim T_2$ 关节突关节囊，双侧直达关节囊。间隔5天，第2次给予颈部治 $C_{2\sim5}$ 关节突关节囊，双侧直达骨面。间隔1周第3次给予项平面双侧深层肌筋膜布针各6枚。经3次治疗后颈部及头部症状基本消失。

【讨论及分析】

颈源性头痛首先是排除诊断，先排除颅内是否有占位病变，是否是血管性头痛。病人头痛吃止痛药，能暂时缓解，易反复，劳累后易发作。再看神经内科，又经过一段暂时控制，最后不易控制考虑颈椎病。此患者每次吃10种药（止痛药、头痛粉、抗生素、活血中成药、维生素等）。经过颈部软组织银质针导热治疗，症状逐渐消失，远期疗效稳定。第一次以 $C_5\sim T_2$ 关节突关节囊理由是颈胸交感神经节的调节对脑部分泌致痛物质有一定调节作用。

病案八　颈源性眩晕

【病例介绍】

患者陈某，女性，60岁。

主诉：枕项部疼痛伴眩晕6个月。

现病史：患者6个月前无明显诱因出现枕项部疼痛，呈持续性酸胀痛，起床、卧床时眩晕发作，待起床或卧床后眩晕可消失，不伴恶心、呕吐，无视物模糊及意识障碍。卧床休息后疼痛减轻，劳累加重。曾就诊于当地某三甲医院，给予"改善微循环、营养脑细胞"等治疗（具体不详），未见明显好转。

查体：双侧颈项部肌筋膜压痛（+），$C_3 \sim T_2$棘间、椎旁压痛（+）。椎间孔挤压试验（-）。四肢肌力、肌张力正常，腱反射正常，病理反射未引出。皮温、皮色正常。VAS评分：7/10分。

影像学检查：头颈部MRI检查未见异常。

诊断：颈项部软组织损害。

治疗经过：给予双侧项部肌筋膜、颈椎棘突旁银质针导热治疗2次，辅以星状神经节阻滞左右各2次，患者枕项部疼痛显著减轻，出院时VAS评分1/10分，眩晕消失。

出院后一年回访：枕项部疼痛持续减轻，眩晕未发作。

【讨论及分析】

神经内科对于眩晕常考虑中枢神经、内耳等方面原因，而还有一方面原因经常被忽视，就是颈项部软组织损伤刺激与压迫外周神经，包括颈交感神经导致的一系列症状，如眩晕、视物不清等。我院曾接收10余例经药物治疗效果不明显、查体伴有颈项部软组织压痛患者，经银质针导热治疗，颈项部肌肉松解后，眩晕症状可获得消失。此疗法可为眩晕的诊断与治疗提供一个全新的备选思路。

病案九　颈源性头痛

【病例介绍】

患者女性，13岁，学生，江苏省南京籍，于2008年6月18日就诊。

主诉：头痛伴颈僵硬1年加重3个月。

病史：患者8岁时因车祸头部受伤，住院3个月。1年前出现低头障碍，看书不足10分钟即头痛难忍，伴恶心呕吐、记忆力减退。现已休学3个月，并在南京及全国多所大医院就诊，无明显疗效。其姑是我院护士，颈椎病在我科做银质针导热治疗效果显著，故推荐患者来我科就诊。

查体：颈脊柱外观无畸形，颈肩部肌肉高度紧张及僵硬，枕骨上下项线肌附着处压痛（++），$C_{2 \sim 7}$棘突旁椎板与小关节肌附着处压痛（+++），双侧横突前后结节肌附着处压痛（++），肩胛骨内上角肌附着处压痛（++）。颈部前屈、后伸、左右侧屈和左右旋转活动均可引出枕颈部牵拉痛。臂丛牵拉试验阴性，霍夫曼征阴性。

影像学检查：X 射线检查：颈椎生理曲度变直；MRI 检查：$C_{2\sim3}$、$C_{3\sim4}$ 椎间盘膨出、突出。头颅 CT 及其他实验室检查均无异常。

诊断：①颈源性头痛；②头颈部软组织损害。

治疗经过：第一次给予双枕肌肉附着点和双 $C_{2\sim7}$ 关节突银质针导热治疗，1 周后头痛消失，其余症状明显好转。间隔 1 个月后的第二次治疗为左、右侧 $L_{1\sim5}$ 关节突和 $L_5\sim S_1$ 关节囊银质针导热。两次治疗后 3 个月复学，后去美国留学，至 7 年时头痛复发，于美多处求医未能缓解，于是飞回国内，再次到我院疼痛科复诊，经颈椎关节突颈椎银质针导热治疗 1 次，1 个月后经腰椎关节突银质针导热治疗 1 次，现又 2 年，已结婚生子，头痛未复发。

【讨论及分析】

本病例属于典型的头颈部软组织损害引起的症状，患者由于头颈部外伤造成的颈椎关节及椎间盘损伤，引起交感神经功能障碍性头痛。颈、腰关节突滑膜神经通路研究提示，脑血管壁的神经及血管周围部分脑细胞是参与同一通路网络的自主神经，在关节突滑膜银质针导热治疗，可长时间调节交感神经功能，解除颈源性头痛。

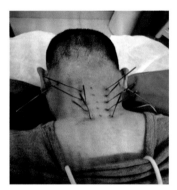
图 7-8
颈椎板肌筋膜、关节囊

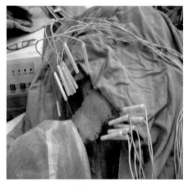
图 7-9
双侧颈肌筋膜间隔

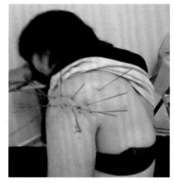
图 7-10
肌腱袖、冈下肌、肩贞穴

病案十　颈肩部软组织损害

【病例介绍】

患者男性，52 岁，商人，江苏省连云港籍，于 2007 年 12 月 22 日就诊。

主诉：颈肩痛，头痛伴颈僵硬半年，右肩关节活动障碍半年。

病史：患者有严重的糖尿病 30 年，血糖控制不稳定，1 年前心脏搭桥手术，手术后 3 个月因刀口不愈合再次切开缝合。半年前因外伤导致右颈肩痛、头痛，经多种方法治疗不见效果，疼痛难忍，右肩关节活动障碍逐渐加重，对既往治疗几乎失去了信心，遂到疼痛科进一步诊治。

查体：颈脊柱外观无畸形，颈肩部肌肉高度紧张及僵硬，枕骨上下项线肌附着处压痛（++），$C_{2\sim7}$ 棘突旁椎板与小关节肌附着处压痛（+++），双侧横突前后结节肌附着处压痛（++），肩胛骨内上角肌附着处压痛（++）。颈部前屈、后伸、左右侧屈和左右旋转活动均可引出枕颈部牵拉痛。臂丛牵拉试验阴性，霍夫曼征阴性。右肩关节上举90°，后升 20°。

影像学检查：CT 示 $C_{2\sim3}$、$C_{3\sim4}$、$C_{4\sim5}$ 椎间盘突出，生理曲度消失，关节突增生。头颅 CT 及其他实验室检查均无异常。右肩关节 X 线片示骨质未见病变，有骨质疏松。

诊断：①颈源性头痛；②头颈部软组织损害；③右肩关节粘连性肩周炎。

治疗经过：第一次治疗，给予双枕肌肉附着点和双颈椎第 2~7 关节突银质针导热。间隔 1 个月后第二次治疗，为肩关节滑膜银质针导热。两次治疗结束 1 个月后，患者到疼痛门诊感谢，他的疼痛消失了，肩关节活动恢复了，血糖控制稳定了，他高兴地说，没想到银质针治疗让我恢复了工作能力重新变成正常人了。至今已 10 年，未复发。

【讨论及分析】

本病例属于典型的头颈部及右肩关节软组织损害引起的症状，患者由于头颈部外伤造成的颈椎关节、间盘及右肩关节损伤，引起交感神经功能障碍性头痛，肩关节无菌性炎症粘连。颈、腰关节突滑膜神经通路研究提示，肩关节滑膜的神经末梢、脑血管壁的神经及血管周围部分脑细胞是参与同一通路网络的自主神经，在关节突滑膜银质针导热治疗，可长时间调节交感神经功能，解除颈源性头痛。肩关节滑膜银质针导热治疗可逆转炎症的不全修复为完全修复，使肩关节恢复功能。因疼痛缓解，促进了血糖控制平稳。

病案十一　颈腰椎手术后疼痛综合征

【病例介绍】

患者女性，53 岁，护士。于 2007 年 12 月 12 日就诊。

主诉：颈肩腰腿痛，头痛，头晕 6 年。

现病史：1992 年因腰椎间盘突出行腰椎半椎板切除术。2000 年因颈椎间盘突出行颈椎前路手术，颈椎留有钛板、钛网。颈肩腰腿痛，头痛，头晕 6 年，症状逐年加重，夜间经常痛醒，双下肢有沉重感，不能正常工作。就诊时，说话有间断性咬齿不清。

查体：颈前可见手术瘢痕。颈脊柱外观无畸形，颈肩部肌肉高度紧张及僵硬，枕骨上下项线肌附着处压痛（++），$C_{2\sim7}$ 棘突旁椎板与小关节肌附着处压痛（+++），双侧横突前后结节肌附着处压痛（++），肩胛骨内上角肌附着处压痛（++）。颈部前屈、后伸、左右侧屈和左右旋转活动均可引出枕颈部牵拉痛。臂丛牵拉试验阴性，霍夫曼征阴性。腰后部正中可见手术瘢痕。腰部肌肉高度紧张及僵硬，$L_{3\sim5}$ 棘突旁椎板与小关节肌附着处压痛（+++），双直腿抬高正常。

影像学检查：X 射线检查：颈椎生理曲度变直。MRI 检查：$C_{2\sim3}$、$C_{3\sim4}$ 椎间盘膨出、突出，$L_{2\sim3}$、$L_{3\sim4}$ 椎间盘膨出、突出，伴腰椎管狭窄，颈、腰椎均为手术后影像。头颅CT 示基底节多发腔梗。其他实验室检查均无异常。

诊断：①颈源性头痛、颈肩痛；②脑基底节多发腔；③腰椎手术后疼痛综合征。

治疗经过：第 1 次，给予双枕肌肉附着点和双侧 $C_{2\sim7}$ 关节突银质针导热治疗，1 周后头痛消失。间隔 1 个月后第 2 次，经左、右 $L_{1\sim5}$ 关节突和 $L_5\sim S_1$ 关节突银质针导热，前期疗效得到巩固，各种症状明显改善。再间隔 1 个月后，第三次治疗为左、右胸椎关节突银质针导热。3 个月后，说话语速恢复正常，间断性咬齿不清消失，疼痛基本消失。连续 3 年，每年 1 次全脊柱银质针导热调理（经颈、胸、腰椎关节突），后每两年调理一次，至今维持良好，已退休 8 年，现经常爬山，打拳，绘画，全身轻松，充满活力。

【讨论及分析】

该例患者虽经两次脊柱手术治疗，从结构上暂时解除了突出的椎间盘，但交感神经状态并没有得到改善，机体的炎性不全修复导致手术区域瘢痕缠绕，肌筋膜增厚，神经进一步卡压，临床症状不断加重，脑部血流下降，导致腔梗，语言功能障碍。全脊柱银质针导热调理改善了交感神经功能，逆转了炎症的不全修复，逐渐缓解了症状，恢复了机体的功能状态。

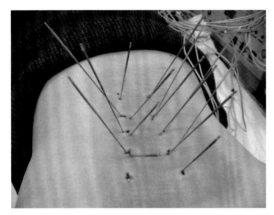
图 7-11　$L_1\sim S_1$ 小关节囊

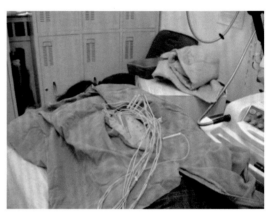
图 7-12　右侧胸椎椎板肌筋膜

病案十二　颈椎管内外混合型软组织损害

【病例介绍】

患者男性，71 岁，研究员。于 2016 年 9 月 12 日入院治疗。

主诉：颈部僵硬，右肩部疼痛 7 年余。

现病史：患者颈肩部疼痛，伴走路踩棉花感 1 年，头顶部晕胀不适及颈背肩胛部酸困。右肩抬举困难，右上肢外展时疼痛明显加重，右手桡侧指端麻木，近 1 年走路不稳，脚下有踩棉花感，先后到交大一附院、红会医院及西京医院、省人民医院，诊断"颈椎病"脊髓型，拟行手术治疗，患者因手术危险而拒绝，在上述医院行"针灸、理疗、局部神经阻滞及营养神经和改善纤维环"的药物应用，效果不佳，于 2016 年 9 月初来我院就诊。

查体：颈椎挤压试验（+），低头试验（+），颈椎管挤压试验（+），右侧牵拉试验（+），双侧霍夫曼征（+），右侧（++）。

影像学检查：X 线示，$C_{5\sim6}$、$C_{6\sim7}$ 椎体失稳。MRI 提示：$C_{5\sim6}$、$C_{6\sim7}$ 椎间盘突出。

诊断：颈椎管内外混合型软组织损害。

治疗经过：患者以"颈椎病脊髓型""下端颈椎体失稳症"收住院，入院后经过"颈椎硬膜外高位营养"每周一次，共治疗 2 次，后行颈椎板肌群，$C_3 \sim C_7$ 颈椎间关节：C_4、C_5、C_6 横突背侧筋膜间隔，双侧肩胛内角肩胛提肌、冈下肌、大小菱形肌、大小圆肌及右肩峰，喙突。共住院 7 次，先后对上述部位完成银质针导热 15 次左右，历时 9 个月，配合手法，低枕及颈部保健操的功能训练。随访 3 个月，患者来院时初始症状全部消失，走路踩棉花感消失，恢复日常生活。

【讨论及分析】

颈腰椎椎管内的严重疾病，仍主张手术开放结合内固定术为终极治疗。对高龄患者有基础病不能开放手术的群体，提高生命质量探索和研究等非手术疗法，解决复杂疑难颈腰椎管内疾病，缓解和治疗方法也是医者共同关注的问题。椎管内损害为主的颈腰椎疾病："现代三项"治疗方略是以消除或减轻疾病所致的损害，主张首先要控制的椎管内的损害，如炎症、缺血、痉挛和神经受损的表现，脊髓本身缺血、神经根炎、神经根受压等症状，减轻或消除椎管炎症为治疗的首要任务，减轻了组织的炎症性改变，对于手术、微创、介入治疗的组织修复进一步治疗提供了条件：我院采用硬膜外腔注射的方法，颈椎采用了高位硬膜外腔注射疗法，下腰段采用骶管治疗，第 3 腰椎以上的腰椎用硬膜外腔注射，急性期配合甘露醇 125mg，每日 2 次静滴，绝对卧硬板床，以利于消除水肿及炎症引发的表现，炎症控制后择期实施椎管内治疗。目前脊柱内镜的微创治疗，椎间盘射频消融术、等离子射频消融术，辅以臭氧的介入治疗为主等方法，解决椎管内问题。银质针导热的运用原理为：一是改善局部软组织的血供增加病变组织的血流，改善微循环，把血液中的氧和营养成分输送到病变组织，给组织的自力修复提供了可靠的物质基础，还维持组织中的代谢治疗产物运出，有利于炎症的吸收和消散。二是解除肌肉的痉挛，通过针刺效应和热效应局部组织受热刺激后表现出充血状态，治疗结束后这种热效应将持续存在，热效应的结果持续，病变组织保持松弛，随着血供增加病变组织的修复将进行良性循环。三是银质针导热治疗，增加组织血液供应，解除病变组织炎症，参与了炎症的形成，也具有抗炎作用。对于消除长期病变组织的慢性无菌性炎症提供了环境和条件。三大作用的共同结果，解除了炎症致痛、缺血致痛、痉挛致痛，达到长远持久的疗效，通过疑难性颈、腰椎疾病的诊治过程回顾，不难看出对椎管内、外和混合型损害充分认识，理清思路，制定治疗原则，循序渐进，先椎管内、后椎管外；先消除炎症，改善血供，最后达到肌肉松弛，减轻筋膜炎症，降低肌肉压力，消除疼痛的目的，银质针导热技术的合理应用解决了"以针代刀"的松解开放手术。

病案十三　腰部肌筋膜痛综合征

【病例介绍】

患者男性，77 岁，主诉：腰及左下肢疼痛 1 个月。

现病史：1 个月前无明显诱因出现左侧臀部及左大腿外侧、前方酸胀痛。站立及行走时疼痛剧烈，伴无力，偶有腰部酸痛。院外曾接受"腰椎间盘介入治疗"无效。

查体：轮椅推入病房，强迫体位，疼痛剧烈，查体不能完全配合。胸椎棘突及右侧椎旁压痛，腰椎右侧椎旁压痛，左侧髂前上棘、骶髂关节及大腿外侧处广泛压痛，左髋关节活动受限，外展受限明显。左髋关节无轴向叩击痛，双下肢感觉、肌力正常，双下肢腱反射迟钝，左髂胫束紧张试验（+），左侧"4"字试验（+），左下肢直腿抬高试验（-），仰卧挺腹试验（+），NRS 评分 8 分。

入院诊断：①肌筋膜炎；②腰椎间盘突出症；③血脂异常症；④前列腺增生；⑤胃溃疡病。

辅助检查：C 反应蛋白 13.20mg/L，血沉 13mm/h，胸椎 MRI：胸椎轻度退变，胸椎间盘变性，T_{10} 椎体脂肪沉积。骨盆 MRI：左侧臀部及盆腔左份肌群渗出性改变，炎症/水肿？腰椎及骶髂关节退变。双下肢神经电生理：神经源性损害（双下肢所检肌肉均累及），双侧坐骨神经、股神经及其支配肌肉功能均损害表现；腰椎（$L_{2\sim4}$ 脊髓节段）神经功能损害电生理表现；双下肢末梢（感觉）神经功能损害表现。

治疗经过：入院后予氟比洛芬酯、B 族维生素等药物治疗，行神经阻滞、硬膜外置管镇痛等治疗后疼痛稍缓解，站立时疼痛剧烈，不能下床行走。后予腰臀部、左下肢银质针治疗，患者疼痛逐渐缓解，经 2 次银质针治疗后，患者休息时左下肢无疼痛，行走约 10m 后左下肢轻微疼痛，能拄拐长距离行走。胸椎、腰椎棘突及椎旁压痛消失，左臀部及左大腿外侧轻微压痛，髂胫束紧张试验（+），左侧"4"字试验（±），仰卧挺腹试验（+），胸腹垫枕试验（-）。活动后 NRS 评分 3 分。该患者出院 1 个月后电话随访，双下肢能正常行走，偶有行走后左髋部外侧轻微疼痛，休息后缓解。

【讨论及分析】

1. 腰腿痛不是一种独立的疾病，而是一组可引起腰腿痛的脊柱、关节、神经和软组织疾病的总称。腰腿痛在临床上十分常见，严重影响工作与生活，包括许多疾病。能够引起腰腿痛的病因有损伤、感染、肿瘤、退行性变、结构异常及内脏病变等，临床上需要仔细鉴别，针对病因治疗才能取得好的疗效。腰椎间盘突出症是引起腰腿痛的常见疾病之一，本病例通过临床表现、体征、影像学及神经电生理检查可以诊断。而院外曾接受"腰椎间盘介入治疗"无效，患者腰背部及左臀部、大腿外侧广泛压痛，骨盆MRI 示左侧臀部及盆腔左份肌群渗出性改变，提示合并椎管外软组织炎性损害。

2. 腰臀部肌筋膜疼痛综合征是椎管外软组织疼痛常见病因，与腰椎间盘突出症常合并出现，也是导致单纯治疗腰椎间盘突出症疗效不好的原因之一，应引起重视。对于涉及范围较广的肌筋膜疼痛综合征需要多种方法配合应用，尤其是神经阻滞治疗（包括脊神经及交感神经），可以通过阻断疼痛信号的上传，改善局部血液循环等机制发挥治疗作用。

3. 该病例最终经银质针导热疗法治愈，推测可能与银质针能够下调局部肌肉组织 SP、NGF、IL-1β、TNF-α 的表达，从而消除炎症、减轻疼痛；进而通过对中枢神经系统疼痛递质的调控，刺激下行抑制通路释放 5-HT，减弱伤害性刺激信号的传递及中枢敏化，从而产生持久的镇痛作用；此外促进局部血管再生对病变组织修复也可能是其长久疗效的原因之一。

病案十四　交感神经营养不良症

【病例介绍】

患者女性，43岁，公务员。于2009年7月25日就诊。

主诉：全身疼痛5年，且逐年加重。

现病史：自诉有糖尿病10年，血糖控制不稳定，全身疼痛5年且逐年加重，呈爆发性，痛起来自己头往墙上撞，背往床头撞，出汗异常，吃饭没口味，经常腹胀，大便没有规律，胃镜肠镜做了多次，未见异常。到处求医，用了多种治疗方法，吃了很多药，胃也吃坏了，均不见效，极度痛苦，多所大医院诊断她为交感神经萎缩症，有医院建议她用脊髓电刺激，她没同意，慕名来我院疼痛科寻求进一步诊治。

查体：颈脊柱外观无畸形，颈肩部肌肉高度紧张及僵硬，枕骨上下项线肌附着处压痛（++），$C_{2~7}$棘突旁椎板与小关节肌附着处压痛（+++），双侧横突前后结节肌附着处压痛（++），肩胛骨内上角肌附着处压痛（++）。颈部前屈、后伸、左右侧屈和左右旋转活动均可引出枕颈部牵拉痛。臂丛牵拉试验阴性，霍夫曼征阴性。背部皮肤是黑紫色，胸椎未及叩痛，胸、腰椎关节突区均有压痛，双上肢活动正常，双直腿抬高正常，皮肤未及痛敏。

影像学检查：CT扫描提示$C_{2~3}$、$C_{3~4}$、$C_{4~5}$椎间盘突出，生理曲度消失，关节突增生，$L_{3~4}$、$L_{4~5}$椎间盘膨出、突出。MRI检查：胸椎退变。头颅CT扫描未见异常。

实验室检查：血糖高，不稳定，其他实验室检查均无异常。

诊断：①交感神经萎缩症（营养不良）；②病理性神经痛。

治疗经过：行全脊柱银质针导热调理一轮，即经颈、胸、腰椎关节突各做1次银质针导热治疗，每次间隔1个月。背部皮肤逐渐由黑紫色变为正常，疼痛逐渐减轻，消失，身体功能逐渐恢复，出汗恢复正常，血糖可以用药控制到正常。以后连续两年各做一轮全脊柱银质针导热调理，以巩固疗效。又过两年，患者恐旧病复发，主动要求再做一轮

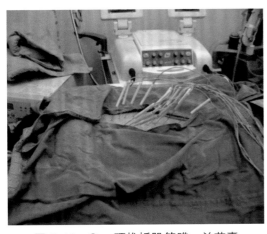

图7-13　$C_{3~7}$颈椎板肌筋膜、关节囊

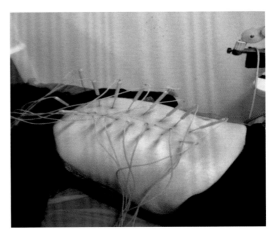

图7-14　$T_{10}~L_5$腰椎板肌筋膜、关节囊

全脊柱银质针导热调理，至今已近四年没来治疗，电话随访没复发，工作能力如常。

【讨论及分析】

本病例属于典型交感神经萎缩症，病理性神经痛，全身自主神经功能障碍。颈、腰关节突滑膜神经通路研究提示，以关节突滑膜为切入点，可调理全身的自主神经网络，调理全身的微循环。银质针导热可逆转自主神经功能障碍，是治疗交感神经萎缩症的有效治疗方法。解除交感神经卡压是缓解病理性神经痛有效方法之一，尤浩军的研究成果为导热逆转交感神经对疼痛的反应提供了有力支撑。

病案十五　骨髓水肿综合征

【病例介绍】

患者男性，26 岁，主诉：左侧臀部疼痛 4$^+$ 月。

现病史：4$^+$ 月前无明显诱因出现左侧臀部酸胀痛，久坐、久站及盘腿动作时疼痛加重，活动后疼痛可暂时缓解，后症状逐渐加重，疼痛范围扩展到左侧大腿，常于夜间痛醒，院外多种治疗效果不佳。

查体：腰椎棘突、椎旁无叩压痛，左侧臀部及内收肌压痛，双下肢肌力、反射正常，直腿抬高试验（－），仰卧挺腹试验（－），胸腹部垫枕试验（－），"4"字试验（－），病理征未引出。NRS 评分 6 分。

辅助检查：血常规、血沉、超敏 C 反应蛋白、HLA-B27 等均正常，双髋关节 MRI 平扫：左侧股骨头 - 股骨上段骨髓水肿。腰椎 MRI 平扫未见异常。

入院诊断：左侧臀部疼痛原因？骨髓水肿综合征。

治疗经过：入院后予多种治疗方法均可短暂缓解，氟比洛芬酯注射液 50mg 静脉滴注，可完全缓解 12 小时，后疼痛可反复同前；冲击波治疗疼痛可明显缓解 2 小时；臀部及内收肌痛点注射可缓解 4~6 小时；股神经阻滞疼痛可缓解 8~12 小时；予患者左侧臀部银质针治疗后，患者感疼痛缓解约 80%，加行左侧腹股沟区银质针治疗，患者疼痛完全缓解，疼痛无反复，出院。

【讨论及分析】

1. 骨髓水肿综合征（BMES）为自限性疾病，致病原因尚不明确，可能与一过性骨质疏松、骨创伤、骨缺血、骨肿瘤、骨梗死、反射性交感神经营养不良、骨感染、妊娠等有关。多发生于下肢主要负重关节，其中以髋关节较为常见，表现为不同程度的关节疼痛症状，实验室检查基本无明显异常，MRI 对于股骨头骨髓水肿综合征的诊断是必不可少的，表现在股骨头、股骨颈可见弥漫性水肿信号，T_1 加权像低信号，T_2 加权像为高信号。其主要的致病机制可能为：可逆性缺血过程、几乎完全的纤维蛋白溶解作用、充足的再灌注、骨内高压、脱钙作用等。目前临床上尚无确切的诊断标准，对于 BMES 是一种独立的疾病还是一过性病理变化存在争议。但要注意排除其他疾病。本病目前临床上没有明确的治疗措施，主要以对症处理为主，不遗留严重后遗症。具体措施包括减少负重、药物（非甾体抗炎药、前列环素）和物理治疗，有人认为股骨头髓芯减压术可以有效减轻患者的髋关节疼痛症状。

2．本病例除疼痛和骨髓水肿外未找到其他疾病依据。多种治疗方法均有效，但维持时间均较短。而行臀部及腹股沟区银质针治疗后不仅有效，而且疗效维持长久，不失为一种治疗骨髓水肿的较好方法。 Roemer 等认为机械应力可能在骨髓水肿的发展方面起重要作用，机械应力改变引起股骨近端力传导异常分布，而银质针导热治疗可能通过松解肌肉痉挛，改善了机械应力异常，从而减轻骨内高压，起到与股骨头髓芯减压一致的镇痛效果，但长期疗效有待进一步观察。

病案十六　腰椎微创术后腰腿痛

【病例介绍】

患者女性，45 岁，大学教师。于 2015 年 4 月 12 日就诊。

主诉：腰突症微创术后右侧腰腿痛 8 个月。

现病史：患者有腰腿痛史 3 年，反复发作。10 个月前因腰椎间盘突出症在某三甲医院骨科行 $L_{4\sim5}$（右）椎间盘经皮椎间孔镜髓核摘除术，术后腰痛明显缓解，但仍有右臀腿不适。治疗 2 个月后又出现右侧腰腿痛，向右小腿外侧放射，且逐渐加重，不能久站，久坐，夜晚平卧稍有缓解。5 个月前再次入住外院疼痛科行 $L_{4\sim5}$ 射频消融加臭氧治疗，但疗效不明显，平时以服用消炎止痛药度日。曾行按摩、牵引、针灸、理疗效果不显著。大小便正常。

查体：腰背僵硬，腰椎生理弧度消失，向右侧屈受限。右侧 $L_{3\sim4}$、$L_{4\sim5}$、$L_5\sim S_1$ 棘突旁椎板与小关节肌肉附着处压痛（+++）；右侧髂后上棘及骶骨外缘压痛（+++），右髂骨外侧臀中肌、臀小肌附着处压痛（+++）。右下肢直腿抬高 60°，右髋关节、右膝关节（-），右足伸踇肌力 4 级，双下肢病理反射未引出。

影像学检查：X 线检查：腰椎生理曲度变直，$L_{4\sim5}$，$L_5\sim S_1$ 间隙狭窄，椎体后缘轻度骨质增生；MRI 检查：T_2 像 $L_{4\sim5}$，$L_5\sim S_1$ 髓核信号减弱，$L_{4\sim5}$ 髓核突出，压迫硬膜囊。

诊断：① $L_{4\sim5}$ 椎间盘突出症微创治疗术后；②右侧腰、臀部软组织损害。

治疗经过：用银拨针对右 $L_{3\sim4}$、$L_{4\sim5}$、$L_5\sim S_1$ 椎板和小关节及右髂后上棘附近肌筋膜软组织进行松解，病人当晚即觉右臀右腿轻松感。1 周后给予腰部第 2 次治疗，$L_1\sim S_1$ 椎旁小关节及 $L_3\sim L_5$ 椎板肌附着处压痛点银质针导热治疗，病人治疗后自觉腰背轻松。3 周后再对右侧髂骨外侧臀中、小肌附着处压痛点给予银质针导热治疗。经过 3 次治疗，病人右侧腰腿痛明显好转，行走、坐卧均无不适，1 年后随访诉在过度劳累时腰部略有不适，休息后好转，无下肢痛。

【讨论及分析】

本病例属于典型的腰椎间盘突出症患者，病史、症状、体征和影像学检查均高度一致符合。虽然病人做了椎间孔镜、射频、臭氧等现代微创治疗，但由于医师只重视了影像学上突出的椎间盘髓核进行治疗，而未对造成髓核突出的椎间盘周围椎旁软组织以及产生臀腿症状的臀部肌肉筋膜进行处理，结果导致病人的腰腿痛症状复发。第二次微创处理也未对腰腿痛症状复发的原因进行仔细分析，犯了只重视影像学检查的样毛病。为此，我们提出对于腰椎间盘突出症的各类微创治疗术，术后务必需要重视腰、臀腿软组织压痛点的检查和处理，以防止所谓的术后残余疼痛综合征的发生，进而减少病人的痛苦。

病案十七　腰椎开放手术内固定术后腰腿痛

【病例介绍】

患者男性，51 岁，上海市郊区人，农民，于 2014 年 5 月 7 日就诊。

主诉：腰椎内固定术后左侧腰腿痛 1 年余。

现病史：患者有腰腿痛史 8 年，每年发作，一年前因腰椎间盘突出症行 $L_{4\sim5}$ 椎间盘髓核摘除，椎间融合钢板内固定术。手术后腰痛有所缓解，但仍有左臀腿不适，向左小腿后侧、足底放射，且逐渐加重，不能久站、久走、久坐，影响日常生活和劳动。夜晚平卧稍有缓解，但感觉左小腿酸胀不适。近半年来反复行牵引、针灸、理疗效果不显著。大小便正常。

查体：腰背僵硬，腰椎生理弧度消失，腰前屈受限。左侧 $L_{4\sim5}$、$L_5\sim S_1$ 棘突旁椎板与小关节肌肉附着处压痛（+++）；左侧髂后上棘及骶骨外缘压痛（+++），左侧坐骨大孔内上缘、左坐骨结节肌肉附着处压痛（+++），左股骨干中段后外侧、腓骨小头和腓骨中下段后外侧肌肉附着处压痛（+++）。双下肢肌力、反射无异常，病理反射未引出。

影像学检查：X 射线检查：腰椎生理曲度变直，$L_{3\sim4}$、$L_5\sim S_1$ 间钢板和椎弓根螺钉固定，内固定无松动；MRI 检查：T_2 像脊髓马尾神经信号正常，无明显压迫征象。

诊断：① $L_{4\sim5}$ 椎间盘髓核摘除钢板内固定术后；② 左侧腰、臀腿部软组织损害。

治疗经过：用银拨针对左 $L_{4\sim5}$、$L_5\sim S_1$ 椎板和小关节及左髂后上棘、骶髂关节、坐骨大孔、坐骨结节附近肌筋膜软组织高张处进行松解。一周后将左髂棘、左臀部骶髂关节、骶骨外缘、坐骨大孔内上缘及左坐骨结节肌附着处压痛点给予银质针导热治疗，治疗后 2 周病人感觉左臀腿疼痛明显缓解。4 周后再对 $L_1\sim S_1$ 小关节及左 $L_{3\sim4}$、$L_{4\sim5}$、$L_5\sim S_1$ 椎板肌附着处压痛点给予银质针导热治疗，病人治疗后自觉腰背轻松，行走站立活动明显改善。1 年后随访诉在过度劳累时左臀部略有不适，休息后好转，无下肢痛。

【讨论及分析】

本病例属于典型的腰椎间盘突出症开放手术内固定术后疼痛综合征，也有文献称腰椎手术失败综合征。随着腰椎内固定手术的广泛开展，在疼痛科门诊此类病人并不少见。疼痛科医师对此类腰腿痛病人的处理需首先会同骨科医师一起排除手术因素的影响，如手术后 3 个月内的疼痛需要彻底排除手术区域的低度感染，手术减压不彻底、内固定位置不良、内固定松动、椎间骨融合不佳、邻椎因素等原因。在彻底排除了手术原因以后，我们必须对椎旁小关节、骶髂关节、坐骨大孔内上缘、骶骨外缘、坐骨结节等处的肌肉筋膜附着处压痛点进行仔细排查。本病例腰腿痛症状产生的主要原因是左髂嵴、左骶髂关节、坐骨大孔、坐骨结节等处的软组织病损没有很好，手术医师只重视了影像学上突出的椎间盘髓核进行治疗，而未对造成髓核突出的椎间盘周围椎旁软组织以及产生臀腿症状的臀部肌肉筋膜进行处理，结果导致病人的腰腿痛症状复发。

病案十八　腰椎间盘突出症（混合型）

【病例介绍】

患者女性，41 岁，职业干部。于 2008 年 9 月就诊，入院治疗。

主诉：腰痛伴右下肢放射性疼痛 3 个月加重 20 天。

现病史：患者 3 个月前无任何诱因出现腰痛伴右下肢放射性疼痛，久坐和劳累后加重，卧床休息后缓解，近 20 天上述症状明显加重，服用药物及休息后不能缓解，经检查以腰椎间盘突出症收住院治疗。

查体：腰部前屈、后伸活动受限，压痛（+），叩击痛（+），右侧弯曲诱发右下肢放射痛，胸部垫枕试验（+），腹部垫枕试验（－），双侧髋关节活动正常，双侧膝关节活动正常，右下肢直腿抬高试验 30°（+），加强试验（+），右小腿前外侧皮肤感觉减退，肌力正常。

影像学检查：腰椎 CT 检查 $L_5 \sim S_1$ 右侧椎间盘脱出，S_1 神经根受压。

实验室检查：血、尿、便及生化检查正常，腹部超声和胸片检查无异常。

诊断及鉴别诊断：无家族性遗传病史及传染病史，腰椎 CR 及 CT 片显示腰椎间盘突出，可排除椎体脊椎病变，无外伤及椎体破坏。依据症状、体征及影像学提示，诊断为①腰椎间盘突出症（$L_5 \sim S_1$）；②腰椎管外软组织损害。

治疗经过：住院期间给予腰部银质针导热治疗治疗 1 次，卧床休息，每天腰部中药热敷，3 周所有症状及体征消失，可以正常上班。随访 7 年无复发，现复查 CT，突出物完全吸收。

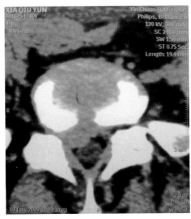

图 7-15　水平位 $L_5 \sim S_1$ 间盘突出

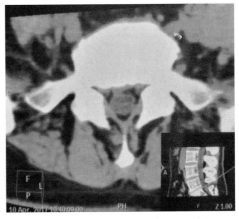

图 7-16　水平位 L_5 后缘骨质增生

【讨论及分析】

腰椎间盘突出症的治疗方法的选择目前仍然是一个热门话题。总体来讲，西医传统的观念还是手术取出压迫神经根的髓核组织占据主导地位，尤其是近几年椎间孔镜技术的成熟发展，更确定了手术的地位，尤其是较大块的脱出，是绝对的手术适应证。我们认为不然，过去我们一直强调人为外界干预是治疗的唯一方法，而忽视了人体自身强大的修复功能，机体出现病变后有自己的应变修复功能，只是需要时间和环境，而我们的病人和医生并没有给予自我修复的机会，过早干预。这位患者我们在 3 周的治疗周期内尽量让她卧床休息，腰部银质针导热治疗一次，缓解肌肉痉挛，减轻对椎间隙的压力，每天中药外敷，增加局部血液循环，消除炎症，症状完全缓解，后经机体自我修复，突出物被完全吸收。随访 7 年无复发。一种疾病可有多种方法治疗，但应选择针对性治疗手段。故作为医生，应该为患者选择最佳的治疗方案和技术手段。

病案十九　胸椎压缩性骨折所致疼痛

【病例介绍】

患者男性，77 岁，教师。于 2018 年 5 月 2 日来院就诊。

主诉：腰部持续疼痛半年，加重半个月。

现病史：患者半月前无明显诱因出现腰部疼痛，走路困难，翻身不能，弯腰拾物不能，自备药物（具体不详）口服，疗效不佳；疼痛并向左侧肋部放射，夜间疼痛明显，不能入眠，夜夜哭叫，门诊以"胸椎压缩性骨折，胸背部筋膜炎"收住入院。

查体：腰背呈弓形驼背，$T_{5\sim12}$ 双侧竖脊肌多裂肌压痛阳性，$L_5\sim L_{12}$ 棘上韧带压痛阳性，腰椎活动度减小，前屈 40°，后伸 0°，向左侧弯 20°，向右侧弯 0°，直腿抬高试验阴性，双侧"4"字试验阴性，$L_1\sim L_5$ 双侧竖脊肌压痛阳性，双侧腰方肌压痛阳性，双侧腰三横突压痛阳性，双侧下肢肌力 V 级。

影像学检查：腰椎 X 线示，腰椎退行性骨关节病，T_{11}、T_{12} 椎体压缩性骨折。

诊断：①腰背部筋膜炎；②胸 $_{11、12}$ 椎体压缩性骨折。

治疗经过：第 1 次给予 $L_1\sim L_5$ 双侧小关节突、椎板、双侧腰三横突银质针治疗，当天晚上患者诉腰部疼痛减轻，翻身困难症状有所减轻；第 2 次给予 $T_5\sim T_1$ 双侧椎旁小关节突，椎板处银质针治疗，患者诉左侧肋部放射痛症状缓解，夜间入眠可，因患者年龄较大，身体基础功能减轻，故每次只扎一侧，减少胸部闷气感；第四次给予 $T_5\sim T_{12}$ 棘上韧带处银质针治疗，患者起床、翻身自如，无胸闷、呼吸不畅，咳嗽时无疼痛症状，痊愈出院。随访 3 个月，腰背疼痛基本消失，行走自如。

【讨论及分析】

胸椎椎体压缩性骨折多半是老年女性常见病症，由较严重骨质疏松症发展而来。骨折造成胸背部肌肉代偿性增加，且有急性损伤，常造成胸背部脊神经后支受到韧带、肌肉的刺激、卡压，引起胸背部疼痛及肋间神经痛，是常造成老年人致残的常见原因，银质针治疗主要针对胸背部痉挛，损伤的肌肉、韧带，针对胸背部肌肉附着点及腰椎胸椎关节突关节附着肌及韧带；清除炎症及肌肉痉挛，达到松弛肌肉和改善胸腰椎活动度，改善局部血液循环，减少致痛物质在局部沉积，促进患者损伤组织的修复。

病案二十 腰椎间盘突出症

【病例介绍】

患者男性，26 岁，司机。于 2016 年 9 月 16 日就诊。

主诉：腰臀部疼痛 4 年余，加重伴左下肢痛麻 1 个月余。

现病史：患者于 4 年前长期久坐后可出现腰臀部困痛不适，偶感晨起腰背部有僵直感，活动后症状缓解，就诊榆林市第二人民医院行腰椎 CT 示：$L_{3~4}$、$L_{4~5}$、L_5/S_1 椎间盘突出。建议睡硬板床及口服药物对症（具体用药及剂量不详），后症状稍缓解。此后每于劳累、久坐、久行后症状显现，受凉及天气变化时腰臀部困痛亦可加重，自行卧床休息或当地门诊针灸治疗后可减轻。1 个月前再次劳累后自觉腰臀部疼痛症状加重，同时伴有左下肢痛麻不适，痛麻由左臀部沿左大、小腿后侧可放射至左踝部；遇咳嗽、打喷嚏时症状明显加重，再次卧床等对症治疗后，症状无明显缓解，自感呈进行性加重，故今为求进一步治疗，来我院就诊。

查体：腰椎生理曲度变直，双侧腰背肌中、下段紧张及僵硬，可触及多处条索状肌肉粘连，广泛性压痛（++）。腰$_2$~骶$_1$棘突间压痛（++），腰$_{4~5}$、腰$_5$~骶$_1$双侧棘突旁压痛（+++），双侧腰$_3$横突压痛（++），腰$_3$~骶$_1$棘突叩击痛（++），痛麻向左侧大、小腿后侧可放射至左踝部；双侧髂后上棘内上缘压痛（+++），双侧阔筋膜张肌压痛（++），双侧臀中小肌压痛（++）。腰椎活动度差，前屈 40°，后伸 10°，右侧弯 30°，左侧弯 20°；胸腹部垫枕试验阴性。各关节无红肿及畸形。左臀部及左下肢肌张力较对侧稍减弱，双足踇趾背伸肌力 5 级，双侧踝背伸肌力 5 级，双踇趾跖屈肌力 5 级。肛门周围感觉正常；双侧膝腱反射 R（++）/L（+），双侧跟腱反射 R（++）/L（++）。双下肢直腿抬高试验 R80°、L50°；双侧"4"字试验（−），双侧 Babinski 征（−），双足背动脉搏动良好。

影像学检查：腰椎 MRI 示：$L_{3~4}$、$L_{4~5}$、L_5~S_1 椎间盘突出。腰椎正侧位片：腰椎生理曲度变直，骨质未见明显异常；骨盆平片：左侧骶髂关节向后旋转式半错位。

红外热像检查示：脊柱腰骶区域高温，左下肢后侧低温，左侧足底低温。

实验室检查：血、尿、粪常规：无异常。肝肾功、电解质：均正常值。类风湿因子：正常值。抗链"O"、血沉、CRP 均阴性。

诊断：①腰椎间盘突出症（L_3~S_1）；②腰臀部软组织损伤。

治疗经过：第 1 次给予双侧髂后上棘内侧缘与髂嵴后 1/3 骶棘肌附着处银质针导热治疗后，腰背肌僵直感消失，腰部疼痛明显减轻。第 2 次给予腰$_1$~骶$_2$棘突旁及关节突关节肌附着处银质针导热治疗后，腰痛消失，左下肢痛麻有所缓解。第 3 次给予阔筋膜张肌和臀中小肌髂骨附着处，坐骨大孔内上缘及股骨转子间窝臀中小肌附着处银质针导热治疗后，左下肢痛麻消失。三次导热治疗后症状基本消失。1 个月后复查，原有症

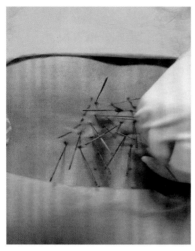

图 7-17　骶棘肌起始部

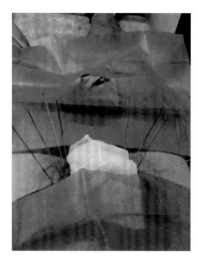

图 7-18　L$_3$~S$_1$椎板肌筋膜

状基本消失，仅久行后大腿内侧稍有不适，查体内收肌耻骨附着处压痛明显，给予第 4
次内收肌耻骨附着处银质针导热治疗。半年后随访无复发。

【讨论及分析】

本患者由于长期久坐，髋关节处于屈曲位和腰脊柱处于前屈位，腰部深层肌骨骼附
着处的牵拉性刺激，形成局部无菌性炎症，疼痛反复发作进一步引起组织炎性粘连、变
性和挛缩，导致出现腰痛及腰骶部疼痛。同时因长期久坐髋关节处于屈曲位，因臀部肌肉、
筋膜牵拉刺激，出现变性、挛缩形成臀部疼痛进而继发左下肢痛。通过银质针导热治疗
骶棘肌附着点及腰部深层肌肉附着点，消灭无菌性炎症，解除肌肉挛缩，消除腰部及腰
骶部疼痛。臀部银质针导热治疗，解除臀部肌群的无菌性炎症，松解痉挛的肌肉及筋膜。

病案二十一　腰背痛伴 L$_{4~5}$ 滑脱（1 度）

【病例介绍】

患者女性，56 岁，工人，上海籍，于 2013 年 3 月 13 日就诊。

主诉：反复腰背痛 8 年伴右下肢不适一年。

现病史：患者 8 年前无明显诱因出现腰背疼痛，多在劳累后加重，反复发作，常有
腰部扭伤史。近几年来于早晨起床后疼痛，行走活动后可缓解，有起坐痛。一年前出现
右下肢小腿外侧不适，曾行推拿、针灸理疗、骶管注射，但疗效不明显，大小便正常。
骨科拍片示腰椎滑脱，考虑手术治疗，但病人不愿手术。

查体：腰背僵硬，腰椎生理弧度消失，右侧 L$_{4~5}$、L$_5$~S$_1$棘突旁椎板与小关节肌肉
附着处压痛（+++）；左、右侧髂嵴及骶骨外缘、右坐骨大孔内上缘肌筋膜软组织附着
处压痛（+++），右髋关节、右膝关节（－），双下肢肌力、反射可，病理反射未引出。

影像学检查：X 线检查：L$_{4~5}$ Ⅰ度滑脱，椎体后缘轻度骨质增生；站立位过伸过屈
（动力位）拍片：未见明显椎弓根峡部断裂 MRI 检查：L$_{3~4}$、L$_{4~5}$、L$_5$~S$_1$小关节肥大；

T_2 像 $L_{4\sim5}$ 处硬膜囊轻度受压。

诊断：①腰椎滑脱症（L_4，Ⅰ度）；②腰臀部软组织损害。

治疗经过：第一次治疗针对双髂嵴和骶髂关节附近肌筋膜软组织给予银质针导热治疗，3 周后再给予 $L_1 \sim S_1$ 椎板和小关节附近肌筋膜软组织施以银质针导热治疗，治疗后病人腰背感觉轻松，但仍有晨起腰背痛和右臀痛。第 6 周再针对右骶骨外缘、右坐骨大孔内上缘肌筋膜软组织附着处压痛点给予银质针导热治疗。病人自诉右臀腿症状减轻。辅以腰背部物理仿生贴布加强腰背肌力 2 个月，并同时训练腰背核心肌群。腰背痛明显减轻。6~12 个月各随访 1 次，病人诉晨起腰背痛症状明显缓解，但长时行走还略有症状，生活质量大大改善。复查 X 线片，滑脱程度无改变。

【讨论及分析】

腰椎滑脱临床上十分常见，对于腰椎滑脱传统治疗方法是先服止痛药物，给予针灸、理疗等保守治疗，无效并有长期腰痛不缓解者，骨科常常采用开放复位内固定。作者认为对于Ⅰ度腰椎滑脱，且站立位左右斜位拍片，椎弓根无明显断裂者，可以首先尝试非手术治疗，用银质针、银拨针松解滑脱处的韧带、关节囊软组织高张力，改善局部软组织血供。辅以腰背部物理仿生贴布增强腰背肌力，并同时配合腰背、骨盆和腹肌训练，加强躯干核心稳定，基本可以控制症状的发展。有些高龄患者无法耐受银质针治疗，仅仅通过物理仿生贴布加强腰背肌力就大大缓解了症状，改善了生活质量。影像学的滑脱在Ⅰ度以内，不是决定开放手术的标准，必须结合临床全盘考虑治疗方案，通常可采用非手术治疗。

病案二十二　腰椎内固定手术后

【病例介绍】

患者女性，60 岁，农民。于 2017 年 7 月 5 日就诊。

主诉：间断性腰背部疼痛 10 年，加重伴双臀部疼痛 1 个月。

现病史：10 年前因劳累后出现腰背部疼痛，呈酸胀痛，且伴有双下肢放射性痛麻不适，遂于榆林中医院行相关检查后诊断为"腰椎间盘突出症"，住院后给予腰椎开窗手术，术后上述症状明显缓解出院。后呈间断性腰部疼痛不适，1 个月前无明显诱因后上述症再次加重，腰背部酸胀痛明显，以久坐、弯腰、下床行走时明显，且伴双臀部疼痛不适，休息及保暖后症状无明显缓解，翻身起坐时活动困难，严重影响日常生活，遂来就诊。

查体：腰部下段正中可见约 6cm 长纵行切口愈合瘢痕，双侧腰背肌中、下段紧张及僵硬，可触及多处条索状肌肉粘连，瘢痕处有压痛且向双下肢放射。双侧 L_3 横突压痛（++）、叩击痛（+）。双侧髂嵴缘压痛（+++）、阔筋膜张肌压痛（+++），臀中肌、臀小肌压痛（+++）。腰椎活度差，前屈 40°、后伸 10°、右侧弯 20°、左侧弯 15°。胸腹部垫枕试验阴性。双下肢肌张力及肌容量未查及明显异常，双足踇背伸肌力左侧 4+ 级，右侧 5 级，双踝背伸肌力左侧 4+ 级、右侧 5 级，双足踇趾跖屈肌力 5 级。双侧膝腱反射（++），双侧跟腱反射（+），双下肢直腿抬高试验 70°、加强试验（−）。双侧"4"字试验（+），双侧巴宾斯基征（−），双足背动脉搏动良好，末梢血供可。

影像学检查：腰椎 CT 示：$L_{4、5}$ 椎体金属内固定术后；$L_{3~4}$ 椎间盘膨出；腰椎骨质增生。腰椎正侧位片示：$L_{4、5}$ 椎体金属内固定术后；腰椎骨质增生。

红外热像图示：脊柱腰骶区域高温区明显增宽，左侧臀部下方区域略低温。双下肢及足底热像基本对称。提示：腰骶区域软组织疾病。

诊断：①腰椎内固定术后；②腰臀部软组织劳损。

治疗经过：第 1 次给予双侧髂后上棘内侧缘与髂嵴后 1/3 骶棘肌附着处银质针导热治疗后，腰部疼痛明显减轻。第 2 次给予 L_1~S_2 棘突旁（瘢痕周围）及关节突关节肌附着处和 $L_{2~4}$ 横突尖银质针导热治疗后，腰痛消失，双臀部疼痛有所缓解。第 3 次给予阔筋膜张肌和臀中小肌髂骨附着处，坐骨大孔内上缘及股骨转子间窝臀中小肌附着处银质针导热治疗后，双臀部疼痛基本消失。经三次银质针导热治疗后症状基本消失，仅腰椎活动仍有一定程度受限，考虑与腰椎内固定术有关。

【讨论及分析】

本病例是腰椎间盘突出症行开放性手术后，由于术后脊柱的受力平衡被破坏，人体为了维持腰部的正常功能，代偿性地加强腰部软组织的力量，引起软组织的挛缩和瘢痕痉挛，对脊神经后支刺激，从而引发腰臀部困痛等临床症状。银质针导热松解骶棘肌髂嵴缘附着点及瘢痕周围挛缩的软组织，解除肌肉痉挛和脊神经后支刺激，腰部疼痛消失臀部疼痛减轻。由于日久臀部肌肉形成挛缩，给予臀部肌群银质针导热，消灭无菌性炎症及肌肉挛缩，从而达到治疗疼痛的目的。

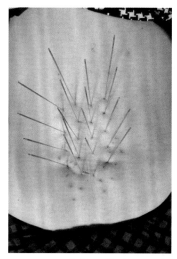

图 7-19　腰椎板肌筋膜、关节囊

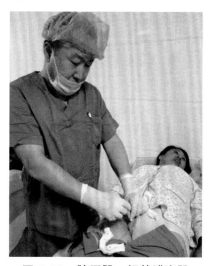

图 7-20　髂腰肌、阔筋膜张肌

病案二十三　陈旧性腰椎挤压骨折

【病例介绍】

患者男性，78 岁，农民。于 2012 年 6 月就诊住院治疗。

主诉：腰部疼痛不适 1 年，加重伴左下肢麻木 10 天。

现病史：患者自诉于 1 年前无明显诱因出现腰部疼痛不适，疼痛呈反复发作的胀痛，上下楼梯时腰部症状加重，休息后稍缓解，就站久坐后加重，前倾时加重，后仰时缓解，期间在当地医院行理疗（具体方式不详）后症状缓解，但期间易反复，患者于 10 天前上述症状加重并出现左下肢的麻木不适，夜间休息后晨起时腰部疼痛加剧，左下肢麻木无力，在当地医院行理疗后症状稍有缓解，发病以来无盗汗、头痛、头晕等症状，进一步治疗遂来我院，门诊以"腰痛待查：①腰椎间盘突出症，②骨质疏松症，③右髋痛待查"收入我科。

查体：跛行入房，表情痛苦，神志清楚。腰椎生理曲度存在，腰部活动功能受限，$L_1 \sim S_1$ 棘旁 2cm. 压痛（++），叩击试验（+），腰椎屈伸加压试验（−），腹部垫枕试验（+），双侧胫神经弹拨试验阳性（+），左下肢直腿抬高试验阳性（+），加强试验阳性（+），左下肢肌力减弱，腰大肌试验阳性（+），跟、膝腱反射正常，双下肢踇趾背伸肌力减弱 4 级，双下肢肌力和神经感觉正常。

影像学检查：腰椎 MRI 示：① L_2 椎体压缩性骨折（病理性），终板炎，骨髓水肿；腰椎骨质退行性变；腰椎骨质增生，骨质疏松。② $L_{4\sim5}$，$L_5 \sim S_1$ 椎间盘变性并突出。$L_{3\sim4}$、$L_{4\sim5}$ 椎间盘变性并膨出。

入院诊断：①腰椎挤压性骨折（老年性 L_2）；②腰椎间盘突出症；③骨质疏松症。

治疗经过：首次于双侧骶髂关节后韧带各布针 3~4 枚、腰骶关节囊各布针 3 枚。第 2 次双侧 $T_{11} \sim L_5$ 关节突关节，每对骨关节突各布针 2 枚。经 2 次治疗腰背疼痛锐减，腰腿功能活动明显改善。第 3 次双侧 $L_{2\sim4}$ 横突末端及背侧腰方肌筋膜分 2 行各布针 5 枚。第 4 次患侧骶结节韧带与股方肌在坐骨结节附着处布针 6 枚，臀中小肌肌起与肌止布针 12 枚。每次治疗间隔为 5 天，经 4 次治疗后腰腿疼痛症状基本消失，腰部功能活动恢复正常。

【讨论及分析】

慢性腰部软组织损害可引起腰背疼痛，腰部肌筋膜局部压痛明显，本病因长期工作劳累后腰部经常处于前屈的姿势，使腰椎间盘前方受压，髓核后移，刺激纤维环及后纵韧带，从而产生疼痛及不适症状。老年性陈旧腰椎挤压骨折，多以椎管内外混合性、椎管外为主。多数认为只是一般腰痛，输液服药、消炎镇痛、骨伤贴膏等。缺乏明确诊断，经过传统治疗无效或疗效不佳，许多患者错过最佳治疗时期，后期出现后突畸形，影响脊椎的力学平衡，继发软组织损害相关症状。只有早诊断、早治疗才能预防继发软组织相关症状。本病例年龄大，没能早期补充钙质，骨质疏松是导致病理骨折的根源。合理膳食，适当运动锻炼是后期康复的必要措施。

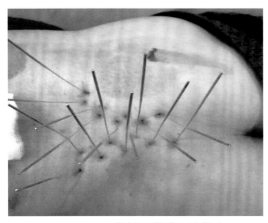

图 7-21 腰椎板肌筋膜、关节囊

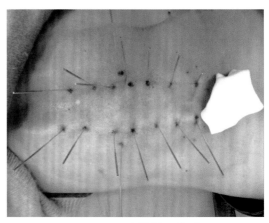

图 7-22 胸椎板肌筋膜

病案二十四　带状疱疹后继发软组织损害性腰腿痛

【病例介绍】

患者女性，37 岁。

主诉：左下肢疼痛 8 个月，不能独立行走。

现病史：患者 8 个月前因左侧股部带状疱疹，出现左侧股部皮肤痛觉过敏，患者抗拒活动左下肢。带状疱疹治愈后，股部皮肤触摸无痛觉过敏，但继发左下肢软组织损害性疼痛，左侧腰部、左侧臀部、大腿外侧、小腿外侧酸胀痛，并伴紧缩感及冷感，患者不敢站立、不敢迈步、不能蹲起，抬起左下肢即出现酸胀痛，难以忍受，故不敢活动，只能在家里拖左下肢慢走，或由家人扶助步行，不能出门，卧床也觉腰及左下肢酸胀不适。

查体：胸腹垫枕试验阴性，左侧股部皮肤可见片状疱疹后色素沉着，皮肤无水疱、无红肿，触诱发痛（－），左侧腰椎旁、臀部、髂部、髂胫束压痛阳性，VAS 评分 9/10 分，四肢肌力、肌张力正常、生理反射正常、病理反射未引出。

诊断：继发性软组织损害性腰腿痛（带状疱疹后）。

治疗经过：给予左侧腰椎旁、臀部、髂部、髂胫束银质针肌肉松解治疗＋骶管阻滞治疗，患者左下肢疼痛显著减轻，出院时 VAS 评分 2/10 分，左侧腰椎旁、臀部、髂部、髂胫束压痛明显减轻，可正常姿势慢走，左下肢能迈步。

出院后 50 天回访：左下肢疼痛进而减轻，步态及步行速度接近正常，能短距离跑步。

【讨论及分析】

患者带状疱疹发病期间，因疼痛抗拒活动，肌肉保持放松状态，当皮肤疼痛消失，下肢肌肉再次负重时，容易出现损伤，继发相应软组织损害性疼痛，该病例处理相应压痛点后，相应症状明显减轻。

病案二十五　腰椎管外软组织损害

【病例介绍】

患者女性，36 岁。

主诉：外伤后腰痛及双下肢放射性疼痛伴不定陈述 2 个月。

病史：患者 2 个月余前外伤后（蹲坐）出现腰痛伴双下肢放射性疼痛，疼痛从腰部放散至双侧大腿外侧、小腿外侧，呈间断性酸胀痛，休息后可暂时缓解，运动或劳累后可加重，症状逐渐加重，于当地医院就诊，给予"封闭、推拿、针灸"等治疗未见明显改善。入院时患者因腰痛不能由坐位站起，站立及步行时双下肢放射性酸胀痛明显伴不定陈述。

查体：生命体征平稳，心肺腹无异常，双侧 $T_8 \sim T_{12}$，$L_1 \sim S_1$ 棘突旁椎板压痛（+），L_3 横突末端压痛（+），无叩击痛，双侧髋部、臀部、双侧髂胫束压痛（+），腰椎屈伸加压试验阳性，直腿抬高试验阳性，腰椎侧弯试验阳性。VAS 总体评分：9/10 分。

影像学检查：排除骶尾骨折等因素，腰椎 CT 可见"腰椎间盘突出"。

诊断：蹲坐伤后腰及双下肢疼痛伴不定陈述。

治疗经过：给予双侧下段胸椎椎旁、腰椎旁、臀部、髂部、髂胫束银质针肌肉松解治疗 + 骶管阻滞治疗，患者腰及双下肢疼痛显著减轻，出院时 VAS 评分 2/10 分。双侧胸椎旁、腰椎旁、臀部、髂部、髂胫束压痛明显减轻，步态恢复正常，不定陈述消失；且 13 年的经期腹痛症状消失。

【讨论及分析】

患者蹲坐伤后，排除骶尾部骨折，虽 CT 提示腰椎间盘突出，但腰部椎管外软组织压痛明显，故考虑软组织损伤为主要致病因素。此病例给予相应的肌筋膜压痛点银质针松解后，腰痛及下肢疼痛显著减轻，不定陈述也消失，下段胸椎椎旁银质针导热松解后，经期腹痛症状也随之消失。

病案二十六　腰椎管狭窄症腰退行性脊柱炎

【病例介绍】

患者男性，70 岁，退休职工。于 2010 年 8 月就诊。

主诉：腰部酸痛伴双下肢麻木无力、行走障碍 1 年。

病史：患者 1 年前无任何原因出现腰部酸痛、双下肢无力，药物治疗无效，渐进加重，有间接性跛行，就诊前连续步行短于 50m，在多家医院就诊无果，无法正常生活来院就诊。

查体：腰部呈前屈、侧弯畸形，前屈、后伸活动显著受限，全腰段脊柱旁压痛（+），无叩击痛，胸部垫枕试验（−），腹部垫枕试验（−），双侧髋关节、膝关节活动正常，双下肢直腿抬高试验（−），双下肢感觉正常。

影像学检查：腰椎 CR 显示全腰段严重退变、增生，椎间隙狭窄伴有旋转、侧弯。CT 片显示椎管狭窄。

实验室检查：血、尿、生化检查正常。

诊断及鉴别诊断：患者既往有多年慢性腰痛病史，劳累过多加重，休息或局部理疗可缓解。无明显的传染病史，无风湿和强直性脊柱炎病史。腰椎 CR、CT 未见有椎管内占位及椎体破坏征像，可排除腰椎肿瘤、结核。根据病史、体征及影像学检查，诊断为腰椎退行性骨关节病，腰椎管狭窄症。

治疗经过：腰部、胸腰部银质针导热治疗各一次，配合腰部中药理疗、热敷 2 周，结果腰痛症状消失，双下肢麻木症状消失，行走双下肢力量显著增加，连续步行大于 3 公里，随访 5 年疗效依然很好且无复发。

【讨论及分析】

患者男性，70 岁，双下肢麻木无力伴行走功能障碍，连续步行小于 50m。查体无显著的阳性体征。影像学检查提示全腰段退变，椎间隙狭窄、椎体旋转、侧弯、后凸畸形，根据病史及症状、体征，诊断符合典型的重度腰椎管狭窄症。虽经全国多家知名医院就诊，均认为手术治疗是唯一选择，但因退变非常严重，难度和风险太大，没人敢给予手术治疗。目前主流观点认为机械性压迫和骨性狭窄是这类疾病的病因所在，理所应当手术解除压迫，纠正畸形。我们认为，腰椎退变到这种程度是经过了一个长时间、缓慢渐进的过程，神经在这种复杂的环境中可能已经适应了，所以产生症状的原因不仅仅只有椎管内的机械性压迫这一种，还有椎管外软组织的因素。是软组织的退变导致骨性结构的退变呢，还是骨性结构的退变导致了软组织的退变，是一个值得探讨的问题。本病例只是做了一次椎管外软组织银质针导热松解治疗，达到了持久效果，故软组织损害也是一种不可忽略的重要病因。

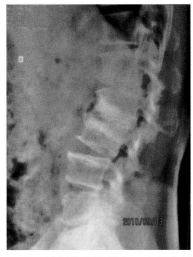

图 7-23　X 线侧位腰椎退变、生理曲线异常

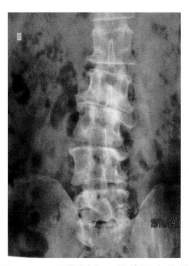

图 7-24　腰椎侧弯、椎体退变位移

病案二十七　腰椎手术失败综合征

【病例介绍】

患者女性，61 岁，退休教师，于 2012 年来院就诊。

主诉：腰痛伴双下肢麻木，间歇性跛行 2 个月。

现病史：患者患有腰痛、双下肢麻木、间歇性跛行多年，渐加重，影响正常生活。半年前在外院行腰椎管减压，椎弓根固定手术，术后上述症状缓解。2 个月后患者再次出现腰痛伴双下肢麻木、乏力、步态失稳，当蹲下休息或向前弯腰数分钟后症状缓解，再次步行数分钟后症状重复出现，以腰椎管狭窄症收住院治疗。

查体：脊柱无畸形，无强直及侧弯。下腰段脊柱中间可见长 15cm 手术切口瘢痕，椎旁肌肉僵硬，压痛（＋），叩击痛（＋），腰椎活动度尚可，双侧髋关节、膝关节活动正常，双下肢肌力及感觉正常，双侧直腿抬高试验（－）。

影像学检查：腰椎 CR、CT 显示 $L_{4\sim5}$、L_5S_1 椎管减压，椎弓根固定术后改变，腰椎稳定，排列整齐，完整，位置良好。

实验室检查：血、尿、生化检查正常。

诊断及鉴别诊断：根据症状、体征及实验室检查可排除风湿免疫系统疾病，腰椎 CT、CR 未见椎体占位病变及骨折，根据术后复查结果，椎管减压彻底，固定良好，腰椎管骨性狭窄可排除，诊断为腰椎手术失败综合征，腰部软组织损伤。

治疗经过：住院期间完善相关的检查，分别在腰部、臀部各银质针导热治疗 1 次，症状显著改善，1 个月后复查，腰部酸痛、僵硬，再次腰骶部银质针导热治疗，症状完全消失，随访半年无复发。

【讨论及分析】

根据病史、症状、体征及影像检查，患者诊断腰椎管狭窄症明确。手术后 1 个月复查恢复比较满意，但症状缓解 2 个月后再次出现，较术前无显著改善，为什么？分析原因患者出现的椎管狭窄的症状、体征并非是影像所表现椎管内骨性狭窄引起，而是椎管外软组织慢性、广泛性损伤引起，如果症状来自于管内，从手术复查减压得较为彻底，症状因彻底缓解，但实际上只改善了 2 个月，症状改善的原因可能开放手术过程中剥离松解腰部的肌肉，使得椎管外软组织缺血症状得到暂时改善，症状得以缓解，2 个月后肌肉愈合，瘢痕形成，缺血症状加重，症状再次显现。我们根据这个思路，用银质针导热治疗腰部，重点是手术切口周围治疗 2 次，症状彻底缓解。目前随访 1 年无复发。根据本患者的治疗过程，再次提醒我们即使症状、体征及影像学检查高度符合，也还要区分管内还是管外是主要病因，影像检查只是参考依据之一，不是诊断治疗的唯一标准，只有诊断清晰，才能疗效显著。

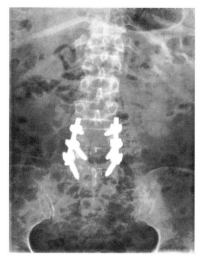

图 7-25　X 线腰椎正位片，L_4~S_1 内固定

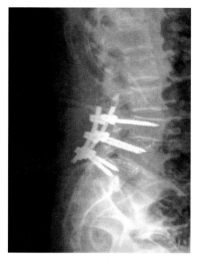

图 7-26　X 线腰椎侧位片，L_4~S_1 内固定

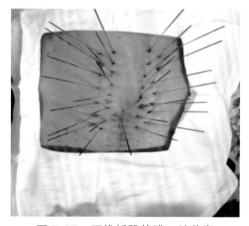

图 7-27　腰椎板肌筋膜、关节囊

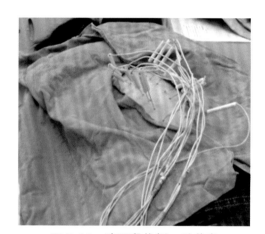

图 7-28　胸腰段椎板、关节囊

病案二十八　腰椎管狭窄症

【病例介绍】

患者男性，62 岁，干部。于 2018 年 5 月 24 日就诊。

主诉：反复性腰痛伴右下肢疼痛 4 个月余。

现病史：患者自诉 4 个月余前无明显诱因出现腰部疼痛，劳累及久坐久行时，腰痛伴左下肢疼痛、困胀，走路约 30m 即觉左下肢疼痛无力，坐下休息后减轻，呈间歇性跛行，在省某大医院检查后诊断为"腰椎间盘突出症"，给予药物（具体用药不详），疗效不佳。在我院门诊经"骶管药物滴注"，小针刀松解疗效不佳。为进一步治疗，遂以"腰椎管狭窄症，梨状肌综合征"收入院。

查体：腰椎生理曲度变直，活动度减少，前屈 40°，后伸 10°，左侧弯 20°，右侧弯 20°，双侧直腿抬高试验左侧 50°，右侧 60°，左侧"4"字试验阳性，双侧腰椎旁肌肉压痛阳性，胸部垫枕试验阴性，腹部垫枕试验阳性，左侧梨状肌紧张试验阳性，左侧梨状肌、臀中肌及左侧阔筋膜张肌压痛阳性，双侧胫肌弹拨试验阳性。

影像学检查：腰椎 CT 示，① $L_5 \sim S_1$ 椎间盘突出，$C_{3 \sim 4}$、$L_{4 \sim 5}$ 椎间盘膨出；②腰椎退行性变，$L_{3 \sim 4}$、$L_{4 \sim 5}$ 椎间盘突出伴椎管狭窄 $L_{3 \sim 4}$、$L_{4 \sim 5}$、$L_5 \sim S_1$ 椎间盘突出伴腰椎管狭窄。

诊断：①腰椎间盘突出症、伴有椎管狭窄；②梨状肌综合征；③糖尿病（2 型）。

治疗经过：第一次给予 $L_1 \sim S_1$ 双侧椎板及上下关节突处加温密集型银质针治疗；第二次给予左侧梨状肌处银质针治疗，腰痛及左下肢放射痛症状明显减轻，间歇性跛行症状改善，走路 200m 后才又出现左下肢困沉症状；第三次给予左侧臀中肌压痛处，左侧阔筋膜张肌压痛处银质针治疗，间歇性跛行进一步改善，走行 500m 而无明显不适，疗效满意。

【讨论及分析】

腰椎管狭窄症是指椎间盘膨出或突出、关节突增生、后小关节囊与黄韧带肥厚变形各种原因引起椎管径线缩短，导致压痛硬膜囊、脊髓或神经根，从而导致腰痛及腰腿痛等，其中软组织损害为重要的发病因素。多发生于 40 岁以上的中年人。安静或休息时常无症状，行走一段距离后出现下肢痛、麻木、无力等症状，需蹲下或坐下休息一段时间后，方能继续行走。随着病情加重，行走的距离越来越短，需休息的时间越来越长。银质针导热治疗腰骶部肌肉附着点及腰椎关节突出附着肌及韧带，消除附着点无菌性炎症，消除肌肉痉挛，达到解除疼痛和改善腰椎关节活动度。改变腰椎生物力学，达到"以松治痛"的目的，改变椎间隙，促进局部血液循环，减少致痛物质在局部堆积，治疗椎管狭窄取得了良好效果。

病案二十九　胸椎压缩性骨折所致疼痛

【病例介绍】

患者男性，77 岁，教师。于 2018 年 5 月 2 日来院就诊。

主诉：腰部持续疼痛半年，加重半个月。

现病史：患者半月前无明显诱因出现腰部疼痛，走路困难，翻身不能，弯腰拾物不能，自备药物（具体不详）口服，疗效不佳；疼痛并向左侧肋部放射，夜间疼痛明显，不能入眠，夜夜哭叫，门诊以"胸椎压缩性骨折，胸背部筋膜炎"收住入院。

查体：腰背呈弓形驼背，$T_{5 \sim 12}$ 双侧竖脊肌多裂肌压痛阳性，$L_5 \sim L_{12}$ 棘上韧带压痛阳性，腰椎活动度减小，前屈 40°，后伸 0°，向左侧弯 20°，向右侧弯 0°，直腿抬高试验阴性，双侧"4"字试验阴性，$L_1 \sim L_5$ 双侧竖脊肌压痛阳性，双侧腰方肌压痛阳性，双侧 L_3 横突压痛阳性，双侧下肢肌力Ⅴ级。

影像学检查：腰椎 X 线示，腰椎退行性骨关节病，T_{11}、T_{12} 椎体压缩性骨折。

诊断：①腰背部筋膜炎；② $T_{11、12}$ 椎体压缩性骨折。

治疗经过：第 1 次给予 $L_1 \sim L_5$ 双侧小关节突、椎板、双侧 L_3 横突银质针治疗，当天晚上患者诉腰部疼痛减轻，翻身困难症状有所减轻；第 2 次给予 $T_5 \sim T_1$ 双侧椎旁小关节突，椎板处银质针治疗，患者诉左侧肋部放射痛症状缓解，夜间入眠可，因患者年龄较大，身体基础功能减轻，故每次只扎一侧，减少胸部闷气感；第四次给予 $T_5 \sim T_{12}$ 棘上韧带处银质针治疗，患者起床、翻身自如，无胸闷、呼吸不畅，咳嗽时无疼痛症状，痊愈出院。随访 3 个月，腰背疼痛基本消失，行走自如。

【讨论及分析】

胸椎椎体压缩性骨折多半是老年女性常见病症，由较严重骨质疏松症发展而来。骨折造成胸背部肌肉代偿性增加，且并有急性损伤，常造成胸背部脊神经后支受到韧带、肌肉的刺激、卡压，引起胸背部疼痛及肋间神经痛，是常造成老年人致残的常见原因，银质针治疗主要针对胸背部痉挛，损伤的肌肉、韧带，针对胸背部肌肉附着点及腰椎胸椎关节突关节附着肌及韧带；清除炎症及肌肉痉挛，达到松弛肌肉和改善胸腰椎活动度，改善局部血液循环，减少致痛物质在局部沉积，促进患者损伤组织的修复。

病案三十　腰椎管狭窄症伴腰椎间盘突出

【病例介绍】

患者男性，80 岁，研究员。于 2017 年 5 月 22 日住院治疗。

主诉：反复腰部疼痛 9 年余，间隙性跛行 3 年，加重 3 个月。

现病史：患者自 2008 年开始腰部疼痛，时轻时重，反复发作，近 3 年出现间隙性跛行，近 3 个月明显加重，含腹弯腰扶仗助行约 20m，即出现双下肢酸胀痛、麻木，右下肢为甚，夜休不能平卧，翻身极度困难，休息后缓解如此反复，曾在西京医院，交大一附院及西安红会医院脊柱科就诊，诊断为"腰椎管狭窄症"，见于年龄偏大，本人也惧怕手术治疗的风险，转来我院就诊，以"腰椎管狭窄症""第 4 腰椎滑脱 I 度"收住院。

查体显示：脊柱无明显后凸、侧弯畸形，腰椎活动度差，$L_4 \sim S_1$ 右侧棘突旁压痛（+），叩击痛（+）。右侧坐骨神经出口处压痛（+），胸部垫枕实验（+），腹部垫枕实验（+），右侧腓神经弹拨实验（+），左直腿抬高试验（−），右直腿抬高约 50°（+），右侧加强实验（+），双侧"4"字实验（−），双髋关节活动正常，马鞍区触痛觉正常。双下肢肌力、肌张力及感觉正常。右侧踇指背伸肌力减弱，双膝、跟腱反射正常。双 Babinski（−）。余肢体未见异常。VAS 疼痛评分：5 分。

影像学检查：腰椎 MRI 示（MRI，2017 年 2 月 16 日，本院）：①腰椎退行变。L_4 椎轻度向前滑脱。② $L_{1\sim2}$、$L_{3\sim4}$、$L_5 \sim S_1$ 椎间盘膨出并向后中央偏右突出。$L_{4\sim5}$ 层面黄韧带增厚、椎管狭窄。

诊断：①腰椎管狭窄症（$L_{1\sim5}$）；② L_4 椎体滑脱（I 度）。

治疗经过：先后采用"$L_{4\sim5}$、$L_5 \sim S_1$ 椎间盘射频消融术"（2017 年 2 月 2 日），2017 年 5 月 22 日采用"$L_{4\sim5}$、$L_5 \sim S_1$ 椎间孔脉冲射频术""椎间孔药物灌注治疗"，15 天后分别行脊柱、胸、腰段关节，腰骶段，骶髂关节，髂腰韧带，腰方肌止点，$L_{3,4,5}$ 椎间关节及黄韧带，$L_{4\sim5}$ 黄韧带及椎间孔的银质针导热及双下肢髌下脂肪垫、内收肌管、鹅掌、内外侧副韧带、腓肠肌内、外侧头等治疗。共住院 6 次，历时 3 个多月，采用银质针导热 10 余次，完成上述部位治疗，经过 4 个月的康复训练及功能锻炼伴观察随访，患者腰痛及双下肢的症状基本消失，弃杖行走约 500m，可以抬头挺胸，翻身自如，恢复日常生活。

【讨论及分析】

银质针导热技术的治疗作用：一是改善局部软组织的血供，把血液中的氧和营养成分输送给病变组织，给组织的自力修复提供了可靠的物质基础，还维持组织中的代谢治疗产物运出，有利于炎症的吸收和消散。二是解除肌痉挛，通过针刺效应和热扩散效应，治疗结束后这种热传输效应将持续存在较长一段时间，使病变组织保持松弛，随着血供增加病变组织的修复将进入良性循环。三是银质针导热治疗，增加组织血液供应，解除病变组织炎症，具有抗炎作用，对于消除长期病变组织的慢性无菌性炎症提供了环境和条件。

该患者因年迈和脏器功能不全而不宜进行开放手术治疗，采用椎管内外达到椎间盘减压、软组织松解、增加血供、消除炎症、解痉镇痛的目的。取得明显的疗效。其中银质针导热治疗起到比较持久的作用。经临床初步观察，银质针导热使肌筋膜、小关节囊获得松解，与椎间盘内压力变小共同减轻了对硬膜囊和神经根的刺激与压迫，从而获得可靠的临床效果。

病案三十一　会阴痛

【病例介绍】

患者女性，63 岁，农民。于 2009 年 7 月 25 日就诊。

主诉：会阴痛 3 年。

现病史：自诉会阴痛 3 年，逐渐加重，近半年每天会阴部火烧样痛，伴有坠胀感，夜间疼痛加重难忍，生不如死，在东海县医院妇科诊治了一年多，未见疗效，到连云港市人民医院疼痛科就诊。

查体：腰脊柱外观无畸形，腰部肌肉高度紧张及僵硬，$L_{2\sim5}$ 棘突旁椎板与小关节肌附着处压痛（+++），腰胸椎未及叩痛，双直腿抬高正常，会阴区皮肤未及痛敏。

影像学检查：腰椎 CT 扫描提示，$L_5\sim S_1$ 间盘突出。头颅 CT 及其他实验室检查均无异常。腰椎 MRI 示：腰椎管狭窄，$L_{4\sim5}$ 间盘膨出伴突出，$L_5\sim S_1$ 间盘突出，关节突增生。

诊断：腰部软组织损害性会阴痛。

治疗经过：施行腰椎关节突银质针导热治疗 2 次（间隔 3 个月）。第 1 次治疗 1 个月后，疼痛逐渐减轻，经 3 个月再次导热治疗疼痛基本消失。3 年后症状复发，再行一轮腰椎关节突银质针导热，嘱其每 2 年银质针复诊治疗 1 次。至今维持很好。

【讨论及分析】

腰关节突滑膜神经通路研究提示，下肢的肌筋膜与滑膜的神经末梢为同一自主神经网络，以腰椎关节突滑膜为切入点银质针导热，可调理下肢肌筋膜的紧张度，解除交感神经卡压，逆转自主神经功能障碍，有效地缓解病理性神经痛。

病案三十二　腰部、骶髂关节周围软组织损伤

【病例介绍】

患者女性，31岁，护士。于2015年7月16日就诊。

主诉：腰部、臀部及双下肢疼痛，麻木伴行走功能障碍2年。

现病史：患者2年前无任何明显诱因出现腰骶部、臀部疼痛，双下肢酸困，活动不适，以劳累过度加重，休息后略有缓解，2年间在全国多家知名医院就诊，给予射频、针刀等各种各样理疗反复多次治疗，均不能有效缓解，近3个月疼痛症状明显加重，呈持续性，口服药物不能缓解症状，连续步行仅20m，夜间无法睡眠，生活不能自理，后经人介绍来我院就诊。患者无发热及腹泻病史，无家族性遗传病及传染病史。

专科检查：腰部前曲、后伸活动受限，腰骶部、臀部广泛性压痛，深压痛尤为明显，双侧骶骨外缘明显压痛，双侧髋关节"4"字征阳性，双下肢肌力正常，感觉正常，直腿抬高试验阴性。

影像学检查：腰椎、骨盆CR，腰椎MRI、CT扫描骨盆、骶髂关节检查结果均未见异常。

实验室检查：血、尿、生化及传染病检查结果正常。

诊断及鉴别诊断：根据病史、症状、体征和生化检查可排除强直性脊柱炎和风湿免疫系统疾病，依据影像学检查可以排除骨病、椎管内肿瘤及腰椎间盘突出症。依据病史，患者因为护士上夜班期间长期半坐位睡觉，引起腰骶部、骶髂关节周围肌肉、韧带损伤，诊断为：①腰骶部软组织损伤；②臀部软组织损伤；③骶髂关节软组织损伤。

治疗经过：第一次腰骶部银质针导热治疗后，患者当天晚上疼痛明显缓解，无需服用止痛药可正常睡眠。第二天行走显著改善（有视频），一周后再次双侧臀部银质针导热治疗一次，患者可连续行走30分钟有轻度疼痛（有视频），坐、卧疼痛症状消失，生活自理，但是继续行走超过30分钟后出现腰骶部及左下肢疼痛。回家康复三个月后复查，症状仍然存在，给予左侧骶骨外缘和骶髂关节部位银质针导热治疗一次，症状完全消失，1个月复查无复发（有视频），目前随访2年已正常上班。

【讨论及分析】

患者年轻女性，无明显诱因出现腰骶部疼痛伴左下肢放射性疼痛2年，反复多次全国各医院就诊无效且渐加重，以致无法正常生活和工作。追问诊疗经过发现主要原因是诊断不明确，其诊断主要考虑腰椎间盘突出症、强直性脊柱炎两种为主，但影像学结果和检验检查不支持，体征不符，治疗无从下手。我们在询问病史时发现，因患者工作为护士，长期上夜班期间半坐卧于两只椅子上睡眠，有损伤腰部、臀部和骶髂关节肌肉、韧带的诱因，且患者在漫长的诊治过程中在臀部用小针刀、射频治疗后有1个月的轻度缓解期，过后症状反复且进一步加重。综合考虑，我们认为病变部位在腰骶部、臀部及骶髂关节软组织广泛严重慢性损伤，治疗按照此思路进行，在患者的腰部、臀部、骶髂关节分别用银质针导热治疗一次后，症状完全消失，达到治愈。目前随访2年，已正常上班。

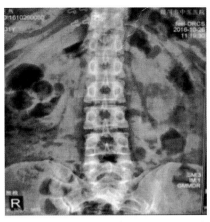

图 7-29　X 线正位片，腰椎大致正常

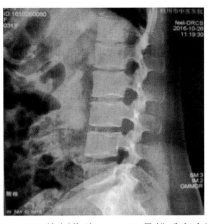

图 7-30　X 线侧位片，L_5~S_1 骨松质密度增高

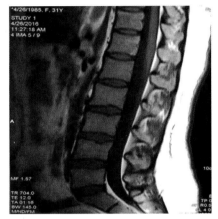

图 7-31　MRI 片矢状位未见椎间盘突出

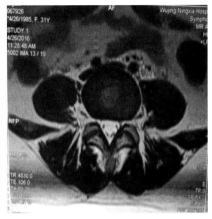

图 7-32　MRI 片水平位肋筋膜高信号征象

病案三十三　强直性脊柱炎

【病例介绍】

患者男性，28 岁，农民。于 2017 年 4 月 20 日就诊。

主诉：腰背部疼痛 3 年，加重伴活动受限 1 个月。

现病史：患者 3 年前因劳累、受凉后出现双髋部疼痛，为间断性酸痛，后渐出现腰骶部疼痛伴翻身、起坐受限及腰部晨僵感，劳累、受凉后疼痛明显加重，休息及保暖后稍减轻。此后上述症状反复发作，每遇劳累、弯腰后症状明显加重，逐渐出现腰部活动受限，榆林市第二人民医院行相关检查后诊断"强直性脊柱炎"给予理疗、按摩、针灸等治疗后症状缓解不明显。1 个月前因受累、受凉后上述症状再次加重，腰骶及双侧臀部困痛不适，且伴双侧腹股沟区、大腿前侧酸困不适，翻身、起坐需家人帮助，腰部活动前屈、后伸、旋转活动明显受限，自行口服止痛药物（具体不详）无好转，严重影响正常起居及工作，为求进一步治疗遂来我院诊治。

查体：腰椎生理曲度变直，双侧腰背肌高度紧张及僵硬，广泛性压痛（+++），腰背肌触及如铁板状。双侧阔筋膜张肌压（+++），双侧臀中小肌压痛（+++），双侧耻骨上下支内收肌附着处压痛（+++）。腰椎活动度受限前屈20°、后伸10°、侧屈左10°右10°、旋转左10°右10°。双侧"4"字试验（+），双下肢直腿抬高70°。双下肢肌力正常，双下肢皮肤感觉未见明显异常。双下肢肌张力及肌容量正常。双侧巴宾斯基征（－）。

影像学检查：腰椎正侧位、骨盆平片示：$L_{4\sim5}$、$L_5\sim S_1$椎间隙变窄，对应椎间孔变小；腰椎各关节突边缘模糊；双侧骶髂关节间隙模糊、消失。

红外热像图示：脊柱腰骶区域高温区增宽，双下肢及足底热像基本对称。提示：腰骶区域软组织疾病。

实验室检查：HLA-B27（+）；类风湿因子（－）。

诊断：强直性脊柱炎。

治疗经过：第1次给予髂后上棘内缘与骶骨外缘肌附着处银质针导热治疗，第2次给予$L_1\sim S_1$棘突旁及关节突关节肌附着处银质针导热治疗。两次银质针导热治疗后，腰部疼痛及僵直感明显减轻。第3次分别给予两侧臀中小肌银质针导热治疗后，臀部困痛减轻，腰部活动度较前好转，翻身起坐明显改善。第4次给予内收肌耻骨附着处银质针导热治疗后，双侧腹股沟区、大腿前侧酸困感减轻。治疗期间一直配合柳氮磺吡啶口服，后期给予中药热敷治疗1个月。疼痛基本消失，腰椎活动如常。

【讨论及分析】

强脊炎的病理特征为滑膜、关节囊、韧带或肌腱骨附着点的复发性自身免疫性炎症。炎症在关节囊、韧带或肌腱骨附着点反复发作，最终导致椎体变形，韧带钙化，出现胸腰活动受限。本患者属于强脊炎的早期阶段，病变主要因关节囊、韧带的炎性刺激疼痛进而出现肌肉、筋膜痉挛性疼痛。因受凉、劳累后突发性加重，银质针导热治疗腰骶部肌肉附着点及腰椎关节突关节附着肌及韧带，消除炎症及肌肉痉挛，达到解除疼痛和改善腰部活动度。臀部及髋前肌群附着点通过银质针导热达到以松治痛的效果，口服药物可控制病情活动，后期配合中药热敷通过温热作用改善局部血液循环，减少致痛物质在局部的堆积，减轻和缓解疼痛及改善关节的活动功能。

病案三十四　强直性脊柱炎

【病例介绍】

患者男性，37岁，农民。于2016年9月16日收治治疗。

主诉：反复腰背部疼痛不适5年。

现病史：患者5年前无明显诱因开始出现腰部疼痛不适，疼痛呈阵发性胀痛，体力活后加重，休息后缓解，伴双侧大腿及臀部牵扯性疼痛，无四肢麻木、头晕、头痛等，期间曾在我院诊断为"腰椎间盘突出症、强直性脊柱炎"治疗后好转出院。之后有反复，久站、久坐、久走后加重，平躺休息后缓解，无晨僵、跛行，无咳嗽、潮热、盗汗、肌肉萎缩、进行性消瘦等，未行特殊治疗，症状无明显缓解，今为求进一步诊治，遂至我院就诊，门诊以"强直性脊柱炎"收入我科住院治疗。

查体：脊柱生理曲度变直。腰部活动受限，前屈 $20°$，背伸 $10°$，左右侧屈 $15°$，皮肤感觉正常，肌肉紧张，$L_{1\sim5}$、L_5-S_1 棘旁 2cm 压痛明显，双下肢活动受限，双下肢直腿抬高试验（-），拾物试验阳性，双下肢"4"字试验（-），腰大肌试验阴性，跟、膝腱反射正常，双下肢踇趾背伸肌力正常、外周神经感觉正常。双髋活动受限，屈髋屈膝试验（+）。

检验辅诊检查：HLA-B27（+）；心电图；电轴左偏，窦性心律不齐。

影像学检查：X 线片，腰椎正侧位竹节样变；骨盆片，骶髂关节部分融合。

腰椎 MRI（2017 年 5 月 1 日本院）：① $L_{4\sim5}$、$L_5\sim S_1$ 椎间盘突出；② $L_{3\sim4}$ 椎间盘变性膨出。

诊断：①强直性脊柱炎；②腰椎间盘突出症；③腰椎骨质增生症。

治疗经过：第 1 次在骶髂关节（骶髂后韧带）、腰骶关节及髂腰韧带布针，左右各 8~10 枚，温控巡检仪加热 30 分钟，针后患者感觉晨起腰部僵硬缓解，疼痛锐减。第 2 次于 $T_{12}\sim L_5$ 小关节囊左右各布针 10 枚，同节段每对关节布 2 枚针，治疗后腰部活动度有所改善。第 3 次双侧横突背面腰方肌及筋膜布针；第 4 次下胸段关节突。4 次治疗后腰部及臀部酸胀痛及晨僵基本消失，腰部活动范围增大。（疗效标准参照国家中医药管理局医政司《中医医疗技术手册》2013 年普及版。疗效对照，银质针导热组 5 年以上疗效优于传统针灸理疗组。）

【讨论及分析】

强直性脊柱炎早中期诊断，易漏诊。临床腰痛检查往往是以 X 线、CT、MR 影像学为依据，如果不是活动期 $HLA-B_{27}$ 阴性或假阳性。早期以 X 线片骶髂关节的变化极其重要，病史生化为参考。鉴别诊断：腰椎结核均可引起腰部隐痛及腹股沟疼痛，本病早期局限性腰椎结核可刺激邻近的神经根，造成腰痛及下肢放射痛。腰椎结核有结核病的全身反应，腰痛较剧，X 线片上可见椎体或椎弓根的破坏。结合病史、体征及腰椎 MRI 检查可鉴别。

强直性脊柱炎的病因与其他腰痛的不同，所以用常规腰痛治疗，疗效欠佳才考虑强直性脊柱炎。在治疗一个疑难重症时，用许多方法都是近期疗效。最近用了一个钉板效应的理念，用银质针导热疗效明显提高。强直性脊柱炎发病是从骶髂关节逐渐向颈部发展，首先影响骶髂，像钉板一样结实。治疗从钉板最下面去掉两钉，患者在运动过程中逐渐靠自身的力量使上面关节囊逐渐松动，再用银质针把关节囊挛缩解除，疗效更明显。

病案三十五　强直性脊柱炎

【病例介绍】

患者男性，30 岁，农民。于 2017 年 11 月 20 日来院就诊。

主诉：腰髋及背部僵硬疼痛 2 年余，加重 1 个月。

现病史：患者自诉 2 年前无明显诱因出现腰髋部僵硬疼痛不适，活动后可减轻，晨起时疼痛明显，逐渐出现腰背部僵硬疼痛，颈部酸困不适，间断给予口服药物（具体用药不详），疼痛时轻时重，于 1 个月前腰背部疼痛加重，夜间影响睡眠，在平煤总医院化验确诊为"强直性脊柱炎"，为求系统治疗，今来我院，门诊以"强直性脊柱炎"收入院，现症见于患者腰、髋、背部僵硬疼痛，颈部酸困不适，久坐及晨起时腰背部僵硬疼痛明显。

查体：脊柱生理曲度变直，活动度减小，有纵向压痛叩击痛，双侧骶髂关节压痛叩击痛，双侧腰背肌僵硬，腰椎活动度：前屈 40°，后伸 10°，左侧弯 10°，右侧弯 10°，双侧腰方肌压痛，双侧"4"字试验阳性；脊柱两侧竖脊肌压痛叩击痛阳性。颈椎活动度前屈 30°，后伸 10°，左侧弯 10°，右侧弯 10°，双侧颈夹肌、头夹肌、斜方肌、菱形肌压痛阳性。双下肢肌力正常，双下肢皮肤感觉无异常，双下肢肌张力及肌容正常，双侧巴宾斯基征阴性。

影像学检查：腰椎正侧位、骨盆平片：腰椎生理弯曲变直，序列不整齐，所见椎体缘均示唇样改变，$L_{4\sim5}$ 椎间隙略窄、椎间孔略小。两侧骶髂关节密度增高，以髂骨明显，关节面欠规则。

实验室检查：HLA-B27（+）。

入院诊断：强直性脊柱炎。

治疗经过：以脊柱为中心，由骶髂关节部位至颈部，分 5 次进行银质针导热治疗。第 1 次给予髂后上棘内缘与骶骨外缘肌附着处银质针导热治疗；第 2 次给予 $L_1\sim S_1$ 棘突旁及关节突关节肌附着处银质针导热治疗。两次银质针导热治疗后腰骶部疼痛僵硬感明显减轻；第 3 次、第 4 次分别给予 $T_6\sim T_{12}$、$T_1\sim T_6$ 棘突旁及关节突关节肌附着处银质针导热治疗，背部经银质针导热治疗后晨起僵硬疼痛感较前好转，夜间已不影响睡眠；第 5 次给予 $C_2\sim C_7$ 棘突旁及关节突关节肌附着处银质针导热治疗后颈部酸困感缓解，5 次银质针导热术后脊柱活动度较前明显改善，弯腰翻身较前灵活。治疗期间给予双氯芬酸钠肠溶片、柳氮磺吡啶口服，后期给予中药六味地黄汤加减红花、桃仁、青风藤、鸡血藤、忍冬藤、全虫、蜈蚣、当归、黄芪等药物进行巩固治疗 1 个月，腰、髋、背部僵硬疼痛基本消失。

【讨论及分析】

强直性脊柱炎病情顽固，致残率高，目前国际尚无特效疗法。通过临床观察发现加温密集型银质针疗法有较好的疗效，选用银质针，主要在于：①肌筋膜在骨骼上的附着点（区），而非一般针刺的涉及穴位的概念。所以，银质针针刺要比普通针灸部位深而且范围大。②传热作用快，由于白银的传导热能快，电阻小，而针体针尖温度并不高，患者仅感觉局部温热比较舒适。根据中国科学院生理研究所动物实验的测定结果，银质针的尾处艾球燃烧时测得体外的针体温度为大于 100℃，刺入皮内的针体温度为 55℃，针尖温度为 39～41℃。这种热能传导到深层病痛部位且扩散到周围病变软组织，依据针数的多少，密集程度形成深层的穿透肌肉组织直达骨膜的热反应，这是一般物理疗法所不能比拟的。治疗过程中有两种情况：①强直性脊柱炎的发病是从骶骨向上发展的，不同的时期，患者强直部位的病情程度不一样；②银质针导热部位往往是在肌肉的附着点，骨的表面，一次治疗往往针数比较多，也有一定的痛苦，如酸、困、沉、痛，患者难以接受。鉴于以上两点，故采用分段针法。银质针治疗不仅能将脊柱各个关节粘连的肌腱、韧带等软组织和挛缩筋膜实施分离和松解，改善骨膜以及滑膜、韧带与附着部分的微循环，加速局部的血液循环，建立新的血液循环通道，祛除炎性物质，还能减少或避免脊柱小关节的钙化、硬化、骨化，从而达到减轻疼痛或消除疼痛、控制或延缓强直性脊柱炎病情的发展，改善腰椎局部供血的目的，还可以刺激脊背督脉腧穴，调节各个脏腑，平衡阴阳，储养精气和肌肤，强筋壮骨；还有祛除风寒湿邪的功效。

病案三十六　股骨头坏死

【病例介绍】

患者男性，30 岁，农民。于 2017 年 5 月收住入院。

主诉：双侧髋关节疼痛 1 个月余，加重 3 天。

现病史：患者于 1 个月前无明显诱因出现双侧髋关节疼痛不适，行走时疼痛明显，左侧较重，上楼梯、起身困难，双下肢活动稍受限，无四肢肢体活动障碍、感觉异常，无全身乏力、抽搐，无头昏、头痛，无心慌、胸闷，无腹痛、腹泻，后在泸县第二人民医院、重庆益民医院行检查提示：双侧股骨头无菌性坏死（2 期），未住院治疗。3 天前患者感上述症状加重，行走呈跛行，卧床休息仍感隐痛不适，无潮热、盗汗、进行性消瘦，无肌肉萎缩症状等不适，在家观察病情无明显缓解，现为求进一步检查及治疗，遂来我院，门诊以"双侧股骨头坏死"收住我科住院治疗。

查体：双侧臀部、髋部有明显压痛、叩击痛，双髋活动度欠佳、双髋外展受限，左侧较明显，双下肢直腿抬高试验（+），加强试验阳性（+），髋"4"字试验（+），双侧屈膝屈髋受限。各肢体远端皮肤色温正常，双下肢肌力 5 级。

辅助检查：2017 年 11 月 10 日双髋关节 MRI 示：双侧股骨头无菌性坏死（Ⅱ 期）伴股骨颈、股骨上段骨髓水肿，双侧髋关节囊积液。

诊断：股骨头坏死（双侧，Ⅱ 期）。

治疗经过：第一次于阔筋膜张肌、臀中小肌肌起髂骨翼附着区、肌止股骨大粗隆后端附着处布针 6~8 枚，坐骨结节外上端股方肌肌起附着处；第二次于患侧腹股沟区内收肌群肌起耻骨上、下支附着处分两排布针 8~10 枚；第三次于骶髂关节及后韧带左右各布针 3~4 枚。每次治疗间隔 5 天，3 次治疗后双髋痛基本症状消失，髋关节功能活动自如。

【讨论及分析】

股骨头坏死临床表现症状不一，早期以骶髂及臀大肌的部位为酸痛症状。易误诊为腰椎间盘突出症，但股骨头坏死进展较快，时间长都是双侧出现。患者的病史尤为重要，过量饮酒、髋关节外伤、髋臼发育不全等都是在诊断里必须考虑的。尤其早期诊断易忽略查体症状不典型，以 2~3 期出现典型的跛行时，诊断大多数已 2 期以上。鉴别诊断：双侧股骨头结核病：有潮热、盗汗、消瘦不适症状，双侧髋关节 MRI 可提示结核灶，结合病史及辅助检查可排除。MRI是诊断早期股骨头坏死的最佳选择检查手段，治疗银质针为主，辅助锻炼、配合中药。

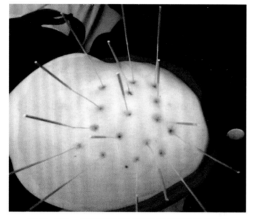

图7-33　髋关节后侧髋臼周围软组织

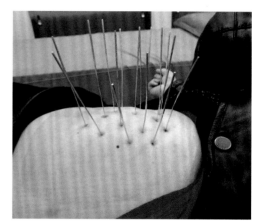

图7-34　髋关节外后侧肌筋膜

病案三十七　右膝骨关节炎伴关节功能障碍

【病例介绍】

患者女性，58岁，教师。于2015年10月15日就诊。

主诉：右侧膝痛，伴关节活动障碍4年。

现病史：患者四年前无明显诱因出现右膝关节疼痛肿胀，X线片示关节退变，服用消炎止痛药，配合物理治疗缓解。以后常常感觉右膝不舒服，上下楼困难，右膝痛经常发作，在骨科门诊做封闭治疗和注射透明质酸，稍有缓解，但时间不长又出现症状。近一年来平地行走也有不舒服感觉，不能下蹲解大小便，严重影响生活质量，骨科让其置换关节，病人不愿意。

查体：右膝肿胀，局部皮温较左膝升高，浮髌试验（＋），右膝内侧浅筋膜肿胀，膝屈曲活动受限（80°），能够完全伸直。右股骨内上髁、胫骨上端内侧软组织、腘窝附近腓肠肌止点明显压痛（＋＋＋），右大腿内侧浅筋膜水肿，右膝内、外侧髌下脂肪垫压痛（＋＋＋）。

影像学检查：X线检查：右膝关节退变，内侧关节间隙狭窄，未见明显游离体；MRI：右膝半月板及交叉韧带未见明显异常实验室检查：ESR/CRP均正常。

诊断：①右侧膝关节骨关节炎；②右膝关节周围软组织损害伴关节功能障碍。

治疗经过：第1次给予右膝髌下脂肪垫银质针导热治疗，二周后对右股骨内上髁、髌骨内上肌肉附着处和胫骨上端内侧软组织、腓肠肌止点给予银质针导热治疗，病人膝痛明显改善。第四周用银拨针松解大腿内侧浅筋膜，仔细处理股四头肌内的肌筋膜触发点，配合膝关节松动术和下肢股四头肌抗阻力和深蹲训练，病人症状基本缓解，并能够下蹲解大小便。

【讨论及分析】

在骨伤科、疼痛科、康复科门诊中，膝关节骨关节炎伴关节功能障碍非常常见。通常的治疗方法是服用消炎止痛药和物理治疗，关节内注射透明质酸或激素，但疗效常不能持久，无法解决引起疼痛的主因——关节周围软组织筋膜水肿、高张和循环障碍。本病例用银质针松解了关节滑膜和关节周围的软组织，处理了大腿股四头肌内的肌筋膜触发点和水肿的大腿内侧浅筋膜，使关节周围软组织张力大大降低，血液循环得到改善，配合康复训练，极大提高了治疗效果。作者认为，无论膝骨关节炎病人疼痛症状如何严重，影像学关节间隙虽有狭窄，但只要临床上关节内无明显绞锁，膝关节尚可完全伸直和有 90° 屈曲，在关节置换前还是有必要试行上述保守治疗，如能配合关节镜或针刀镜关节内冲洗，将大大提高疗效。

病案三十八　膝关节骨性关节炎

【病例介绍】

患者女性，67 岁，退休工人。于 2018 年 4 月 22 日来院就诊。

主诉：双膝关节间断性疼痛 2 年，上下阶梯膝痛加重 2 个月。

现病史：患者自诉 2 年前因长期劳累致双膝关节疼痛，呈间断性困痛，休息及保暖后减轻，劳累受凉后加重，期间曾给予外贴膏药及口服药物（具体用药不详）等治疗，症状时轻时重反复发作，2 个月前因过度劳累后出现双膝关节疼痛加重，活动受限，为求系统治疗，遂来我院诊治，门诊以"双膝退行性骨关节病"收入院，入院症见：双膝关节疼痛，行走时疼痛加重，蹲站及上下楼梯困难。

查体：双膝关节活动度减小，左膝关节，屈 60°，伸 −5°，右膝关节，屈 90°，伸 0°，双膝过伸试验阳性，右膝抽屉实验阳性。"N"字试验阳性，双膝髌研磨试验阳性，双膝内、外侧副韧带加压试验阳性并压痛，双膝髌下脂肪垫、髌韧带压痛，双膝腓肠肌、腘肌压痛。

影像学检查：双膝 DR 片：双膝关节退行性改变 MRI 检查：左膝关节半月板前角和后角有 1~2 度损伤，前、后十字韧带均有损伤。关节腔内并有少量积液。右膝关节前角和后角均有 2~3 度的损伤。

实验室检查：ESR 30mm/h，ASO（−），RF（−），CRP（−）。

诊断：双侧膝关节骨性关节炎。

治疗经过：第 1 次给予髌骨下 1/2 段，髌尖边缘及髌尖缘下 1cm 处行银质针导热治疗；第 2 次给予膝关节内外侧副韧带及周围肌肉、肌腱、滑膜压痛处行银质针导热治疗，两次银质针治疗后行走时双膝关节疼痛已明显减轻；第 3 次给予腓肠肌内外侧头与股骨内外髁后侧压痛处行银质针治疗术，术后腘窝处疼痛也明显缓解，双膝关节蹲站及上下楼时尚有酸困感，治疗期间配合双氯芬酸钠肠溶片、复方硫酸软骨素片口服，后期给予红外线照射治疗 10 天，双膝关节疼痛基本消失，活动自如。

【讨论及分析】

膝关节退变往往都是以骨质增生来讨论的。骨质增生是人体退变的一种方式，它与随着年龄的增长或长期从事体力劳动，感受风寒湿邪有关。但增生与疼痛的关系并非增生重疼痛就重，增生轻疼痛就轻。

银质针的特点是密集性压痛点针刺治疗，它与传统的针灸不同，不是针对经络的某几个穴位或某一个阿是穴施治，具有规律性众多的压痛点群，对压痛点与肌腹的病变起到"点与面相结合"的治疗作用，即所谓软组织病变区是以该区域作为密集压痛点针刺，从而松解软组织痉挛，减轻或消除无菌性炎症，增加血供而起到止痛与组织修复的作用。

病案三十九　膝关节骨性关节炎（双侧）

【病例介绍】

患者女性，66 岁，退休干部。于 2017 年 6 月 9 日入院治疗。

主诉：双膝关节疼痛 10 年，加重 1 个月余。

现病史：患者膝关节疼痛，上下楼及下蹲起立时疼痛加重，不能快走与足部弹跳，影响生活。曾在"红会医院"诊断为"骨性关节炎"，给双膝关节腔注射玻璃酸钠，症状改善不明显。否认高血压病、冠心病及糖尿病病史，无手术及外伤史，亦无药物过敏史。

查体：一般情况可，心肺（－）。双膝关节轻度肿胀，呈膝内翻畸形，双膝伸直150°受限，双侧浮髌试验（－），双侧髌下脂肪垫挤压征（＋＋），下肢半蹲试验（＋），研磨试验（－），抽屉试验（－）。膝周软组织压痛部位：股内收肌管（＋），股外侧肌（＋），胫侧副韧带（＋＋），小腿外侧筋膜间隔（胫前肌与腓骨长肌间隔）（＋＋）；半腱半膜肌（＋＋），腓肠肌内外侧头（＋＋），臀中肌（＋），骶结节韧带（＋）。

影像学检查：X 线（DR）显示双膝关节退行性改变，内侧胫股关节间隙变窄；髌骨增生。

诊断：①双侧膝关节骨性关节炎；②膝关节髌下脂肪垫损害；③胫侧副韧带损伤。

治疗经过：入院后行银针导热治疗 5 次，治疗部位分别为髌下脂肪垫、内收肌管、股外侧肌及肌腱移行处、半腱半膜肌下端、腓肠肌内外侧头、小腿腓骨长肌与胫前肌之间肌间隔及关节间隙胫侧或腓侧支持带，最后松解臀中小肌和骶结节韧带等。症状明显改善，一次比一次进步，行走及上下楼梯自如。1 个月后开始膝关节功能练习，完成下蹲动作及下肢平衡。

【讨论及分析】

银质针导热有针刺与热扩散效应的特点，它的传热度较传统的毫针快而高，尖升温可达 40℃ 左右，这种热能传导深入到痛点部位，扩散到周围病变，可使微循环血流量逐步增加，机体局部应激即增加血供，改进代谢。促进致痛物质消除，比艾绒加热温针后局部微血管扩张，起到更好的消除无菌性炎症病变。且还有病变组织自我修复能力，故远期疗效尚好。对于膝关节骨性关节炎而言，大多数患者，只要膝关节胫股关节、髌股关节保留一定的关节间隙，银质针导热治疗可以改善膝关节功能，取得较好的疗效。

病案四十 膝关节骨性关节炎（双侧）

【病例介绍】

患者女性，73岁，退休工人。于2017年9月6日收住入院。

主诉：双膝关节疼痛伴活动受限4年，加重2个月。

现病史：患者自发病以来，下蹲起身困难，上下楼梯时疼痛加重，影响工作与生活，曾在"仲德骨科医院""西安市中医院"行关节腔内臭氧注射、玻璃酸钠注射、中药熏蒸、针灸及小针刀松解治疗，膝关节痛未见明显好转，上下阶梯和下蹲起立仍较困难，即来本院就诊。患有高血压病8年，口服降压药"硝苯地平"5mg，每日3次，血压平稳（140/80mmHg），否认冠心病及糖尿病病史，对磺胺药过敏史。

查体：一般情况可，心肺（−），双膝关节轻度肿胀，呈内翻畸形，伸直110°受限，双侧浮髌试验（−），双侧髌下脂肪垫挤压（+++），研磨试验（±），抽屉试验（−）。

影像学检查：2017年7月19日DR：双侧膝关节骨性关节炎。

诊断：①双侧膝关节骨性关节炎；②双侧髌下脂肪垫损害。

治疗经过：入院后行银针导热治疗8次，治疗部位分别为髌下脂肪垫、股外侧肌及肌腱移行处、半腱半膜肌下端、腓肠肌内外侧头、小腿腓骨长肌与胫前肌之间肌间隔，最后松解臀中小肌肌起髂骨翼附着处及肌止股骨大粗隆后侧附着处等，每个部位区域布针4~6枚。膝痛症状与下蹲功能得到明显改善，行走及上下楼梯自如。

【讨论及分析】

银质针针身长，对深层软组织较容易正确地刺准病变区域，起到软组织松解"以针代刀"的作用，较有效地治疗原发性疼痛。再则针身粗，不会被肌肉的过度收缩而折断或出现滞针现象，还有银质针质地软，并可附着骨膜的骨凹面弯曲，继续推进至主要的发病部位以扩大治疗面，能进一步提高疗效。

骨性关节炎多半系关节创伤或严重退变或慢性持久关节磨损所引起，治疗的关键一是松解关节周围肌肉、肌腱与韧带；二是消除局部组织无菌性炎症；三是改善血供，提供充足的热量和营养。银质针导热所以有确定疗效，正是具有解痉、消炎、增加血供的作用。如果同关节内抽除积液并加以液体冲洗，会有更好的临床疗效。

病案四十一 腰椎手术失败综合征（FBSS）

【病例介绍】

患者女性，43岁，公务员，在国外工作。于2009年7月来院就诊。

主诉：腰椎减压内固定术后持续腰痛，左下肢胀痛2年半。

现病史：患者因$L_{4\sim5}$、$L_5\sim S_1$椎间盘突出，排尿困难1周伴会阴区发木。于2007年1月11日在韩国行腰椎开窗减压手术。术后左下肢麻木缓解，仍然排尿困难，术后1周小便失禁。于2007年1月19日，回国内某医院实施第2次腰椎减压并内固定手术，术后小便失禁渐好，马尾损害逐渐恢复。1个月后腰臀腿胀痛明显而影响工作。

术后2年半来，晨起弯腰穿裤困难，影响生活自理，其间做针灸、理疗、按摩，疗效甚微。于2009年7月22日慕名来院诊治，以腰椎管外软组织损害收住院治疗。

查体：脊柱无畸形，腰段脊柱中间可见长10cm皮肤切口瘢痕。①压痛点分布：T_{10}~S_1椎旁肌肉僵硬，椎板压痛（++），$L_{2~4}$横突末端及背面压痛（++），髂嵴后1/3、髂后上棘内缘骶棘肌起始部骨膜附着处明显压痛（+++），髂嵴中段前唇腰方肌附着处压痛（++）。双侧臀部臀中小肌起髂骨翼附着处、坐骨大孔内上缘肌止后部附着处、股骨大粗隆后端肌止前部附着处压痛明显（+++）。骶结节韧带骶骨外缘附着处压痛（++），但以左侧为显。②腰椎活动度前屈受限，双侧髋关节、膝关节活动正常，双下肢肌力及感觉正常范围。③俯卧位腰椎屈伸试验（±），胫神经弹拨试验（+），双侧直腿抬高试验60°无根性征。

影像学检查：腰椎MRI、CT显示L_5~S_1椎管减压，椎间置入物、椎弓根固定位置良好、排列整齐，腰椎稳定无滑移现象。

实验室检查：血、尿、生化检查正常。

诊断：腰椎手术失败综合征，腰臀部部软组织损伤。根据症状、体征及实验室检查可排除风湿免疫系统疾病，腰部影像学检查未见椎管狭窄、椎体压缩骨折或滑移，根据术后复查结果，腰臀部软组织有严重损害。

治疗经过：分别在腰部、臀部上述压痛区域施行银质针导热治疗3次，治疗2周后，腰臀部及左下肢疼痛基本消失，间隔3周后做第2个疗程，给予腰臀部2次银质针导热。腰部肌肉变软、活动自如，行走正常。治疗2周后，腰臀部酸胀沉痛、左下肢疼痛消失，俯卧位腰椎屈伸试验（-）、胫神经弹拨试验（-）。治毕3个月后复查评定疗效为优，随访1年疼痛症状无复发。

【讨论及分析】

患者患腰椎间盘突出症（$L_{4~5}$/L_5~S_1）伴有马尾神经损害，先后经二次腰椎手术，L_5~S_1腰椎间盘巨大突出（破裂型）摘除和腰椎减压并内固定手术。术后小便失禁渐好，马尾损害逐渐恢复。1个月后腰臀腿胀痛明显而影响工作。即腰椎减压和固定手术仅解决椎管内神经根与硬膜囊及马尾神经压迫问题，疼痛发病区域大部分存于椎管外肌筋膜、关节囊及韧带处，软组织损害发生肌挛缩、缺血最终导致腰脊柱失稳。虽然腰椎减压加固定使神经根、硬膜囊受压获得松解，脊柱局部节段稳定得到改善，但是整个脊柱尤其是下腰部稳定性并未解决。椎管内外病变通过腰椎屈伸试验、脊柱侧弯试验和胫神经弹拨试验三项试验可以得到验证。影像学检查只是作为诊治参考，不是唯一标准。

椎管外软组织损害目前常用的高效治疗手段是"现代三项"，即银质针导热、脊柱关节整复、神经营养药物注射。其中银质针导热是关键治疗技术。它有消除炎症、松解肌筋、改善血供从而取得修复组织的综合作用。如此，不仅有较显著的近期疗效，还会有良好的远期疗效。其治疗部位主要选择在骶棘肌起始部、腰背肌筋膜、骶髂后韧带、腰椎小关节；臀中小肌、臀肌筋膜、骶结节韧带等处，按力学分布、分区域进行导热治疗，获得疗效。

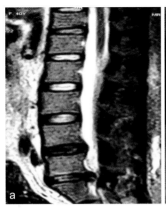
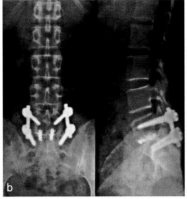
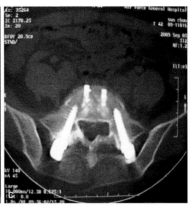

图 7-35　a. MRI 矢状面 L$_{4\sim5}$ 间盘突出、L$_5\sim$S$_1$ 间盘巨大突出（破裂型）；b. DR 正侧位可见 L$_5\sim$S$_1$ 椎间置入物、椎弓根螺钉固定；c. CT 扫描水平面 L$_5$ 椎弓螺钉及椎间置入物位置良好

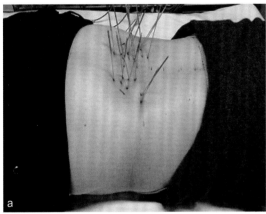
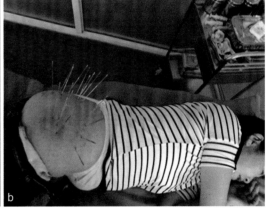

图 7-36　a. 骶棘肌起始部髂后上棘内缘、髂嵴后 1/3，L$_5\sim$S$_1$ 小关节囊布针；b. 臀中小肌肌起髂骨翼处，肌止前部股骨粗隆后缘、后部坐骨大孔内上缘

病案四十二　颈脊髓神经元性疾病

【病例介绍】

患者女性，79 岁，公务员。于 2018 年 4 月 18 日来院就诊。

主诉：左侧肩臂酸痛无力、抬举受限近 3 个月。伴有头晕、颈僵硬 1 个月。

病史：患者 3 个月之前不明原因感到颈部发僵，左侧肩臂酸软无力，渐渐抬举受限，不能完成摸头、勾嘴、后背等动作。以"肩关节周围炎""颈椎病"，在多家医院给予针灸、理疗、药物注射等治疗，未见疗效。有时并出现头晕、睡眠障碍。后经影像学、肌电图检查疑似"神经元性疾病"，某医院神经科采用多种药物诊治观察，亦无确切效果。

查体：颈脊柱外观无明显畸形，颈肩部肌肉轻度紧张，颈部活动大致正常。左侧肩臂摸头、抬举、搭肩、后背困难，左手勉强抵达臀部。颈椎挤压征（−），臂丛牵拉征左侧（±）、右侧（−），举臂耐力试验左侧（±）、右侧（−）。左侧斜方肌、三角肌、肱二头肌肌力 3~4 级，上肢无感觉障碍，肱二头肌腱反射左侧（+）、右侧（++）。霍夫曼征（−）。

影像学检查：X 线检查：颈椎生理曲度变直；MRI 检查：$C_{5~6}$、$C_{6~7}$ 椎间盘突出、狭窄，颈脊髓受压有高信号显示缺血、且有脊髓变性疑似硬化，C_7 椎体向前滑移、显示椎间不稳。头颅 CT 及其他实验室检查均无异常。

诊断：①多发性硬化（颈脊髓）；②颈椎病（脊髓型）；③颈背部肌筋膜损害。

治疗经过：给予银质针导热治疗、颈椎硬膜外药物注射（2% 利多卡因注射液，甲钴胺注射剂 1 支，利美达松注射液 1 支，生理盐水加至 10ml）、星状神经节阻滞综合治疗。银质针导热针对以下部位施行治疗：①颈部 $C_{3~7}$ 椎板 4 枚、肌筋膜间隔（浅层 2 枚与深层 3 枚）两侧共布针 18 枚；②颈部 $C_{4~5}$/$C_{5~6}$/$C_{6~7}$ 小关节囊，一对关节布针 4 枚，两侧共 12 枚；③头部一侧上项线 3 枚、下项线 3 枚、寰枢侧方关节 2 枚，两侧共布针 16 枚；④侧颈部 $C_{3~6}$ 颈椎横突前斜角肌肌起布针 4 枚、耳后乳突下方胸锁乳突肌肌止 4 枚，两侧共布针 16 枚；⑤颈背部 C_6~T_5 椎板及关节囊，两侧共布针 16 枚。上述部位分为 2 个疗程实施。第 1 个疗程治毕后一周开始左侧肩臂功能逐渐改善，已可勉强摸到头部、勾到嘴边、头晕减轻。3 个月后进行第 2 个疗程，左侧肩臂肌肉萎缩有所改善，活动功能已近正常，可做肩外展、上肢抬举、勾到对侧肩部动作。睡眠也有改善，头晕明显缓解。半年后复诊，疗效稳固，影像学检查无明显改变。

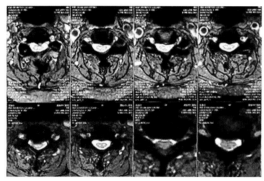

图 7-37　MRI 冠状面见 $C_{5~6}$ 脊髓内有缺血，变性硬化的改变

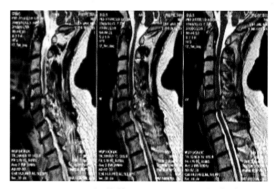

图 7-38　MRI 矢状位见 $C_{5~6}$、$C_{6~7}$ 间盘突出、椎管狭窄，脊髓受压，C_7 椎体前移

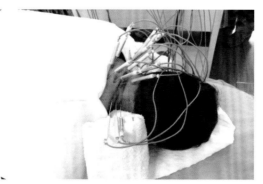

图 7-39　颈椎小关节囊筋膜间隔布针

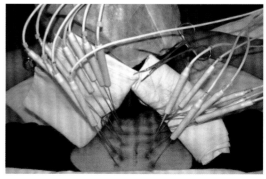

图 7-40　颈椎椎板关节肌筋膜布针

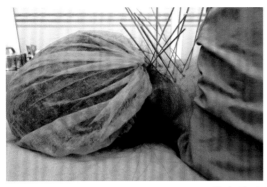

图 7-41　颈椎上下项线肌间隔 $C_{3~6}$ 横突前结节布针

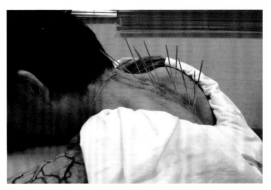

图 7-42　C_6~T_5 椎板肌筋膜棘突布针

【讨论及分析】

本病例诊断为颈脊髓多发性硬化，属于神经元性疾病。发病原因不甚清楚。如是颈椎病引起脊髓压迫损害，则可能是上运动神经元性瘫痪，会发生锥体束征而出现肢体痉挛抽搐、步态不稳、躯体束带感等，此例患者可基本除外脊髓压迫征象。

目前，临床治疗缺乏针对性药物与技术。因银质针导热具有神经调控、能量（热能）传递、营养物质输送等综合作用，有利于组织修复和疾病控制。基于该项技术的作用机制与治疗理念，作者已对脊髓损害性疾病如脊髓压迫、脊髓空洞、多发性硬化、多发性神经炎等症做过治疗病例观察，取得了一定疗效。以下布针部位已获得初步验证：①颈椎椎板、小关节囊；②颈椎横突前结节、颈肌筋膜间隔；③枕部上下项线、下颈段与上胸段椎板。

本病例近期临床效果是肯定的，改善颈髓血供、促进神经细胞修复，从而增加骨骼肌肌力，提高肩臂活动功能。远期效果如何？还应继续观察或定期治疗，值得进一步研究探讨。

参考文献

[1] 张镜如，乔健天．生理学．4 版．北京：人民卫生出版社，1996: 127.

[2] 胥少汀，葛宝丰，徐印坎．实用骨科学．2 版．北京：人民卫生出版社，1999: 332-333.

[3] 克伦肖 AH．坎贝尔骨科手术学（下册）．上海：上海远东出版社，1991: 1091-1095.

[4] 杜心如，万荣．腰骶部骨筋膜室综合征．颈腰痛杂志，2001, 22(2): 162-163.

[5] 张培苏，郭庆芳，吕丹云．被动收缩所致家兔早期僵硬及其超微结构的变化．中国运动医学杂志，1988, 7(1): 1-9.

[6] 郭庆芳，于仙贵，刘佩清．运动员训练后早期肌肉酸痛、僵硬的问题．中国运动医学杂志，1984, 3(1): 1.

[7] 王生，郑强，何丽华，等．静态负荷对家兔骨骼肌肌浆 Ca^{2+} 含量和胞浆网功能的影响．中国劳动卫生职业病杂志，2000, 18(6): 327-329.

[8] 许冰，刘汉安，孔鄂生．中医氧分压传感针的研制．山东生物医学工程杂志，1994, 13(2): 14-17.

[9] 韩济生．神经科学原理．2 版．北京：北京医科大学出版社，1993: 718, 765-767.

[10] 张伯勋．现代颈肩腰腿痛学．北京：人民军医出版社，2003.

[11] 宣蛰人．软组织外科理论与实践．北京：人民军医出版社，1994: 142-143.

[12] 李仲廉，郑宝森，王子千．神经阻滞学．郑州：郑州大学出版社，2001: 245-246.

[13] 李义凯，张云昆，钟世镇．颈部旋转手法对椎动脉流速影响的研究．中国中医骨伤科，1997, 5 (5): 7.

[14] 李义凯，钟世镇．颈椎管侧弯实验形态学变化及其临床意义．解剖与临床，1997, 2(3): 98.

[15] 王福根．银质针疗法在临床疼痛诊治中的应用．中国疼痛医学杂志，2003, 3(9): 173-181.

[16] Wong DA 著．Macnab, Backache, 谭军，郝定均译．麦氏腰背痛．4 版．北京：人民军医出版社，2009: 169.

[17] 王磊，李家谋，刘宝戈，等．慢性小关节源性腰痛与小关节囊神经纤维数量及神经肽 Y 表达变化的病例对照研究．中国骨伤，2014, 27(8): 663-667.

[18] 秦乐，王林，等．银质针肌内刺激对 MPS 大鼠中枢神经递质的影响．中国疼痛医学杂志，2016, 6(22): 417-421.

[19] 王福根，富秋涛，侯京山，等．银质针治疗腰椎管外软组织损害局部血流量变化．中国疼痛医学杂志，2001, 2(7): 80-82.

[20] 宣蛰人．宣蛰人软组织外科学．上海：文汇出版社，2009: 18-19, 53-56.

[21] 吴闻文．腰椎间盘组织中磷脂酶 A_2 活性水平与神经根性疼痛的关系．中国脊柱脊髓杂志，1996, 6(1): 2-6.

[22] 王福根．脊柱关节整复手法治疗软组织疼痛．郑州：河南科学技术出版社，2009: 126.

[23] 尤浩军．肌肉内热刺激对痛觉内源性调控的影响：中枢不同类型阿片受体在下行易化及下行抑制中的作用．生理学杂志，2014, 592(19): 4365-4380.

[24] 林炜，王文彪．宣氏压痛点强刺激推拿疗法配合悬吊运动疗法治疗腰肌劳损 62 例．中医

外治杂志，2010, 19(4): 34-35.

[25] 冯天有．有关腰椎间盘突出症诊断与治疗商榷．中国中西医结合杂志，1991(4): 237-238.

[26] 王福根，江亿平，王素平．银质针治疗腰椎间盘突出症的临床肌电图观察．中国疼痛医学杂志，1999(4): 194-197.

[27] 王福根，侯京山，江亿平，等．银质针疗法在临床疼痛诊治中的应用（一）．全国软组织疼痛微创技术专题研讨会论文汇编，2004.

[28] 王福根．腰腿痛病临床治疗方案选择．中国疼痛医学杂志，2005, 11(2): 109-113.

[29] 王福根．软组织疼痛诊断和治疗的临床研究进展．中国疼痛医学杂志，2011, 17(6): 321.

[30] 叶刚，韩国栋，施燕莉，等.银质针导热治疗髌下脂肪垫损害的临床研究.中国疼痛医学杂志，2007, 13(1): 14-17.

[31] 侯京山，陈华，王福根，等．银质针在温热针法中的热传导作用．中国康复理论与实践，2004, 10(5): 315-316.

[32] 叶刚，韩国栋，林东阳，等．密集型银质针不同加热方法加热效果的临床研究．中国疼痛医学杂志，2010, 16(5): 170.

[33] 叶刚，袁萍，林东阳，等．银质针导热治疗肌筋膜疼痛综合征的临床安全性．中国康复医学杂志，2010, 25(1): 39-41.

[34] 侯京山．陈华．赵艳鸿，等．银质针温度自动控制系统的研究．中国临床康复，2004, 8(20): 4054-4055.

[35] ［德］尼姆兹 (Niemz MH)．张镇西，等译．激光与生物组织相互作用原理及应用．北京：科学出版社，2005: 53-57.

[36] 王福根，江亿平，冯传有，等．银质针肌肉导热疗法临床研究．中国疼痛医学杂志，2005, 11(1): 5-6.

[37] 毕胜，王福根，侯京山．兔髌下脂肪垫损伤动物模型的制备和组织病理变化．颈腰痛杂志，2000, 21(2): 08-10.

[38] 章云海，耿祝生，雷玲，等．经关节突滑膜和椎板肌肉附着点感受器通路给药治疗椎间盘突出性腰腿痛 1236 例分析．中国组织工程研究与临床康复，2008, 12(42): 8327-8330.

[39] 张飞雄．温热针治疗腰椎间盘突出症 35 例临床观察．实用临床医药杂志，2008, 12(1): 80-81.

[40] 章云海，曾因明，周震球，等．皮肤与内脏相关的神经基础研究．中国临床康复，2003, 7(17): 2481-2482.

[41] 章云海，曾因明，周震球，等．皮内注药治疗疱疹后神经痛的机制．中华麻醉学杂志，2003, 23(2): 115-117.

[42] 章云海，孙增先，陈贵华，等．皮内注射利多卡因示踪剂观察神经末梢感受器通路的逆行神经追踪．中国临床康复，2006, 10(4): 128-130.

[43] 章云海，耿祝生，徐志强，等．家兔"风门"穴皮内神经末梢感受器通路的研究．中国组织工程研究与临床康复，2007, 11(14): 2680-2683.

[44] 卢荟，季卫锋，马镇川，等．经皮激光椎间盘减压术 (PLDD) 联合神经阻滞治疗椎间盘突出症的临床研究．浙江临床医学，2008, 10(9): 1160-1162.

[45] 韩顺良，刘辉，廖正银．CT 引导下经皮椎间盘内注射臭氧治疗颈椎间盘突出症．华西医学，2008, 23(6): 1382-1384.

[46] 翁柱庆，陈旭清，周凯，等.臭氧与胶原酶联合注射治疗极外侧型腰椎间盘突出症.微创医学，

2008, 3(6): 573-575.

[47] 耿祝生，章云海，崔吉正．经皮内加关节突滑膜感受器通路给药治疗带状疱疹后神经痛的研究．江苏大学学报医学版，2001, 21(6): 519-522.

[48] 章云海，耿祝生，雷玲，等．经感受器通路银质针导热治疗颈、腰椎间盘突出症 470 例疗效分析．实用疼痛学杂志，2009, 5(5): 343-347.

[49] 章云海，耿祝生，雷玲，等．经腰椎关节突和椎板骨骼肌附着点的感受器通路．中国组织工程研究与临床康复，2011, 15(9): 1527-1530.

[50] 耿祝生，章云海，雷玲，等．经腰椎间盘的感受器通路．中国组织工程研究与临床康复，2011, 15(30): 5511-5515.

[51] 李云庆，陈军，胡三觉．经病理性疼痛模型的创建及其在镇痛机制和治疗研究中的应用．中国疼痛医学杂志，2010, 16(4): 236-237.

[52] 原林，钟世镇．人体自体检测与调控系统筋膜（筋膜学）——经络有关的解剖学基础．天津中医药，2004, 21(5): 356-359.

[53] 徐志强，章云海，卢文，等．家兔"风门"穴肌膜神经末梢感受器通路的实验．中国临床康复，2005, 9(7): 36-38.

[54] 章云海，孙增先，陈贵华，等．皮内注射利多卡因示踪剂观察神经末梢感受器通路的逆行神经追踪．中国临床康复，2006, 10(4)：128-130.

[55] 章云海，雷玲，耿祝生，等．家兔血管神经末梢感受器通路与皮肤末梢感受器通路的关系．中国组织工程研究与临床康复，2006, 10(46): 141-144.

[56] 李学仕，徐杰．对椎间盘源性腰痛诊断和手术治疗的认识．福建医学杂志，2008, 30(2): 91-92.

[57] 李康华，林涨源．椎间盘源性腰痛的再认识．医师进修杂志，2004, 27(11): 8-10.

[58] 陆丽娟，施建中．椎间盘源性腰痛的治疗进展．临床麻醉学杂志，2007, 23(6): 521-523.

[59] 熊伟，宋健治，肖少雄．椎间盘造影亚甲蓝盘内注射治疗椎间盘源性腰痛的疗效分析与探讨．中国中医骨伤科杂志，2007, 15(9): 6-8.

[60] 庄澄宇，曹鹏，郑涛，等．盘内注射治疗伴终板 Modic 改变的退行性慢性盘源性腰痛．中华医学杂志，2009, 89(35): 2490-2494.

[61] 方文，滕皋军，何仕诚，等．椎间盘内电热疗法治疗椎间盘源性腰痛的实验研究及临床应用．介入放射学杂志，2005, 14(3): 299-302.

[62] 夏志敏，张西峰，周辉．椎间盘源性腰痛的治疗进展．中华骨科杂志，2009, 29(1): 65-68.

[63] 黄民峰，陈锋，姜铁斌．椎间盘源性腰痛的治疗进展．中医正骨，2009, 21(1): 24-26.

[64] 侯树勋．有关椎间盘源性腰痛诊治的几个问题．中国脊柱脊髓杂志，2009, 19(6): 401-402.

[65] 汤冀强，黄庆森．椎间盘源性腰痛的治疗进展．中国矫形外科杂志，2009, 17(17): 1307-1310.

[66] 陈金栋，侯树勋，彭宝淦，等．人腰椎交感神经解剖学研究．中华医学杂志，2007, 87(9): 602-605.

[67] 吴闻文，吴叶，侯树勋．腰椎间盘源性腰痛与炎症介质关系的临床研究．中国疼痛医学杂志，2006, 12(3): 138-139.

[68] 陈金栋，侯树勋，彭宝淦．椎间盘源性腰痛的神经传入通路．中国脊柱脊髓杂志，2007, 17(1): 66-68.

[69] 徐虎，李绪松，魏琪，等．盘源性腰痛相关问题的探讨．检验医学与临床，2007, 4(5):

394-395.

[70] 卓祥龙，李兵．盘源性腰痛的研究现状．广西医学，2007, 29(10): 1553-1555.

[71] 彭宝淦，李瑞明，庞晓东，等．椎间盘源性腰痛的分型．中华骨科杂志，2009, 29(9): 801-805.

[72] 邹健，雷刚刚，吴庆能，等．椎间盘源性下腰痛与椎间盘内神经浸润生长的关系．实用临床医学，2008, 9(6): 24-27.

[73] 王额尔敦，王守彪．腰椎间盘源（非神经根）性腰痛的椎间盘形态与神经分布．中国医药指南，2008, 6(15): 159-160.

[74] 刘伟，宋滇文，贾连顺．椎间盘源性腰痛的病理生理学机制．中国矫形外科杂志，2009, 17(5): 364-366.

[75] 任东风，侯树勋，吴闻文，等．TNF-α 和 PGP9. 5 在椎间盘源性腰痛患者椎间盘 MRI 高信号区中的表达．中国脊柱脊髓杂志，2009, 19(10): 725-728.

[76] 章云海，曾因明，张励才．家兔胃伤害性刺激的皮肤牵涉区的研究．徐州医学院学报，2002, 22(3): 192-193.

[77] 耿祝生，章云海，雷玲，等．家兔胃外膜神经末梢感受器通路与皮部经络的相关实验．中国临床康复，2005, 8(14): 125-127.

[78] 雷玲，章云海，宋长祥，等．应用单光子发射计算机断层扫描观察家兔"风门"穴皮下、皮内及静脉注射核素钼锝的走行通路．中国临床康复，2005, 10(15): 126-128.

[79] 申文，张励才，谭冠先，等．经牵涉皮区注入利多卡因对胃痛大鼠脊髓 c-fos 表达的影响．南通大学学报（医学版），2006, 26(3): 170-174.

[80] 王梅芳，曾因明，朱珊珊．皮内注药对急性内脏炎症痛大鼠抗伤害作用的研究．中国药理学通报，2006, 22(3): 307-311.

[81] 章云海，曾因明，周震球，等．皮内注药治疗疱疹后神经痛28例疗效分析．中国疼痛医学杂志，2004, 10(4): 237-240.

[82] 章云海，曾因明，雷玲，等．皮内注射局麻药对结肠镜检查患者的镇痛效应．中华麻醉学杂志，2004, 24(8): 640.

[83] 方韬，张美玲．皮内注药改善阑尾切除术后痛．临床医学，2005, 25(8): 57-58.

[84] 杨晓初．剑突下三点阻滞对阑尾牵拉反应的影响．中国急救医学，2006, 26(2): 157.

[85] 张仲源，徐莉．透皮药物体内吸收的另一条途径．中医外治杂志，2005, 14(1): 8-9.

[86] 郑曙光．药物配合神经阻滞治疗带状疱疹神经痛效果观察．中国实用医药，2009, 4(1): 71-72.

[87] 徐金泉，张明途，杜光生．椎旁神经根联合皮内注药治疗疱疹后神经痛疗效观察．浙江医学，2006(5): 402-403.

[88] 郭雄印，王杏杰，杨金艳．带状疱疹后遗神经痛皮内注射32例．河北医药，2009, 31(11): 1357.

[89] 王春雷，吴金鹏，王军，等．筋膜学说解读中医经络实质及针灸作用机制．中国中医基础医学杂志，2008, 14(4): 312-314.

[90] 辛志强，赵樑，王剑文，等．椎间盘源性下腰痛治疗研究进展．中国骨伤，2009, 22(4): 320-323.

[91] 田牛：组织通道学的重要创立者．科技中国杂志，2009, 10: 110-114.

[92] 李吉茂，李欣．中医伤科用药方法与常用方．北京：人民军医出版社，1994: 81-85.

[93] 关玲等主译. Thomas W. Myers. ANATOMY TRAINS-Myofascial Meridians for Manual and Movement Therapist. 解剖列车——徒手与动作治疗的肌筋膜径线. 北京：北京科学技术出版社，2016: 1-11.

[94] 陆念祖. 陆氏伤科银质针疗法. 上海：上海科学技术出版社，2012: 1-8.

[95] 赵昕，刘炜宏. 腧穴临证指要（国家标准《经穴部位》宣贯）. 北京：中国标准出版社，1994: 6-14

[96] 施杞，韦以宗. 中国骨伤科学·卷一基础理论. 南宁：广西人民出版社，1988: 43-46.

[97] 甄志亚. 中国医学史. 上海：上海科学技术出版社，1984: 28-31.

[98] Hough T. Ergoraphic studies on muscular. Am J Physiology, 1902, 7: 76.

[99] Hill AV. Mechanics of voluntary muscle stiffness. Lancet, 1951, 2(24): 947.

[100] Gisela Sjogaard, Gabrie Savard, Carsten Juel. Erropean Journal of Applied Physiology, 1988, 57: 327-335.

[101] Styf J. Pressure in the erector spinal muscle during exercise. Spine, 1987, 12(7): 675-679.

[102] Toma dasu L, Waites A, Dasu A, Denekamp J. Theoretical simulation of oxygen tension meassurement tissues using amicroelectrode. Physiol Meas, 2001, 22 (4): 713-725.

[103] Sullivan M, Shoal L, Riddle D. Therelationshilp of lumbar flextion to disability in patients with low back pain. Physical Therapy, 2000, 80: 240-250.

[104] Chok B, Lee R, Latimer J, et al. Edurance training of the trunk extensor muscles in people with subacute low back pain. Physical Therapy, 1999, 79: 1032-1042.

[105] Youdas JW, Garrett TR, Egan KS, et al. Lumbar lordosis and pelvic inclination in adults with chronic low back pain. Physical Therapy, 2000, 80: 261-275.

[106] Cherkin DC, Deyo RA, Loeser JD, et al. International comparison of back surgery rates. Spine, 1994, 19: 1201-1206.

[107] Keller RB, Atlas SJ, Soule DN, et al. Relationshilp between rates and outcomes of operative treatment for lumbar disc herniation and spinal stenosis. J Bone Joint Surg Am, 1999, 81A: 752-762.

[108] Thelander U, Fagerlund M, Friberg S, et al. Describing the size of lumbar disc herniations using computed tomography--A comparision of different size index calculations and their relation to sciatica. Spine, 1994, 19(17): 1979-1984.

[109] Thelander U. Straight leg rasing test versus radiologic size, shape and position of lumbar disc hernias. Spine, 1992, 17(14): 395-399.

[110] Guyatt GH, Townsend M, Berman LB, et al. A comparision of likert and visual analogue scales for measuring change in function. J Chronic Dis, 1987, 40: 1129-1233.

[111] Daltroy LH, Cats-Baril WL, Katz JN, et al. The north american spine society lumbar spine outcome assessment instrument: reliability and validity tests. Spine, 1996, 21: 741-749.

[112] Korf MV, Ormel J, Keefe FJ, et al. Clinical section: Grading the severity of chronic pain. Pain, 1992, 50: 133-149.

[113] Atlas SJ, Deyo RA, Keller RB., et al. The main lumbar spine study, II : One year outcome of surgical and non-surgical management of sciatica. Spine, 1996, 21: 1777-1786.

[114] Melzack R. The McGill pain questionnaire: Major properties and scoring methods. Pain, 1975, 1: 277-299.

[115] Bergner M, Bobbitt RA, Carter WB, et al. The sickness impact profiles development and final revision of a health status measure. Med Care, 1981, 19 : 787-805.

[116] Roland M, Morris R. A study of the natural history of back pain: 1: Development of a reliable and sensitive measure of disability in low back pain. Spine, 1983, 8: 141-144.

[117] Patrick DL, Deyo RA, Atlas SJ, et al. Assessing health-related quality of life in patients with sciatica. Spine, 1995, 20: 1899-1909.

[118] Fairbank JCT, Davies JB, Mbaot JC, et al. The oswestry low back pain disability questionaire. Physiotherapy, 1980, 66: 271-273.

[119] Ware JE, Sherbourne C. The mos 36-item short-form survey (sf-36): 1. conceptual framework and item selection. MED Care, 1992, 30: 473-483.

[120] Ware JE, Kosinski, Keller SD. A 12-item short form health survey. Med Care, 1996, 34: 220-233.

[121] Euro Qol Group. Euroqol. A new facility for the measurement of health-related quality of life. Health Policy, 1990, 16: 199-208.

[122] Spillker B (ED). Quality of life assessments in clinical trials. New York: Raven Pres, 1990: 3-57.

[123] Deyo RA, Battie M, Beurskens AJ HM, et al. Outcome Measurement for low back pain research – A proposal for standardardized use. Spine, 1998, 23(18): 2001-2013.

[124] Hokfelt T, Johansson O, Ljungdahl A, et al. Peptidergic neurons. Nature, 1980, 284: 515-521.

[125] Yaksh T L, Hammond D L. Peripheral and central substrates involved in the rostral transmission of nociceptive information. Pain, 1982, 13: 1-85.

[126] McCarthy P W, Lawson S N. Cell type and conduction velocity of rat primary sensory neurons with substance P-like immunoreactivity. Neuroscience, 1989, 28: 745-753.

[127] Leah J D, Cameron A A, Snow P J. Neuropeptides in physiologically identified mammalian sensory neurone Neurosci. Lett, 1985, 56: 257-263.

[128] Duggan A W, Morton C R, Zhao Z Q, et al. Noxious heating of Skn releases immunoreactive substance P in the substmltia gelatinosa of the cat: a study with antibody microprobes. Brain Res, 1987, 403: 545-549.

[129] Duggan A W, Hendry I A, Morton C R, et al. Cutaneous stimuli releasing immunoreactive substance P in the dorsal horn of the cat. Brain Res, 1988, 451: 261-263.

[130] Rosenfeld M G, Mermod J J, Amara S G, et al. Production of novel neuropeptide encoded by the calcitonin gene via tissue specific RNA processing. Nature, 1983, 304: 129-135.

[131] Gibson S J, Polak J M, Bloom S R, et al. Calcitonin gene-related peptide immunoreactivity in the cord of man and eidlt other species. J Neurosci, 1984, 4: 3101-3111.

[132] Morton C R, Hutchison W D. Rease of sensory nelkopeptides in the spinal cord: studies with calcitonin gene-related peptide and galaniil. Neuroscience, 1989, 31: 807-815.

[133] Miletic V, Tan H. Iontophoretic application of calcitonin gene-related peptide produces a slow and prolonged excitation of neurons in the cat lumbar dorsal horn. Bran Res, 1988, 446: 196-172.

[134] Lee Y, Takamik, Kawai Y, et al. Distribution of ealcitonin gene-related peptide in the peripheral nervous system with reference to its coexistence with substance P. Neuroscience, 1985, 15: 1227-1237.

[135] Gulbenkian S, Meridli A, Wharton J, et al. Ultrastructral evidence for the coexistence of

calcitonin gen-related peptide and substance P in secretory vesicles of the peripheral nerves in the guinea pig. J Neurocytol, 1986, 15: 535-542.

[136] Wiesenfbld-Hallin Z, Hokfblt T, Lunaey J M, et al. Immunoreactive calcitonin gene-related peptide and substance P coemst in sensory neurons to the spinal cord and interact in spinal behavioral responses of the rat-Neurosei. Lett, 1984, 199-240.

[137] Mantyh P W, Catton M D, Beohmer C G, et al. Receptors for sensory neuropeptides in human ingammatory diseases: implications for the effector role of sensory neurons. Peptides, 1989, 10: 627-645.

[138] Kruger L, Silverman J D, Mantyh P W, et al. perrpheral patterns of caicitonin gene-related peptide general somatic sensory innervation: cutaneous and deep terminations. J Comp Neurol, 1989, 280: 291-302.

[139] Yaksh T L. Stubsmce prelease from knee joint afferent teminds: moaaauon by opioids. Brain Res, 1988, 458: 319-324.

[140] Ferrell W R, Russell N J W. Extravasation of the knee induced by antidromic stimulation of articular C-fibre afferents of the anaesthetiazed cat. J Physiol, 1986, 379: 407-416.

[141] Hanesch U, HeppehmmB, Schmidt R F. substmce P-and calcitonin gene-related peptide imunoreactivity in primary afferent neurons of the cat, sknee joint. Neuroscience, 1991, 45: 185-193.

[142] Marshall K W, Elizabeth Theriault, Homonko D A. Distribution of substance P and calcitonin gene related Peptide imunoreativity in the normal feline knee. J Rheumatol, 1994, 21: 883-889.

[143] Pieter Buma-Innervaon of the patella. Acta orthop Scand, 1994, 65: 80-86.

[144] Wojtys E M, Beaman D N, Glover R A, et al. innervation of the human knee joint by substance P fibers. Arthroscopy, 1990, 1: 254-263.

[145] Pereira J A, Carmo-fonseca M. Pepide containing nerves in human synovium: immunohistochemical evidence for decreased innervation in rheumatoid arthritis. J Rheumatol, 1990, 17: 1592-1599.

[146] Mapp P I, Kidd B L, Gibson S J, et al. Substance P, calcitonin generelated pertid and C-flanking peptide of neuropeptide Y-immunoreactive fibres are present in normal synovium but depleted in patients with rheumatoid arthritis Neuroscience, 1990, 37: 143-153.

[147] Jason J M, Robert C B, keith A S. Morphological and immvnohisto chemical examination of nerves in nomal and injured collateral ligaments of rat, rabbit, and human knee joints. Anat Rec, 1997, 248: 29-39.

[148] Lam F Y, Ferrell W R. Acute inflammation in the rat knee joint attenuates sympathetic vasoconstriction but enhances neuropeptide-mediated vasodilatation assessed by laser doppler perfusion imaging. Neuroscience, 1993, 52: 443-449.

[149] Karimian M, Ferrel W R. Plasma protein estravasation into the rat knee joint induced by calcitonin gene-related. Neurosci Lett, 1994, 166: 39-42.

[150] Powell FC, Hanigan WC, Olivero WC. A risk/benefit analysis of spinal manipulation therapy for relief of lumbar or cervical pain. Neurosurgery, 1993, 33: 73.

[151] Melani P, Jagbandhansingh. Most common causes of chirpractic malpractice lawsuits. J MPT, 1997, 20 (1): 60.

[152] Rothman, et al. Thespine. Third edition, Philadelphia, 1992.

[153] Li Yikai, Zhu Qingan, Zhong Shizhen. The effect of cervical traction combined with rotatory manipulation on cervical nucleus pulposus pressures. J MPT, 1998, 21 (2): 97.

[154] Arner S, Rawal N, Gustafsson LL. Clinical experience of long-term treatment with epidural and intrathecal opioids - a nationwide survey. Acta Anaesthesiol Scand, 1988, 32: 253-259.

[155] Bederson JB, Fields HL, Barbaro NM. Hyperalgesia during naloxone-precipitated with drawal from morphine is associated with increased on-cell activity in the rostral ventromedial medulla. Somatosens Mot Res, 1990, 7: 185-203.

[156] Besson JM, Chaouch A. Peripheral and spinal mechanisms of nociception. Physiol Rev, 1987, 67: 67-186.

[157] Celerier E, Laulin J, Larcher A, Le Moal M, Simonnet G. Evidence for opiate-activated NMDA processes masking opiate analgesia in rats. Brain Res, 1999, 847: 18-25.

[158] Celerier E, Rivat C, Jun Y, Laulin JP, Larcher A, Reynier P, Simonnet G. Long-lasting hyperalgesia induced by fentanyl in rats: preventive effect of ketamine. Anesthesiology, 2000, 92: 465-472.

[159] Chan SL, Chou CC, Wong CS, Wu CC, Tao PL. Study the effect and mechanism of dextromethor phan on preventing the development of morphine tolerance and dependence in rats. J Med Sci, 2002, 22: 171-176.

[160] Childers SR, Creese I, Snownan AM, Snyder SH. Opiate receptor binding affected differentially by opiates and opioid peptides. Eur J Pharmacol, 1979, 55: 11-18.

[161] Colpaert FC. System theory of pain and of opiate analgesia: no tolerance to opiates. Pharmacol Rev, 1996, 48: 355-402.

[162] Coggeshall RE, Zhou S, Carlton SM. Opioid receptors on peripheral sensory axons. Brain Res, 1997, 764: 126-132.

[163] Commons KG, Van Bockstaele EJ, Pfaff DW. Frequent colocalization of mu opioid and NMDA-type glutamate receptors at postsynaptic sites in periaqueductal gray neurons. J Comp Neurol, 1999, 408: 549-559.

[164] Dostrovsky JO, Craig AD. The thalamus and nociceptive processing. In: Basbaum AI, Bushnell MC, editors. Science of pain. San Diego: Academic Press, 2009: 635-654.

[165] Eric JN, Aghajanian GK. Molecular and cellular basis of addiction. Science, 1997, 278: 58-63.

[166] Fields HL. Is there a facilitating component to central pain modulation? APS J, 1992, 1: 71-78.

[167] Fuchs PN, Campbell JN, Meyer RA. Secondary hyperalgesia persists in capsaicin desensitized skin. Pain, 2000, 84: 141-149.

[168] Gear RW, Levine JD. Nucleus accumbens facilitates nociception. Exp Neurol, 2011, 229: 502-506.

[169] Goodman RR, Snyder SH, Kuhar MJ, Young WS, III. Differentiation of delta and mu opiate receceptor localizations by light microscopic autoradiography. Proc Natl Acad Sci USA, 1980, 77: 6239-6243.

[170] Gouardères C, Cros J, Quirion R. Autoradiographic localization of mu, delta and kappa opioid receptor binding sites in rat and guinea pig spinal cord. Neuropeptides, 1985, 6: 331-342.

[171] Gracy KN, Pickel VM. Ultrastructural localization and comparative distribution of nitric oxide

synthase and N-methyl-D-aspartate receptors in the shell of the rat nucleus accumbens, Brain Res, 1997, 747: 259-272.

[172] Hardy JD. Thresholds of pain and reflex contraction as related to noxious stimulation. J Appl Physiol, 1953, 5: 725-739.

[173] Heinl C, Drdla-Schutting R, Xanthos DN, Sandkühler J. Distinct mechanisms underlying pronociceptive effects of opioids. J Neurosci, 2011, 31: 16748-16756.

[174] Hofbauer RK, Rainville P, Duncan GH, Bushnell MC. Cortical representation of the sensory dimension of pain. J. Neurophysiol, 2001, 86: 402-411.

[175] Jacquet YF, Lajtha A. Paradoxical effects after microinjection of morphine in the pariaqueductal grey matter in the rat. Science, 1974, 185: 1055-1057.

[176] Kow LM, Commons KG, Ogawa S, Pfaff DW. Potentiation of the excitatory action of NMDA in ventrolateral periaqueductal gray by the μ-opioid J Physiol 592. 19(2014)pp 4365-4380 12 receptor agonist, DAMGO. Brain Res, 2002, 935: 87-102.

[177] Larcher A, Laulin JP, Celerier E, Le Moal M, Simonnet G. Acute tolerance associated with a single opiate administration: involvement of N-methyl-D-aspartatedependent pain facilitatory systems. Neuroscience, 1998, 84: 583-589.

[178] Lei J, Jin L, Zhao Y, Sui MY, Huang L, Tan YX, Chen YK, You HJ. Sex-related differences in descending norepinephrine and serotonin controls of spinal withdrawal reflex during intramuscular saline induced muscle nociception in rats. Exp Neurol, 2011, 228: 206-214.

[179] Lei J, You HJ. Endogenous descending facilitation and inhibition differ in control of formalin intramuscularly induced persistent muscle nociception. Exp Neurol, 2013, 248: 100-111.

[180] Lewis ME, Pert A, Pert CB, Herkenham M. Opiate receptor localization in rat cerebral cortex. J Comp Neurol, 1983, 216: 339-353.

[181] Lewis T. Experiments relating to cutaneous hyperalgesia and its spread through somatic nerves. Clin Sci, 1936, 2: 373-423.

[182] Leybin L, Pinsky C, La Bella FS, Havlickek V, Rejck M. Intraventricular met5-enkephalin causes unexpected lowering of pain threshold and narcotic withdrawal signs in rats. Nature, 1976, 264: 458-459.

[183] Lund I, Ge Y, Yu LC, Uvnas-Moberg K, Wang J, Yu C, Kurosawa M, Agren G, Rosén A, Lekman M, Lundeberg T. Repeated massage-like stimulation induces long-term effects on nociception: contribution of oxytocinergic mechanisms. European J Neurosci, 2002, 16: 330-338.

[184] Magerl W, Fuchs PN, Meyer RA &Treede RD. Roles of capsaicin-insensitive nociceptors in cutaneous pain and secondary hyperalgesia. Brain, 2001, 124: 1754-1764.

[185] Mansour A, Khachaturian H, Lewis ME, Akil H, Watson SJ. Autoradiographic differentiation of mu, delta, and kappa opioid receptors in the rat forebrain and midbrain. J Neurosci, 1987, 7: 2445-2464.

[186] Mao J, Price DD, Mayer DJ. Thermal hyperalgesia in association with the development of morphine tolerance in rats: roles of excitatory amino acid receptors and protein kinase C. J Neurosci, 1994, 14: 2301-2312.

[187] Marinelli S, Vaughan CW, Schnell SA, Wessendorf MW, Christie MJ. Rostral ventromedial

medulla neurons that project to the spinal cord express multiple opioid receptor phenotypes. J Neurosci, 2002, 22: 10847-10855.

[188] Millan MJ. Multiple opioid systems and pain. Pain, 1986, 27: 303-347.

[189] Millan MJ. Descending control of pain. Prog Neurobiol, 2002, 66: 355-474.

[190] Monconduit L, Bourgeais L, Bernard JF, Le Bars D, Villanueva L. Ventromedial thalamic neurons convey nociceptive signals from the whole body surface to the dorsolateral neocortex. J Neurosci, 1999, 19: 9063-9072.

[191] Montes C, Magnin M, Maarrawi J, Frot M, Convers P, Mauguière F, Garcia-Larrea L. Thalamic thermo-algesic transmission: ventral posterior (VP)complex versus VMpo in the light of a thalamic infarct with central pain. Pain, 2005, 113: 223-232.

[192] Nicoll RA, Alger BE, Jahr CE. Enkephalin blocks inhibitory pathways in the vertebrate CNS. Nature, 1980, 287: 22-25.

[193] Paxinos G & Watson C. The Rat Brain in Stereotaxic Coordinates. 4th edn. Elsevier Academic Press, San Diego, 1998.

[194] Pertovaara A. A neuronal correlate of secondary hyperalgesia in the rat spinal dorsal horn is submodality selective and facilitated by supraspinal influence. Exp Neurol, 1998, 149: 193-202.

[195] Rang HP, Dale MM, Ritter JM. Pharmacology 1st Edn. Churchil livingstone, London 2005, ISBN: 0443072027. 43. Saab CY, Willis WD. The cerebellum: organization, functions and its role in nociception. Brain Res Rev, 2003, 42: 85-95.

[196] Schepers RJ, Mahoney JL, Gehrke BJ, Shippenberg TS. Endogenous kappa-opioid receptor systems inhibithyperalgesia associated with localized peripheral inflammation. Pain, 2008, 138: 423-439.

[197] Shyu BC, Lin CY, Sun JJ, Chen SL, Chang C. BOLD response to direct thalamic stimulation reveals a functional connection between the medial thalamus and the anterior cingulate cortex in the rat. Magn Reson Med, 2004, 52: 47-55.

[198] Stein C, Millan MJ, Shippenberg TS, Herz A. Peripheral opioid receptors mediating antinociception in inflammation. Evidence for involvement of mu, delta and kappa receptors. J Pharmacol Exp Ther, 1989, 248: 1269-1275.

[199] Treede RF, Meyer RA, Raja SN, Campbell JN. Peripheral and central mechanisms of cutaneous hyperalgesia. Prog Neurobiol, 1992, 38: 397-421.

[200] Urban MO, Gebhart GF. Supraspinal contributions to hyperalgesia. Proc Natl AcadSci USA, 1999, 96: 7687-7692.

[201] Vanderah TW, Ossipov MH, Lai J, Malan TP Jr, Porreca F. Mechanisms of opioid-induced pain and antinociceptive tolerance: descending facilitation and spinal dynorphin. Pain, 2001, 92: 5-9.

[202] Waters AJ, Lumb BM. Descending control of spinal nociception from the periaqueductal grey distinguishes between neurons with and without C-fibre inputs. Pain, 2008, 134: 32-40.

[203] Wilson HD, Uhelski ML, Fuchs PN. Examining the role of the medial thalamus in modulating the affective dimension of pain. Brain Res, 2008, 1229: 90-99.

[204] You HJ, Lei J, Niu N, Yang L, Fan XL, Tjølsen A, Li Q. Specific thalamic nuclei function as novel "nociceptive discriminators" in the endogenous control of nociception in rats. Neurosci, 2013, 232: 53-63.

[205] You HJ, Lei J, Sui MY, Huang L, Tan YX, Tjølsen, A, Arendt-Nielsen L. Endogenous descending modulation: spatiotemporal effect of dynamic imbalance between descending facilitation and inhibition of nociception. J Physiol, 2010, 588: 4177-4188.

[206] Zhuo M, Gebhart GF. Modulation of noxious and non-noxious spinal mechanical transmission from the rostral medial medulla in the rat. J Neurophysiol, 2002, 88: 2928-2941.

[207] Zhuo M, Sengupta JN, Gebhart GF. Biphasic modulation of spinal visceral nociceptive transmission from the rostroventral medial medulla in the rat. J Neurophysiol, 2002, 87: 2225-2236.

[208] Zimmermann M. Ethical guidelines for investigations of experimental pain in conscious animals. Pain, 1983, 16: 109-110.

[209] Hao-Jun You, Jing Lei, et al. Influence of intramuscular heat stimulation on modulation of nociception: Complex role of central opioid receptors in descending facilitation and inhibition. J Physiology, 2014, 592. 19: 4365-4378.

[210] Jones SJ, Cormack J, Murphy MA, et al. Parecoxib for analgesia after craniotomy. British Journal of Anaesthesia, 2009, 102(1): 76-79.

[211] Akaraviputh T, Leelouhapong C, Lohsiriwat V, et al. Efficacy of perioperative parecoxib injection on postoperative pain relief after laparoscopic cholecystectomy: a prospective, randomized study. World journal of gastroenterology: WJG, 2009, 15(16): 2005-2008.

[212] Langford RM, Joshi GP, Gan TJ, et al. Reduction in opioid-related adverse events and improvement in function with parecoxib followed by valdecoxib treatment after non-cardiac surgery: a randomized, double-blind, placebo-controlled, parallel-group trial. Clinical Drug Investigation, 2009, 29(9): 577-590.

[213] Jirarattanaphochai K, Thienthong S, Sriraj W, et al. Effect of parecoxib on postoperative pain after lumbar spine surgery: a bicenter, randomized, double-blinded, placebo-controlled trial. Spine, 2008, 33(2): 132-139.

[214] Gupta G, Radhakrishna M, Chankowsky J, et al. Methylene blue in the treatment of discogenic low back pain. Pain Physician, 2012, 15(4): 333-338.

[215] Reuben SS, Buvenandrean A, Kroin JS, et al. Effect of cyclooxygenase inhibitors on cerebrospinalfluid(CSF)prostaglandin E2 (PGE2)after surgery. Anesthesiology, 2005, 103: A1476.

[216] Mehta V, Johnston A, Cheung R, et al. Intravenousparecoxib rapidly leads to COX-2 concentration of valdecoxib in the central nervous system. ClinPharmacol Ther, 2007, 83: 430-435.

[217] Neuss H, Haase O, Reetz C, et al. Preemptive Analgesia Reduces Pain After Radical Axillary Lymph Node Dissection. The Journal of surgical research, 2009.

[218] Kaye AD, Baluch A, Kaye AJ, et al. Pharmacology of cyclooxygenase-2 inhibitors and preemptive analgesic in acute pain management. Curr Opin Anaesthesiol, 2008, 21: 439.

[219] Martinez V, Belbachir A, Jaber A, et al. The influence of timing of administration on the analgesic efficacy of parecoxib in orthopedic surgery. Anesthesia and Analgesia, 2007, 104(6): 1521-1527.

[220] Symreng I, Fishman SM. Anxiety and pain. In: Pain Clinical Updates, Vol. XII. Settle, WA:

International Association for the Study of Pain-IASP, 2004: 1-6.

[221] Vadalouca A, Moka E, Chatzidimitriou A, et al. A randomized, double-blind, placebo-controlled study of preemptively administered intravenous parecoxib: effect on anxiety levels and procedural pain during epidural catheter placement for surgical operations or for chronic pain therapy. Pain practice : the official journal of World Institute of Pain, 2009, 9(3): 181-194.

[222] Muller N, Scwarz MJ, Dehning S, et al. The cyclooxygenase-2 inhibitor celecoxib has therapeutic effects in major depression: results of a double-blind, randomized, placebo controlled, add-on pilot study to reboxetine. Mol Psychiatry, 2006, 11: 680-684.

[223] Jain NK, Patil CS, Kulkarni SK, Singh A. Modulatory role of cyclooxygenase inhibitors in aging and scopolamine or lipopolysaccharide-induced cognitive dysfunction in mice. Behav Brain Res, 2002, 133: 369-376.

[224] Porro CA. Functional imaging and pain: behavior, perception and modulation. Neuroscientist, 2003, 9: 354-369.

[225] Kharasch ED. Perioperative COX-2 inhibitors: knowledge and challenges. Anesth Analg, 2004, 98: 1-3.

[226] Zhang FX. Shi yong Lin chuang Yi yao Za zhi, 2008, 12(1): 80-81.